Elogios de profesionales de l

"Recomiendo completamente el programa natural contra la escoliosis del Dr. Lau, como una alternativa más segura y eficaz en comparación con los tratamientos convencionales de cirugía y corsé ortopédico que se recomiendan comúnmente. ¡Estoy muy impresionado con los resultados! Creo que todos los especialistas espinales necesitan esta información."

— *Doctor Alan Kwan, Osteópata, Director Médico*

"Como cirujano ortopédico, recomiendo tratamientos quirúrgicos para la escoliosis como último recurso. La mayoría de personas que sufren de escoliosis no cumplen con los parámetros de un candidato para cirugía y deben buscar medidas más conservadoras. El programa del Dr. Lau es una alternativa segura e indolora para pacientes con escoliosis y tiene mérito. Recomiendo probar el programa correctivo, no quirúrgico, para la escoliosis del Dr. Lau."

— *Doctor Gul Keng, Doctor en Medicina, Cirujano Ortopédico*

Testimonios de Pacientes

"El Doctor Kevin Lau presenta los hechos en una secuencia lógica y racional. Sus consejos son fáciles de seguir y relativamente sencillos. No necesite gastar más tiempo, esfuerzo y dinero en reinventar mi dieta, sólo tuve que ser más consciente de mis proporciones y de los nutrientes que tomaba. Él tiene razón cuando dice que la dieta no tiene que significar un "roto" en el bolsillo. Gracias Dr. Lau, por darnos a lectores como yo tan valiosas y razonables revelaciones de salud."

— *Wendy Y.*

"Inicialmente sentí dudasen relación al programa para la escoliosis del Dr. Lau, sentía miedo sobre la grasa en la dieta. Pero lo probé. Después de cuatro semanas con la nueva dieta, comencé a sentir los beneficios. Mis niveles de energía subieron, el dolor en mi espalda desapareció, ahora duermo toda la noche sin despertar, ya no tengo anhelos de chocolate o pastel de queso, me siento muy bien y he adelgazado 3 kilos sin siquiera tratar de perderlos."

— *Isla W.*

"El dolor de espalda me había atormentado durante más de 20 años. Pensé que era debido a una mala postura o algo relacionado con el trabajo. La acupuntura y los masajes sólo me dieron un alivio temporal. Comencé mi tratamiento con el Doctor Kevin Lau, seis meses después me tomaron una radiografía. Los resultados superaron mis expectativas, 8 grados en el tórax, 12 grados en la zona lumbar y más alta por 1 cm."

— *Lucy K.*

"El Doctor Lau es un hombre de buen corazón, que entiende los problemas y dolores que sufren sus pacientes. El dedica su corazón y alma al tratamiento de sus pacientes. Se preocupa y monitorea su progreso de manera constante. Después del programa del Dr. Lau, noté que mi problema de espalda y mi salud habían mejorado. Mi condición médica en general ha mejorado. Por fin he encontrado a alguien que puede ayudarme a aliviar el problema de mi espalda."

— *Christie C.*

"Para mí la experiencia con los tratamientos significó mucho más que los 15 grados de corrección en mi columna vertebral. Sentí que fui bendecida de muchas maneras, y aprendí a tener fe en que hay una solución en alguna parte para cada problema. Teniendo en cuenta que en una estimación general la escoliosis en el adulto empeora por un grado cada año, las correcciones tal vez me ahorraron quince años … incluso sí fuese menos, estoy sinceramente agradecida por ello."

— *Cher C.*

"¡Por fin! Estoy saludable y libre de dolor. El conocimiento que me brindó el Doctor Lau me permitió tener y conservar una salud y bienestar que nunca pensé que podría tener.""

— *Alisa L.*

"Aún más impresionante es que el Doctor Lau ordenó mis radiografías después de la terapia, y estas demostraron que la degeneración en mi disco intervertebral se había revertido. Estoy muy impresionado con el programa del Dr. Lau. Reconozco que tuve dudas al principio, pero los resultados que he conseguido me han hecho creer ¡Gracias Dr. Lau!"

— *Andre Z.*

DR. KEVIN LAU D.Q.

SU PLAN PARA LA PREVENCIÓN Y TRATAMIENTO NATURAL DE LA ESCOLIOSIS

4TH VERSIÓN – COMPLETAMENTE REVISADA

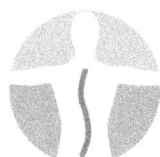

ScolioLife™

Título Original: "Your Plan for Natural Scoliosis Prevention and Treatment

Propiedad © 2020 ScolioLife Pte Ltd

Diseño de portada por Nigel O'Brien
Diagramación por Gisele Malenfant
Traducción al Castellano por Javier Zamudio

Dr. Kevin Lau
302 Orchard Road #10-02A,
Tong Building (Rolex Centre),
Singapur 238862.

Visite mi sitio web en:
www.ScolioLife.com

Impreso en los Estados Unidos de América

ISBN: 9789810994488

Limitación de Responsabilidades

La información contenida en este libro es para propósitos educativos únicamente. No tiene como objetivo ser utilizada para diagnosticar o tratar cualquier enfermedad, y no es un reemplazo o receta de asesoría médica, intervención médica, o tratamiento médico adecuado. Las consecuencias resultantes de la aplicación de esta información serán la exclusiva responsabilidad del lector. Ni el autor, ni los editores se harán responsables de los daños causados, o supuestamente causados, por la aplicación de la información contenida en este libro. A las personas con una condición de salud real o presunta se les recomienda buscar la asesoría de un profesional licenciado antes de implementar cualquiera de los protocolos de este libro.

Acerca del autor

Egresado de la Universidad RMIT en Melbourne, Australia, y Clayton College en Alabama, E.U., el Dr. Kevin Lau D.C. combina la educación universitaria con toda una vida de práctica en el campo de la medicina natural y preventiva. Su enfoque abarca el tratamiento holístico del cuerpo, la mente y el espíritu.

Después de aconsejar a cientos de pacientes diagnosticados con escoliosis y una variedad de otras enfermedades, el Dr. Lau llevó a cabo investigación pionera que estableció, sin lugar a dudas, los méritos claros del tratamiento no quirúrgico de la escoliosis.

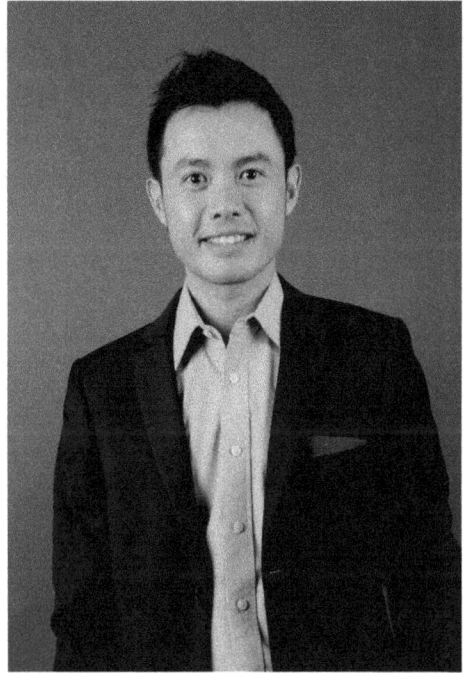

Siendo un firme creyente en la ideología, según la cual la salud y la enfermedad están bajo nuestro propio control, los fundamentos principales del Dr. Lau provienen de sus experiencias de vida. Sus pacientes pertenecen a todos los ámbitos de la existencia y tienen edades variadas, desde niños pequeños hasta adultos mayores. El Dr. Lau fue galardonado con el premio al "Mejor Proveedor de Atención Médica" del periódico más importante de Singapur, "The Straits Times".

Durante el curso de su carrera y en base a sus experiencias, el Dr. Lau ha adquirido un conocimiento especial relacionado con el tratamiento de pacientes con escoliosis, diabetes, depresión, artrosis, presión alta/hipertensión, enfermedades cardiovasculares, dolores crónicos de cuello y espalda, fatiga crónica, así como otras "enfermedades modernas".

El Dr. Lau sabe que la mejor medicina del mundo proviene directamente de la naturaleza y no puede ser producida y comercializada en masa desde un laboratorio.

SOSORT

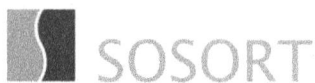

SOCIEDAD INTERNACIONAL DE ORTOPEDIA Y TRATAMIENTO DE REHABILITACIÓN DE LA ESCOLIOSIS

En reconocimiento a su contribución al cuidado
y al tratamiento conservador de la escoliosis.

Kevin LAU, DC,
Singapur

Se declara por la presente
Miembro Asociado de SOSORT en 2012

_____
Stefano Negrini, MD,
Italia, Presidente

_____
Patrick Knott, PhD, PA-C,
Secretario General

∧C∧ Asociación Americana de Quiropráctica

LA ASOCIACIÓN AMERICANA DE QUIROPRÁCTICA SE COMPLACE EN OTORGAR ESTE CERTIFICADO DE AFILIACIÓN A

Kevin Lau, D.C.

CERTIFICANDO, POR LA PRESENTE, QUE ESTE MÉDICO QUIROPRÁCTICO ES MIEMBRO DE LA ASOCIACIÓN AMERICANA DE QUIROPRÁCTICA, QUE APOYA LOS DERECHOS Y LA FINANCIACIÓN DEL TRATAMIENTO DE PACIENTES, Y QUE SE HA COPROMETIDO A ACATAR LOS PRINCIPIOS DEL CÓDIGO ÉTICO DE LA ACA, BASADO EN EL PRINCIPIO FUNDAMENTAL DE QUE EL OBJETIVO PRIMORDIAL DE LOS SERVICIOS PROFESIONALES DE UN QUIROPRÁCTICO DEBERÁ SER BENEFICIAR AL PACIENTE.

_____
Keith S. Overland, DC
President

_____
April 17, 2012
Date

EL PROPÓSITO DE LA ACA
Proporcionar liderazgo en la atención médica así como una visión positiva de la profesión quiropráctica y su enfoque natural respecto a la salud y el bienestar
LA MISIÓN DE LA ACA
Preservar, proteger, mejorar y promover la profesión quiropráctica y los servicios de los Médicos Quiroprácticos para el beneficio de los pacientes a los que atienden
LA VISIÓN DE LA ACA
Transformar la asistencia sanitaria desde un enfoque centrado en la enfermedad a un enfoque centrado en el bienestar

Mi historia

Durante mi niñez, viví una vida feliz y saludable, ajena a los retos que mi salud me plantearía más tarde. Cuando cumplí 14 años, empecé a trabajar en una venta de comidas rápidas, donde subsistía a base de hamburguesas y patatas fritas. Bebía galones de sodas y batidos de leche como si fuera agua, pero sin importar que comiera, nunca subía de peso. Empecé a notar que aparecía acné en mi rostro, lo que me hizo sentir dolorosamente consciente, así que empecé a probar toda clase de productos disponibles para la limpieza del rostro, incluso una gran cantidad de lociones y cremas.

Más tarde, cuando me mudé a otra región para estudiar la quiropráctica, mi salud comenzó a deteriorarse, avanzando de mal a peor. ¡A la edad de 21 años me enfermé y deprimí gravemente!

Lejos de la cocina de mi madre, consumía comidas instantáneas y cualquier cosa enlatada que pudiera llenar mi estómago con mi presupuesto limitado. Aún recuerdo cuando fui al supermercado por primera vez, haciendo caso omiso de la sección de frutas y hortalizas me dirigí directamente a la sección de sopas instantáneas, cereales llenos de azúcar y barras energéticas. Como consecuencia de esto, poco a poco, mi piel empezó a empeorar, pero en ese momento no logré relacionar los alimentos con la salud. Con el tiempo mi acné se puso tan mal que fui a un médico, quien de inmediato me recetó antibióticos.

Los antibióticos ayudaron al principio, pero tenía que seguir tomándolos, de lo contrario mi piel se brotaba de nuevo. Varios años de dependencia persistente a los antibióticos me perjudicaron de manera permanente y me crearon problemas digestivos. Me sentía agotado de manera constante, y necesitaba dormir todo el día. Intuitivamente, sabía que algo estaba mal con mi organismo. Mi concentración y memoria se vieron afectadas, pasé de ser un estudiante con calificaciones perfectas de 5, a uno de 4 y, con el tiempo, a uno de 3. Recordando esa época, con la ventaja de la retrospectiva, ahora entiendo que la mayoría de mis problemas fueron causados por mi ingenuidad y falta de conocimiento en relación a los principios básicos de la nutrición. Los antibióticos solamente estaban tratando los síntomas, más no la causa del acné, el cual se debía a una mala alimentación.

Entonces ocurrió algo dramático. Un día "desperté" y obtuve verdadera claridad. Fue un momento decisivo en mi vida el día que decidí abandonar todo medicamento recetado y comencé a leer ferozmente acerca de la salud natural.

En ese instante leí mucho material publicado y comencé a darme cuenta que prácticamente todo lo que había hecho me estaba llevando a un solo resultado posible: un envenenamiento lento de mi función metabólica. Me había convertido en mi peor enemigo. Un consumo desconsiderado de altas cantidades de grasas nocivas, azúcar, brebajes farmacéuticos y el rigor de mi vida estudiantil, habían comenzado a producir un grave efecto sobre mi mente y cuerpo y me estaban llevando lentamente por un camino de enfermedad y depresión.

Podríamos decir que fue el momento de la verdad. Estaba en un punto decisivo en mi vida cuando terminé mis estudios y emprendí mi máxima vocación: el aprender como reconstruir mi cuerpo y recobrar mi salud, poco a poco, con esfuerzo constante y deliberación. Recuerdo que me dije a mí mismo: "¿Cómo puedo ejercer como profesional de la salud si no proyecto una imagen de buena salud?"

Desde ese momento me convertí en un ejemplo viviente para mis pacientes. Los pacientes que atraje fueron en su mayoría pacientes de escoliosis, debido al fracaso de la medicina moderna. Los resultados con estos pacientes fueron a veces tan sorprendentes, que me convencí de la efectividad de mi propia metodología. Casi instintivamente supe que había dado con algo grande, algo mantenía la promesa en el campo de la salud y generaba esperanza para miles de pacientes de escoliosis en todo el mundo.

Hoy en día, como quiropráctico y nutricionista en ejercicio, estoy más seguro que nunca que la escoliosis puede ser tratada y curada. Puede que en algún momento haya sido una de las enfermedades más difíciles y misteriosas, pero en la actualidad, con la aplicación de los principios de nutrición que he incorporado, se puede contrarrestada e invertir el avance de la enfermedad. He comprendido, por completo, a través de mi estudio de la ciencia nutricional, que los alimentos tienen propiedades curativas milagrosas que sirven para aliviar, no solo la escoliosis, sino una multitud de otras enfermedades también.

Con el pasar del tiempo, he leído casi todo lo escrito sobre los métodos de curación tradicionales y alternativos. Parte de esa literatura fue inspiradora y reflexiva, otra contradictoria y confusa. Sin embargo, debido a que estaba comprometido a realizar un cambio total, comencé a hacer pequeñas modificaciones importantes en mi dieta y en mi estilo de vida.

Como mi propio paciente comencé a consumir comida casi vegetariana y entre 1 y 20 suplementos sintéticos diarios, mientras cortaba drásticamente mi aporte de azúcar, alimentos procesados y grasa. Probé una multitud de cosas durante esta fase, con resultados variados. Cosas excéntricas, desde sanación espiritual, hasta hidroterapia del colon. Me adherí a esa rutina durante unos cuantos años, mientras estaba en la búsqueda de las verdades de la salud.

Aunque parezca sorprendente, durante la mayor parte del día, mientras me sentía agotado y deprimido, continúe enfocando todo mi esfuerzo en mi salud, haciendo las cosas que el conocimiento convencional dice son malas, como reducir la grasa, consumir menos carne y más hortalizas. Sin embargo, no estaba completamente feliz con el progreso (o falta de éste) que estaba realizando. Las cosas no estaban tomando el rumbo que anhelaba.

Después de comer, todavía me sentía cansado, mentalmente nebuloso y abotagado. Los problemas digestivos me atormentaban sin tregua, hasta el punto que el alimento se convirtió en mi enemigo. Allí fue cuando comencé a cursar una Maestría en Nutrición Holística y fui inspirado e influido por la obra de pioneros en la nutrición, como el Dr. Weston Price, el Dr. Joseph Mercola y Bill Wolcott. Admiraba a otros autores, los cuales fueron sanados de enfermedades incurables mediante el uso de terapias nutricionales, cuando los medicamentos convencionales y la cirugía habían fracasado, como Gillian McKeith, presentador de televisión y autor de "You Are What You Eat" ("Usted es lo que Come"), Mike Adams de NaturalNew.com y Jordan Rubin, autor de "The Makers Diet".

Gradualmente, a través de sus enseñanzas, aprendí a incorporar alimentos integrales en mi alimentación y comencé a alimentarme correctamente de acuerdo con mi Tipo Metabólico® y empecé a consumir gran cantidad de probióticos elaborados de manera tradicional, como el yogur y el kéfir.

A medida que adquiría un conocimiento más completo en relación a estos fundamentos, descubrí que estaba genéticamente "programado" con un tipo de proteína y que el consumo excesivo de suplementos sintéticos no me estaba ayudando. En realidad sólo estaba empeorando mi salud. Para este momento, había aprendido a ver más allá de la publicidad producida por los fabricantes de alimentos y suplementos, y había aprendido a escuchar a mi cuerpo.

Comprendí la importancia del reducir granos y azucares en mi alimentación, y comencé a consumir más proteína y grasa. Finalmente comprendí el significado de ese conocido refrán: "El alimento de una persona puede ser el veneno de otra."

Sin prisa, pero seguro, con cada nuevo cambio que añadía a mi modelo alimenticio, mi salud comenzó a caminar de nuevo hacia la normalidad. Ya el comer no me hacía sentir cansado, con sueño, o confuso. En lugar de eso, empecé a sentirme rebosante de energía, con calma, y claridad mental.

Envalentonado por esta experiencia, decidí dedicar el trabajo de toda mi vida a explorar, obtener, y compartir más revelaciones sobre la nutrición, la salud, la enfermedad, y la curación de mis pacientes, quienes recorren largas distancias para buscar mis consejos.

Este libro es parte de este esfuerzo,

Dr. Kevin Lau

Agradecimientos

Este libro está dedicado a mi familia y a mis pacientes, cuyo amor, apoyo e inspiración me han ayudado a entender mejor el funcionamiento de la columna vertebral y a encontrar los fundamentos para una salud óptima.

Agradecimientos adicionales y créditos

Nigel O'Brien (Diseñador Gráfico, Reino Unido) - Quien trabajó incansablemente en la portada y cubierta posterior de este libro, para destacarlo dentro de la multitud.

Gisele Malenfant (Diseñador Gráfico, Canadá) - Por elaborar el diseño del libro, por varios aportes que lo hicieron más fácil de leer y por la dirección artística en general.

Javier Zamudio (Traductor, Colombia) – Por la atención puesta en cada detalle, al momento de traducir el libro para los lectores hispoamericanos del mundo.

También deseo agradecer a los cuantiosos científicos y médicos, cuya obra me inspiró y contribuyó a la mía.

Consejos para la lectura de este libro y para elaborar su propio programa

Hay una gran cantidad de información colmada en estas páginas! Usted se emocionará al encontrar muchas respuestas en relación a su escoliosis - pero tal vez usted se sentirá abrumado o abrumada por todas las cosas para saber y hacer mientras usted comienza su programa. No se preocupe, las cosas darán resultado al usted seguir las autoevaluaciones y guías de paso a paso al final del libro, las cuales están divididas en niveles principiante y avanzado.

Sugiero leer el libro por completo, resaltando información y tomando notas de las ideas y acciones que usted considere importantes. La columna que se encuentra al lado de cada página es para esas notas personales. Entonces, cuando usted haya terminado el libro y haya comenzado el programa de dieta y ejercicios, regrese y resalte con un color diferente, ya que usted tendrá un punto de vista diferente.

> *"En la boca del necio hay una vara
> para su espalda, Pero los labios
> de los sabios los protegerán.*

— *Proverbios 14:3*

Contents

Primera parte

Lo que sabemos en la actualidad sobre la escoliosis

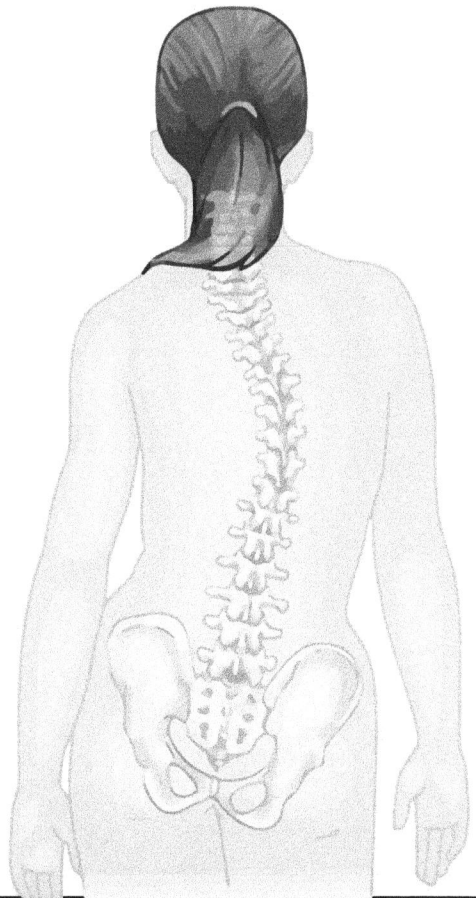

CAPITULO I

El futuro de la corrección de la escoliosis

"Su vida está en sus manos, para hacer de ella lo que usted elija."

— **John Kehoe**

Desde que podía recordar, Lucy Koh sufría de dolor crónico en la espalda. Puede haberlo sufrido casi veinte años. Ahora, con 54 años de edad, Lucy pensaba que su dolor estaba relacionado con su trabajo, tal vez causado por la mala postura y una vida sedentaria. Acudió a docenas de expertos en acupuntura y masajes. Ellos le brindaron alivio temporal, pero el dolor regresaba para atormentarla, tan pronto suspendía el programa.

Con el pasar del tiempo su condición comenzó a empeorar y en algunos momentos ella sintió hormigueo y entumecimiento agudo en su brazo y dedos izquierdos. Alarmada, acudió a un cirujano ortopédico.

Después de dolorosas sesiones de tracciones lumbares y ejercicios con el terapeuta, un cirujano la examinó y le dio de alta diciendo que su condición era tal vez causada por algún tipo de degeneración muscular progresiva, que hacía que un nervio fuese pinzado. A parte de esto, él no pudo identificar su enfermedad. Sin embargo, sugirió cirugía de la columna vertebral como un último recurso.

Lucy comprendía los riesgos relacionados con la cirugía y se rehusó a la sugerencia del médico ortopédico. Ella, más o menos, se había resignado a vivir con su dolor, cuando una mañana, por casualidad, vio un aviso público sobre un seminario presentado por un quiropráctico llamado, Dr. Kevin Lau. Más por curiosidad que por convicción, fue a conocer al Doctor Lau.

Él la examinó y le ordenó una radiografía. Los resultados confirmaron las sospechas del Doctor Lau. Lucy tenía escoliosis. Ya que era la primera vez que alguien diagnosticaba correctamente su enfermedad, Lucy, con algo de duda, comenzó el tratamiento con el Doctor Lau. Para empezar, asistió a sesiones semanales y, después de seis meses, por sugerencia del Doctor Lau se tomó una segunda radiografía.

¿Los resultados? Éstos sobrepasaron sus expectativas. Su escoliosis disminuyó ocho grados en el tórax y doce grados en la región lumbar, además, aunque parezca increíble, ella aumentó en altura por 1 centímetro, medido por su médico durante un examen rutinario en el hospital.

De manera experta, el Doctor Lau, le condujo a través de un programa, detallado e individualizado, de dieta de desintoxicación. Un año después, se realizó otra serie de exámenes y se encontró como resultado, que el tratamiento del Doctor Lau no estaba sólo mejorando la condición de la escoliosis de Lucy, sino también su diabetes, hipertensión, y colesterol. Igualmente, con los cambios propuestos por el Doctor Lau, mejoró el funcionamiento de sus riñones e hígado.

Mientras tanto, su médico recetó una severa reducción en la cantidad de medicamentos que estaba tomando y eliminó su dependencia a 12 medicamentos distintos. El Doctor Lau le ayudó a Lucy a identificar la dieta adecuada para su Tipo Metabólico®, Tipo genético®, y Tipo Proteínico (usted aprenderá más acerca de ello en este libro) y le recetó un régimen fácil de ejercicios.

Huelga decir que Lucy está extremadamente feliz con los resultados. Sus amigos la felicitan y comentan que es la "viva imagen" de la buena salud. También se siente más enérgica y continúa diciendo al Doctor Lau que siente que ha entrado a una nueva etapa en su vida.

Los alimentos como medicamentos

Hace 2500 años, Hipócrates expresó una frase que genera reflexión: "deje sus medicamentos en la olla del químico si puede curar a su paciente con alimentos." Hipócrates identificó la importancia de la buena nutrición para nuestra salud y llevó este concepto un paso más allá, al pregonar las cualidades curativas de los alimentos.

Desafortunadamente, nuestra cultura moderna ha dejado atrás este concepto. Aunque los científicos lograron grandes avances, identificando los elementos que están presentes en nuestros alimentos y las enfermedades que son causadas por falta de ciertos nutrientes, la idea de los alimentos como medicamentos se volvió menos popular en el mundo moderno.

Tenga en cuenta lo siguiente: una persona que consume alimentos procesados, nocivos para la salud, todo el día, puede estar privada de nutrientes, mientras que alguien, que come mucho menos, pero selecciona alimentos de más alta calidad, estará en la cima de la salud. Con frecuencia hemos escuchado el refrán que dice: "usted es lo que come." Este refrán es completamente cierto. Con el tiempo, el consumir alimentos nocivos para la salud conlleva a la mala salud, mientras que el consumir alimentos ricos en nutrientes, previene muchas enfermedades modernas. Los requisitos nutritivos de las personas son diferentes de acuerdo a su composición genética. Más adelante en este libro, aprenderá cómo alimentarse de manera acertada de acuerdo a sus características genéticas y Tipo Metabólico®.

Consumir los alimentos acertados en las cantidades acertadas es semejante a tomar medicamentos preventivos y puede ayudarle a su organismo a combatir los efectos del envejecimiento y otras enfermedades causadas por el paso del tiempo. El consumir los alimentos equivocados, por otra parte, producirá una acumulación de toxinas en su organismo y con el tiempo afectará sus defensas naturales, causando la enfermedad.

Recuerde: ¡una manzana al día, mantiene al médico en la lejanía!

El Cuidado Médico: Pasado, Presente y Futuro

¿Sabía que los antiguos Egipcios consumían sólo repollo para combatir 87 enfermedades mortales, mientras que la cebolla era considerada adecuada para curar otras 28? Ellos, por supuesto, no tenían Aspirina o Viagra en esos días.

Estudios científicos han demostrado que muchas enfermedades relacionadas a la alimentación de las sociedades modernas, prácticamente no existían en sociedades indígenas, la dieta les ayudaba a evitar muchas enfermedades degenerativas, también

Hechos: la sociedad moderna ha visto un incremento dramático de enfermedades mortales durante los últimos 70 años.

- La locura aumentó el 400%
- El cáncer aumentó el 308%
- La anemia aumentó el 300%
- La epilepsia aumentó el 397%
- La enfermedad Bright de los riñones aumentó 65%
- La cardiopatía del corazón aumentó 179%
- La diabetes aumentó el 1800% (A pesar de la insulina o debido a ella)
- La poliomielitis aumentó el 680%

conocidas en la actualidad como "síndromes de estilo de vida". Entre éstas encontramos: cardiopatía del corazón, presión sanguínea, degeneración discal en la columna vertebral, artrosis, apendicitis, cálculos biliares, diabetes, obesidad, ataque cerebral, hemorroides, hernia hiatal, caries dentales, pólipo de colon, venas varices, y cáncer de colon, de los ovarios, y los senos.

Por ejemplo, nuevos estudios científicos publicados en la prestigiosa revista médica "New England Journal of Medicine"

(Año 2000; página 343:16-22), han demostrado reducciones dramáticas en la cardiopatía del corazón con sólo realizar unos pocos cambios en la alimentación y en el estilo de vida de los pacientes. Otro estudio similar demuestra que unos cuantos cambios al estilo de vida pueden retrasar considerablemente el avance del cáncer de próstata, el cual afecta a los hombres, especialmente en las fases iniciales.[1]

¿Causa alguna sorpresa que la principal causa de muerte en nuestra sociedad moderna no es la enfermedad cardiaca o el cáncer, sino los malos hábitos alimenticios?

En un estudio realizado por Gary Null, PhD, Carolyn Dean, M.D.,Martin Feldman, M.D. y otros en el año 2003, los autores concuerdan en que las muertes causadas por la medicina pueden ser enumeradas en un largo reporte de investigación. De acuerdo con esos expertos, cerca de 751.936 estadounidenses mueren cada año como resultado de errores médicos. Esto es el equivalente a más de seis aviones jumbo Boeing 747, llenos de pasajeros estrellándose a diario.

Mientras tanto, la cifra de personas en hospitales que tienen reacciones adversas a medicamentos recetados es alrededor de 2.2 millones. De igual manera, el Doctor Richard Besser, en 1995, reveló que la cifra de antibióticos innecesarios recetados anualmente para infecciones virales fue alrededor de veinte millones.

En el año 2003, esta cifra aumentó a decenas de millones de antibióticos innecesarios. Además, para este momento, la cifra de procedimientos médicos y quirúrgicos innecesarios también aumentó a 7.5 millones al año y la cifra de personas expuestas a hospitalizaciones innecesarias aumentó a 8.9 millones. No es de extrañar que las muertes causadas por "errores médicos"

Se imagina usted un vestido que le quedara perfecto a, digamos "¿a todas las mujeres de 35 años de edad, en cualquier parte del mundo?" Entonces, ¿cómo se puede esperar eso de la medicina, la cual también tiene que satisfacer las necesidades de un usuario específico? Ese es precisamente el punto que me he esforzado por destacar en este libro. (el termino técnico es "muerte iatrogénica")

Un punto para reflexionar

"Una exitosa práctica del arte de la curación tiene que estar basada en las leyes de la vida, la economía de la vitalidad. El único fundamento, por lo tanto, de la verdadera curación, son los principios fisiológicos correctos, y es aquí donde todo el sistema médico ortodoxo actual fracasa, absoluta y completamente. Éste no tiene ciencia fisiológica y biológica sobre cuales practicar, verdaderamente, el arte de la curación."

— R. T. Trall, M.D

hayan aumentado a 783.936 durante este periodo. 2

Debemos afrontarlo: durante casi tres décadas hemos estado escuchando acerca de nuevas pautas alimenticias, curas milagrosas, y medicamentos que lo sanan todo. Pero el problema común con todas esas opciones es que están orientadas de manera masiva. No son elaboradas según las necesidades de un paciente en especial. Por consiguiente, siempre fracasaban en su impacto final o total.

"¿Se imagina un vestido que le quedara perfecto a todas las mujeres de 35 años de edad, en cualquier parte del mundo?" Entonces, ¿cómo se puede esperar eso de la medicina, la cual también tiene que satisfacer las necesidades de un usuario específico? Este es precisamente el punto que me he esforzado por destacar en este libro.

A mi juicio, la escoliosis es únicamente un síntoma de un malestar más profundo, una disfunción bioquímica y mecánica, presente en una persona, que se manifiesta como una enfermedad. No existen dos pacientes de escoliosis que tengan la misma densidad ósea y ninguna desviación de la columna vertebral es igual a otra. Entonces, ¿cómo se puede esperar que sus opciones de tratamiento sean las mismas? ¿Cómo puede esperar que cualquier opción (corsé ortopédico o cirugía), sin ser personalizada, produzca beneficios?

Dichas opciones estandarizadas no lo lograrían lo que este libro se encamina a explicar.

CAPITULO 2

¿Qué es la escoliosis?

> *Debemos abrazar el dolor y usarlo como combustible para nuestro viaje.*
>
> — **Kenji Miyazawa**

Cuando Susan tenía 12 años, su madre observó un pequeño bulto en su espalda. Ella se preocupó de inmediato creyendo que podría ser un tumor. La radiografía, sin sin embargo, mostró que la columna vertebral de su hija estaba creciendo hacia un lado, curvada en forma de S. El médico explicó que era escoliosis. Radiografías posteriores revelaron que la columna de Susan estaba descentrada por 36 grados. El médico dijo que era "idiopática", lo que significa que la causa es desconocida. Aproximadamente el 80% de los pacientes sufren de esa variedad. La enfermedad en los demás pacientes es normalmente atribuida a defectos de nacimiento, lesiones a la médula espinal, enfermedades del sistema nervioso y de los músculos, tal como la distrofia muscular.

¿Cómo se detecta la escoliosis?

¿Qué tienen en común Elizabeth Taylor, Sarah Michelle Gellar, Isabella Rossellini y Vanessa Williams? Aparte del hecho obvio que son personas famosas y hermosas, todas estas mujeres sufren de escoliosis. Entre el dos y el tres por ciento de los adolescentes son afectados por esta enfermedad y generalmente se torna visible entre los diez y quince años, cuando el adolescente es muy consciente de su propia imagen. Por razones desconocidas, afecta

Hombros no alineados

Columna vertebral curvada

Caderas desniveladas

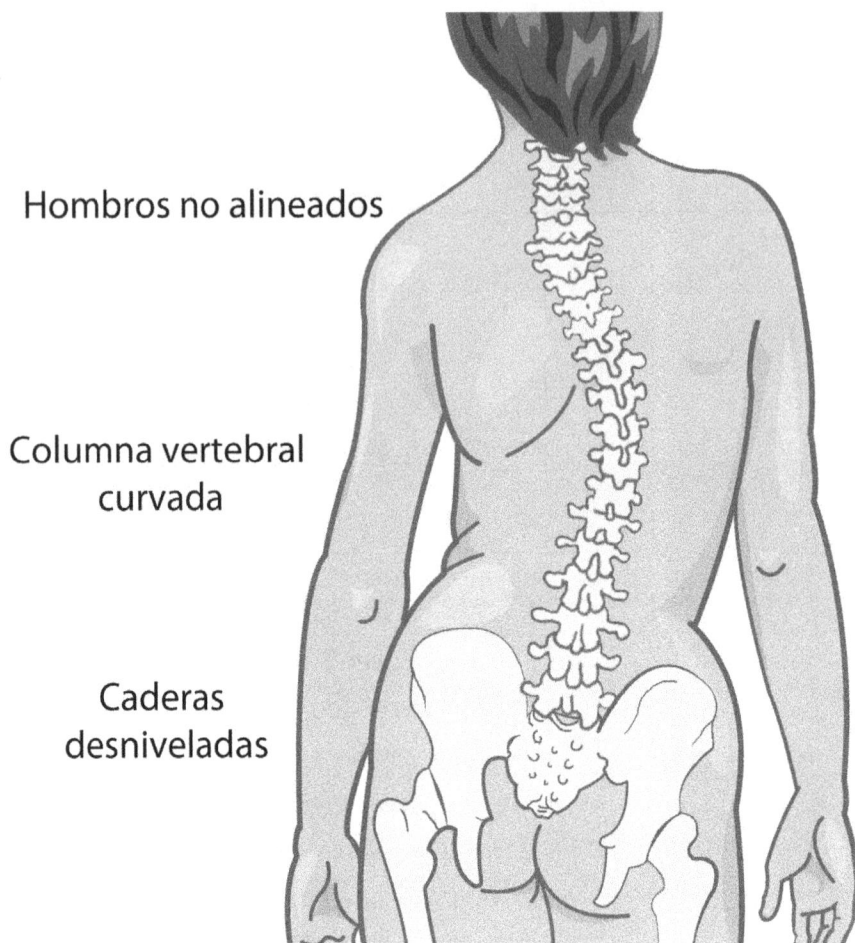

Figura 1: Indicios de la escoliosis

en mayor proporción a las niñas, una desigualdad de alrededor 3.6 a 1, y de 10 a 1 cuando las curvas tienen 30 grados o más. Los síntomas incluyen: una paleta del hombro más alta que la otra, la cadera elevada, la cintura desnivelada, la cabeza no centrada directamente sobre la pelvis y el cuerpo inclinado hacia un lado.

En el año 2008 se descubrió que 1 de 10 singapurenses, a la edad de los49 años, sufre de escoliosis lumbar, de acuerdo a un estudio realizado por un equipo de cirujanos de columna. El estudio reveló que más del 9%, con edades comprendidas entre los 40 años o más, tienen la condición. Peor todavía, el estudio también demostró que la enfermedad es 1.6 veces más frecuente en las mujeres y que ocurre con doble frecuencia en los chinos y malayos en comparación a los hindúes.[3]

Hallando Indicios sobre la Causa de la Escoliosis

Aunque aún se desconoce la causa exacta de la escoliosis, los médicos buscan los factores que contribuyen a su aparición en los desequilibrios hormonales, la mala nutrición, defectos mecánicos y genéticos que han sido vinculados a la afección.

A pesar de que los médicos continúan perplejos por el acertijo médico llamado escoliosis, por lo menos conocen las causas nutricionales de las enfermedades que tienden a ocurrir conjuntamente con la escoliosis. Algunas de estas condiciones médicas, que se sabe aparecen simultáneamente con la escoliosis, son examinadas a continuación. Entender la causa de estas enfermedades tal vez nos ayudará a comprender aquello que causa la escoliosis.

1. **Prolapso de la válvula mitral (PVM)** - Una enfermedad cardiaca que ocurre con frecuencia junto con la escoliosis. Puede ocurrir como una característica "aislada" o de manera conjunta, como algunas condiciones comunes en muchos desórdenes del tejido conectivo u otras afecciones genéticas, como el Síndrome de Down.

   Un estudio Hindú descubrió que el 55% de los niños con prolapso de la válvula mitral tienen escoliosis. [4]

   Múltiples estudios han demostrado que, entre los pacientes con prolapso de la válvula mitral, hasta el 85% tiene deficiencia de magnesio y que la administración de magnesio alivia los síntomas del prolapso de la válvula mitral. Las deficiencias de magnesio también han sido vinculadas a la osteoporosis y la osteopenia, enfermedades también relacionadas con la escoliosis. Con tantos vínculos, es lógico considerar la posibilidad que la deficiencia de magnesio sea un factor subyacente que contribuya a la escoliosis.

   También se sabe que las deficiencias de magnesio generan contracciones musculares y los músculos contraídos pueden tener relación con la escoliosis, como se ha constatado en otros estudios relacionados a la postura en la escoliosis.

Es interesante que, de igual manera que la escoliosis idiopática, el prolapso de la válvula mitral es más común en el sexo femenino que en el masculino. Tanto la escoliosis idiopática, como el prolapso de la válvula mitral, parecen empeorar al comienzo de la pubertad. Tal vez esto está relacionado con lo que el Doctor Roger J. Williams dijo sobre las deficiencias alimenticias que suelen ocurrir durante la adolescencia. El Doctor Williams ha señalado en sus libros, que la misma alimentación que es adecuada para niños pequeños, puede no ser apropiada para un niño entrando a la pubertad, cuando los requisitos nutricionales se elevan desproporcionadamente para sustentar el desarrollo sexual.

Es también un hecho documentado que las mujeres en menstruación están en mayor riesgo de anemia que los hombres, debido al hierro y magnesio perdido durante la menstruación. Sin embargo, es probable que el hierro no sea el único nutriente que se pierde durante la menstruación.

2. **Tendencias sangrantes** - Varios estudios han demostrado que la deficiencia en vitamina K está cercanamente relacionada con el sangramiento prolongado y la osteoporosis, que son, tal vez, factores contribuyentes al desarrollo de la escoliosis. Síntomas de sangramiento prolongado, causado por deficiencia de vitamina K, incluyen la hematuria (sangre en la orina), susceptibilidad a los moretones, fuerte o prolongado sangrado menstrual, sangrado por la nariz, sangrado gastrointestinal y hemorragia del ojo.

3. **Hipoestrogenismo (niveles bajos de estrógeno)** - Los niveles bajos de estrógeno han estado por mucho tiempo vinculados a la escoliosis en varios estudios. El estudio realizado con bailarinas de ballet[5] sugiere que un retraso en la pubertad, en conjunto con intervalos largos de menstruación, reflejan niveles bajos de estrógeno y pueden predisponer a las bailarinas de ballet a la escoliosis y a fracturas por estrés, donde el índice es del 24-40%.[6]

Los niveles bajos de estrógeno son una causa conocida de osteoporosis y osteopenia, enfermedades que muchos otros estudios han vinculado a la escoliosis. Se cree que las bailarinas de ballet sufren de hipoestrogenismo, porque tienden al ejercicio excesivo y a mantener peso corporal bajo, condiciones que pueden causar niveles bajos de estrógeno. Además, de las bailarinas de ballet, las atletas femeninas, quienes entrenan de manera excesiva, también sufren de niveles bajos de estrógeno, menarquía (primera menstruación) atrasada, fracturas y escoliosis. Se encontró una tasa de escoliosis diez veces más alta en las aprendices de gimnasia rítmica (12%), en comparación a un grupo de control (1.1%)[7]. El retraso en la menstruación y coyunturas hipermóviles son comunes en aprendices de gimnasia rítmica.

Las atletas femeninas, por lo general, tienen altas tasas de escoliosis.[8] Una razón probable de esto es que las mujeres que hacen ejercicio en exceso, bailarinas profesionales y atletas, pueden dejar de menstruar, lo que reduce sus niveles de estrógeno y las pone en riesgo de osteoporosis, una condición estrechamente vinculada a la escoliosis.

Este riesgo elevado de escoliosis y osteoporosis es similar a lo que ocurre cuando las mujeres llegan a la menopausia. Las atletas y las mujeres en postmenopausia están en riesgo de alcanzar bajos niveles de estrógeno, lo que causa fracturas, osteopenia, escoliosis y osteoporosis. Esto se debe a que los bajos niveles de estrógeno en ambos grupos de mujeres generan huesos debilitados, los cuales dan como resultado osteoporosis, escoliosis y fracturas.

Además del ejercicio excesivo y la menopausia, el hipoestrogenismo aparece con la escoliosis, el cual es producto de una multitud de deficiencias nutricionales. Estas enfermedades pueden incluir y no se limitan a:

a) Las **fracturas** están vinculadas a la osteoporosis, que es causada por una gran variedad de deficiencias nutricionales. Una causa primaria de las fracturas y la osteoporosis es la deficiencia de vitamina K. Como se señaló anteriormente, la deficiencia de vitamina K también puede generar una tendencia al sangrado, una condición que ha sido vinculada a la escoliosis.

b) **Hipermovilidad (articulaciones dobles)** es una característica del raquitismo, la cual ha sido vinculada a gran variedad de deficiencias nutricionales, incluyendo deficiencias de vitamina D, calcio, magnesio (véase lo anterior acerca del prolapso de la válvula mitral y el magnesio) y el zinc.

c) **El Hipoestrogenismo (pubertad retrasada y bajo peso corporal)** puede ser causado por deficiencias de Zinc. Los simios con deficiencias de Zinc muestran retraso en la maduración sexual, disminución en el incremento de peso y mala mineralización de los huesos. Muchas de estas condiciones se encuentran en humanos con escoliosis. Las deficiencias de Zinc en humanos han sido vinculadas a la pubertad atrasada y al bajo peso corporal. De la misma manera, deficiencias de Zinc en estudios con animales han demostrado causar la escoliosis.

4. **Pectus excavatum (pecho hundido)** - existe una relación estadísticamente significativa entre el pectus excavatum y la escoliosis. El pectus excavatum puede ser causado por el raquitismo, el cual, como se ha señalado anteriormente, puede ser causado por una gran variedad de deficiencias nutricionales.

Se ha sabido que la deficiencia de Zinc en los simios causa un síndrome raquítico similar al raquitismo de los humanos. De manera interesante, un estudio separado encontró que los gimnastas, con frecuencia, tienen escoliosis y articulaciones hipermóviles, las cuales son características del raquitismo.

¿Está en nuestros genes?

Con el descubrimiento del genoma humano y la identificación de la causa genética de muchas enfermedades, la ciencia ha avanzado más allá de la identificación de los factores de riesgo para las enfermedades. El enfoque ahora está en lo que podemos hacer para influir en la forma como nuestros genes se expresan.

Nuestros genes son lo que nos hacen especiales y únicos, ellos también ayudan a determinar las enfermedades o condiciones a las que podemos ser propensos. Antes se pensaba que teníamos que resignarnos a los genes que nos fueron otorgados, pero en la actualidad los científicos han demostrado que tenemos más control sobre la expresión de nuestros genes de lo que se pensaba.

Hay mucho que podemos hacer para utilizar los genes en nuestro beneficio, como tener una nutrición apropiada. Los nutrientes alimentan nuestros genes y hasta se considera que es una manera de poner en funcionamiento nuestros genes. Un buen ejemplo que podemos señalar está relacionado con el cáncer. Se sabe que el cáncer es con frecuencia causado por células multiplicándose a una velocidad demasiado rápida, de esta manera se forman los tumores, que son básicamente crecimientos causados por la proliferación masiva de las células. Los nutrientes pueden evitar que esas células comiencen a reproducirse con rapidez, previniendo de este modo el cáncer. Los nutrientes obran en muchos niveles y en muchas formas a través del organismo y alimentarse de manera nutritiva puede ayudarle a prevenir el desarrollo del cáncer, aunque se esté genéticamente predispuesto a ciertos tipos de cáncer.

Un nuevo estudio liderado por científicos del "Medical Genetics Institute", ("Instituto Médico de Genética") en el centro médico Cedars-Sinai, (Los Angeles, California, E.U.) ha descubierto que las mutaciones de cierto gen conducen a una forma hereditaria de la escoliosis.

Los científicos señalaron que las personas que heredan esta afección, la cual es un tipo de deformidad del esqueleto, tienen el tronco, extremidades, dedos de pies y manos más cortos que el promedio. También son afectados por la escoliosis, principalmente en las vértebras lumbares.

Se cree que las mutaciones de ese gen pueden causar aumento de calcio en las células del esqueleto en desarrollo. Mientras que éste es el primer estudio que identifica este mecanismo como contribuyente a este tipo de deformidad del esqueleto, las conclusiones sugieren que el balance de calcio es importante para el desarrollo normal de la columna vertebral y por consiguiente resaltan la importancia de la nutrición en general, para ayudar a mejorar ciertos tipos de escoliosis, hasta en aquellos que tienen una predisposición genética a ella.

¿Exámenes genéticos para detectar la escoliosis?

El examen pronóstico ScoliScore AIS es un nuevo examen genético, que analiza el ADN de pacientes diagnosticados con escoliosis idiopática adolescente, el tipo de escoliosis más común.

El examen muestra la probabilidad de la progresión de curva en la columna. En otras palabras, ayuda a los médicos y pacientes a ver qué tan probable es que la columna del paciente se encorve más, y si es probable que el paciente requiera cirugía u otras intervenciones con el tiempo.

Aproximadamente el 85-90% de los pacientes diagnosticados de manera inicial con AIS, jamás sufren un avance de su curva escoliótica leve (10-25 grados de ángulo de Cobb) a una magnitud que requiere tratamiento quirúrgico. Los resultados del examen pueden ser utilizados para predecir, con una probabilidad del 99%, cuando es improbable que una curva escoliótica avance al punto que requiere tratamiento quirúrgico. Esta información puede evitar que los pacientes tengan la necesidad de realizar múltiples visitas al médico y que éstos sean expuestos a radiografías durante muchos años para monitorear el posible avance de la curva.

Lo que NO causa la escoliosis

He trabajado con pacientes de escoliosis durante muchos años. La pregunta que me es formulada con frecuencia es si la mala postura para dormir, la mala postura en general, las lesiones o cargar objetos pesados causa la escoliosis. La respuesta a esa pregunta es NO. Aunque estas actividades causen dolor o incomodidad, porque someten los músculos y tejidos conectivos a tensión, ellas, por sí solas, no generan la escoliosis.

Esto ha sido confirmado por otros profesionales, quienes trabajan de manera cercana con pacientes de escoliosis. Los doctores Arthur Steindler de la Universidad de Iowa, E.U., y Robert H. Lovett, ambos ortopedistas, constataron que la mala postura es causa de la "escoliosis falsa", que es una columna normal torcida en una posición encorvada. Ellos no creen que la mala postura, el sentarse mal o dormir en mala posición sean causas de escoliosis idiopática adolescente.

Usualmente, la escoliosis ocurre durante el estirón adolescente y, aunque existan muchas teorías en relación a la causa de la escoliosis, la mayoría de los casos son idiopáticos, lo que significa que no existe causa obvia que pueda ser identificada. Es probable que más de un factor contribuya al desarrollo de la escoliosis.

Conclusión: entonces, ¿qué causa la escoliosis?

Para resumir, muchos investigadores de la escoliosis gastan mucho tiempo buscando una causa única de la escoliosis. El punto común, en muchas teorías en relación al desarrollo y progreso de la escoliosis, es alguna forma de anormalidad en las estructuras neurológicas, estructurales, bioquímicas o genéticas, lo que conlleva a información incorrecta en relación a la orientación del cuerpo en el espacio. Mi teoría es que, a menudo, son múltiples factores los que producen el desarrollo de la escoliosis, tales como un gen defectuoso, fuerzas biomecánicas anormales sobre la columna, una alimentación deficiente, la cual causa deficiencias o desequilibrios nutritivos, un problema de asimetría física en el cerebro y/o un desequilibrio en el sistema hormonal, que causa una deficiencia de melatonina o estrógeno.

Equilibrando los aspectos químicos de nuestro cuerpo, a través de alimentos que estamos genéticamente predestinados a consumir y mediante la selección cuidadosa de un programa de ejercicio, como se explica detalladamente en este libro, podemos prevenir y corregir los síntomas de desequilibrio, enseñando al cuerpo su orientación y alineación correcta.

La escoliosis también es hereditaria y se ha reportado aparición en familiares en un 25% y 35%.[9] Cuando familiares cercanos, como padres y abuelos tienen escoliosis, la probabilidad de desarrollar escoliosis es tres o cuatro veces más alta. Cuando ambos padres están afectados, la cifra de niños con curvas significativas es del 40%, mucho más alta que en aquellos sin padres afectados.[10] Puesto que factores hereditarios predisponen a un niño a la escoliosis, si alguien en la familia tiene escoliosis, usted debe estar más alerta todavía y prestar atención a síntomas similares en otros niños. Debe cambiar de manera radical los hábitos alimenticios de su familia e incorporar una rutina de ejercicio como es descripto en este libro.

¿Cuándo es una curva en la columna denominada escoliosis?

Los médicos, por lo general, no se preocupan por curvas leves en la columna. Por ejemplo, cualquier curva inferior a 10 grados. Esas curvas normalmente se enderezan solas, sólo 3 de 1.000 se empeoran lo suficiente para requerir tratamiento.[11] Sin embargo, cuando la curva empeora, la columna se tuerce en el centro, lentamente, sacando las costillas de su posición normal. Aunque la mayoría de las curvas de escoliosis tienen la forma de una letra "S", algunas pueden avanzar hasta parecerse a una enorme "C".

A menudo, la primera señal, que indica que se está desarrollando la escoliosis, es un dobladillo disparejo en la falda o una diferencia en lo largo de la pernera del pantalón. Otras señales de advertencia

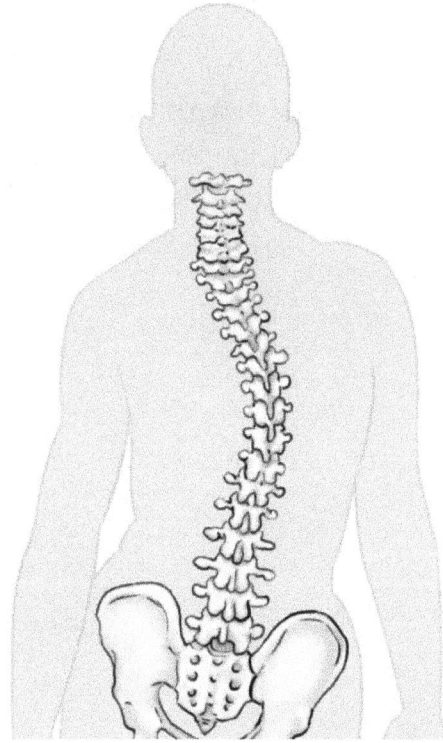

Figura 2: escoliosis en forma de "S"

temprana, las cuales tienen apariencia de mala postura al ojo no entrenado, incluyen una cadera u hombro más alto que otro, paleta del hombro sobresaliente o cabeza inclinada.

Se sabe que las curvas superiores a 30 grados tienen mayores probabilidades de desarrollarse, debido a que han llegado a un punto donde la gravedad tiene la ventaja.12 Cuando una curva se acerca a los 60 grados, el costillar distorsionado puede restringir la expansión de los pulmones, causando problemas en la respiración.

Prueba de flexión hacia adelante de Adams

El examen con más frecuencia usado en escuelas, oficinas de pediatras y médicos de atención primaria es conocido como prueba de flexión hacia adelante de Adams.

El niño se inclina hacia delante colgando los brazos, con los pies juntos y las rodillas rectas. La curva de la escoliosis estructural es más visible cuando la persona se inclina hacia adelante. En un niño con escoliosis, el terapeuta puede observar un costillar desequilibrado, con un lado más alto que otro u otras deformidades.

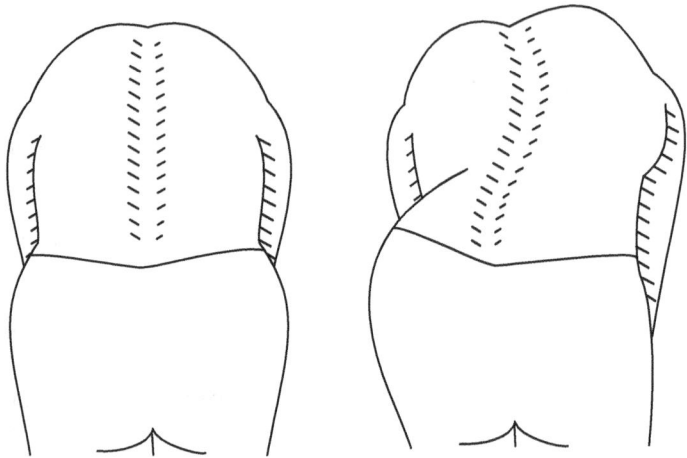

Figura 3: Examen Adams - Columna normal (izquierda), Columna escoliótica (derecha)

Sin embargo, el examen Adams no es sensible a las anormalidades en la espalda inferior, una ubicación muy común para la escoliosis. Debido a que el examen no detecta alrededor del 15% de los casos de escoliosis, muchos expertos no lo recomiendan como examen único de exploración para la escoliosis.

Examen casero para la exploración de la escoliosis

La escoliosis puede ser detectada de manera acertada y monitoreada fácilmente, con la ayuda de un familiar o amigo, en la comodidad de su propio hogar. Usted necesitará un lapicero y papel para apuntar sus respuestas. Si está preocupado o preocupada que su niño o niña tal vez tenga escoliosis, siga estos pasos:

1) Usando círculos adhesivos de papel, coloque un círculo en cada uno de los huesos sobresalientes a lo largo de la

columna. Esto se logra mejor ubicando los círculos sobre los huesos que son visibles. Una vez haya colocado los círculos sobre los huesos, puede pasar sus dedos a lo largo de la columna para sentir los huesos que están presentes mas no visibles. Deben haber 6 círculos a lo largo de la cuello, (puede que estos sean más fáciles de señalar si le pide al niño o niña que incline su cabeza hacia adelante para estirar el cuello hacia adelante) 12 círculos en la espalda media, y 5 en la espalda inferior. En total, debe haber colocado 23 círculos, pero no se preocupe si no pudo encontrar todos los huesos.

2) Con su niño de pie, y de espaldas, examine la hilera de círculos para ver si forman una línea recta. Observe lo siguiente desde atrás:

	SI		
Un hombro está más alto que el otro	NO	Izquierda	Derecha
Las costillas están más altas en un lado que en el otro	NO	Izquierda	Derecha
Una paleta del hombro sobresale más que la otra	NO	Izquierda	Derecha
Una cadera está más alta que la otra	NO	Izquierda	Derecha
La espalda inferior sobresale más en un lado que en el otro	NO	Izquierda	Derecha

3) Solicite a su niño que coloque las palmas de las manos juntas y se incline hacia adelante (Examen Adams). Una vez más, observe lo siguiente:

	SI		
Las costillas están más altas en un lado que en el otro	NO	Izquierda	Derecha

Una paleta del hombro sobresale más que la otra	NO	Izquierda	Derecha
Una cadera está más alta que la otra	NO	Izquierda	Derecha
La espalda inferior sobresale más en un lado que en el otro	NO	Izquierda	Derecha

Resultados:

Escriba los resultados en la figura 4 a medida que realiza estos pasos, señale en qué lado existe una anormalidad, si hay alguna, por ejemplo, si el hombro derecho parece estar más elevado cuando es visto desde atrás, o las costillas parecen estar más elevadas a la derecha, cuando son observadas desde atrás. Si la hilera de círculos que ha colocado sobre la espalda de su niño o niña parece estar torcida o arqueada, registre dónde la columna parece estar curvada según la figura 4. ¿En la parte inferior de la espalda o en la parte superior? ¿Existe una o dos curvas? También registre la dirección de la curva (derecha o izquierda). Utilice el diagrama de la página siguiente para elaborar un mapa de su escoliosis.

Si respondió sí a la mayoría de estas observaciones, entonces consulte a un profesional de la salud. Un médico de familia o un quiropráctico lo examinará a usted o a su niño o niña y podrá confirmar si está sufriendo de escoliosis.

Es buena idea llevar a cabo este examen de manera periódica durante el crecimiento de su niño o niña, entre los 10 y 16 años de edad, puesto que es en esta etapa cuando, por lo general, aparece la escoliosis. Las niñas pueden vestir un traje de baño de dos piezas para preservar el pudor, mientras que los niños pueden vestir pantalones cortos. La escoliosis en los niños puede ser detectada fácilmente por los padres en la comodidad de su hogar. Necesitará un lapicero y papel para escribir sus respuestas o si está utilizando los métodos descritos en este libro, le sugiero tomar una fotografía cada 2-3 meses para registrar su progreso.

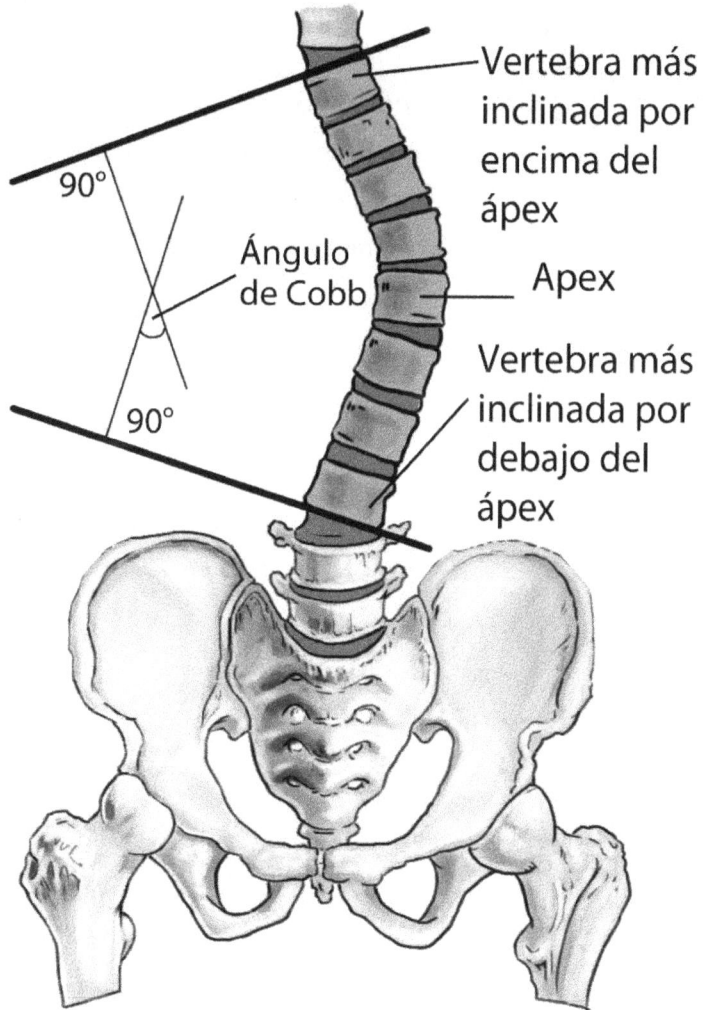

Vertebra más inclinada por encima del ápex

Apex

Vertebra más inclinada por debajo del ápex

Ángulo de Cobb

90°

90°

Figura 4: Examen de exploración para la escoliosis en casa - Dibuje sus observaciones sobre el diagrama

Cómo se mide la escoliosis: el ángulo de Cobb

El método más certero para evaluar la severidad de una curva en la columna es el tomar medidas de una radiografía. La escoliosis se evalúa utilizando el siguiente criterio: el ángulo de la escoliosis, el lado hacia donde se desvía la curva, las vértebras superiores e inferiores que forman parte de la curva y la vértebra cúspide, la vértebra ubicada más lejos de la línea media de la columna. La valoración de cualquier curva detectada en una radiografía, normalmente, se realiza mediante el método Cobb.

Cómo se mide la Escoliosis: el ángulo de Cobb

Esto implica identificar la curva y después identificar las vértebras, en la parte superior e inferior de la curva, que se han desviado del horizonte. Cuando se han identificado dos vértebras, se dibuja una línea horizontal desde el borde de ambas. Se mide el ángulo entre estas dos líneas y se le asigna un valor numérico, el cual es medido en grados. Esta medida se conoce como el ángulo de Cobb.

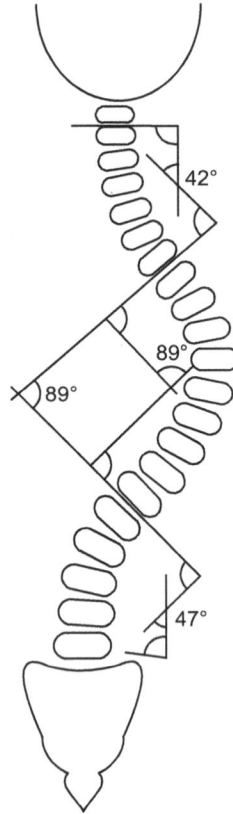

Figura 5: Ángulo de Cobb

Aunque el ángulo de Cobb es el estándar para medir la curva de la columna vertebral, tiene algunas desventajas. Por ejemplo, no se puede determinar, usando este método, si la columna vertebral ha girado alrededor de la curva y por ende la gravedad de una curva puede ser subestimada. Sin embargo, el ángulo de Cobb es un excelente método para comenzar, ya que las radiografías de la columna completa son económicas y fáciles de obtener.

Caso práctico: corrección de escoliosis a cualquier edad

La señora Chan, con 62 años de edad, vivió con la escoliosis, sin sentir síntomas, durante la mayor parte de su vida. Entonces, un día, mientras realizaba tareas domésticas, hace unos 20 años, se agachó y sintió un fuerte dolor en su espalda. En ese momento no consultó un especialista para tratar la lesión. En algunas ocasiones que la lesión le causó dolores punzantes en la columna, que se tornaron tan fuertes, que la inmovilizaban por completo durante varios días, pero tan pronto le pasaba el dolor dejaba de preocuparse por la lesión.

Gracias a la insistencia de una amiga, acudió a un fisioterapeuta, quien le ayudó a aliviar el dolor temporalmente. En el 2003, se sometió a cirugía de reemplazo de cadera. Eso le dio algo de alivio, pero el problema de la espalda persistió. En Octubre de 2005, ella acudió a mí. En tan sólo unos pocos meses, con terapia y dieta especial, su escoliosis, y el dolor que ésta le había causado, mejoraron de manera considerable.

"Finalmente, encontré a alguien que pudo ayudarme a aliviar mi problema de espalda."

— *La señora Chan (62 años de edad)*

CAPITULO 3

Opciones de tratamiento actuales para la escoliosis

Si usted limita sus opciones a aquello que únicamente parece posible o razonable, se desconecta de lo que realmente quiere, y todo lo que queda es compromiso.

— Robert Fritz

Las decisiones sobre el tratamiento convencional de la escoliosis dependen de la edad de la persona, el género, su salud general, y el potencial de crecimiento, así como del compromiso y la localización de la curva. La escoliosis afecta a un 4,5% de la población y provoca una reducción en la expectativa de vida en un promedio de 14 años.[13] Por lo tanto, la prevención de la escoliosis de una manera pro-activa, como se sugiero en mi dieta y la rutina de ejercicios en este libro, sumará 168 millones de años de salud y productividad a nuestra sociedad.[13] Una mirada más cercana al tratamiento actual y la rutina de manejo aclaran por qué mi régimen debe ser el elegido para los pacientes con escoliosis. Cuando se trata de la escoliosis, los médicos se caracterizan por recomendar el enfoque de esperar y ver. Cuando una curva es muy leve, los médicos por lo general sólo aconsejan controles de vigilancia con rayos X para detectar el deterioro, cada tres o seis meses o tal vez una vez al año. Incluso curvas moderadas de 25 a 40 grados, puede que en su opinión no requieran otro tratamiento que el ejercicio, pero para una curva severa de 40 a 50 grados, como último recurso, recomiendan la cirugía de columna. Para entonces ya es demasiado tarde. La política de esperar y ver agrava el problema, al negarse a tomar medidas y no basarse en un proceso de pensamiento racional, sino que se deriva de la falta de opciones de tratamiento por parte del cirujano para hacer algo útil. Aunque la cirugía siempre será una importante opción de tratamiento para las personas con curvaturas severas, se puede hacer más en las primeras etapas de la condición para evitar que empeore.

Con los años, los médicos se han esforzado bastante para entender qué causa esta curvatura anormal de la columna vertebral. Podría ser el resultado de la incapacidad de crecimiento del marco esquelético (vértebras, discos, ligamentos, costillas, la pelvis y las extremidades inferiores) para sostenerse durante un tiempo de aceleración del crecimiento o estar relacionado con algún tipo de disfunción neuromuscular, del tejido conectivo o de influencias genéticas. El hecho es que ningún factor causal específico de la escoliosis ha sido identificado.

¿Ortesis o sin Ortesis?

Hay varios tipos de aparatos de uso común para la escoliosis[14]

Ortesis Tóraco-Lumbo-Sacra (TLSO)

La forma más común de una ortesis TLSO es llamada " Corsé de Boston", y puede ser referido como corsé de "axila". Este soporte se coloca en el cuerpo del niño y se modela personalizado en plástico. Funciona mediante la aplicación de presión en tres puntos de la curvatura para evitar su progresión. Puede ser usado bajo la ropa y por lo general no se nota. El corsé TLSO generalmente se usa 23 horas al día. Este tipo de aparato se prescribe generalmente para curvas en la parte lumbar o tóraco-lumbar de la columna vertebral.

Ortesis cérvico-toraco-lumbo-sacral (conocida como corsé de Milwaukee)

El corsé de Milwaukee es similar a la TLSO descrita anteriormente, pero también incluye un anillo en el cuello para asegurarlo en su lugar por barras verticales unidas al cuerpo del corsé. También se usa generalmente 23 horas al día. Este tipo de apoyo a menudo se prescribe para curvas de la columna torácica.

Corsé flexible de Charleston

Este tipo de corsé también suele llamársele corsé de "noche", ya que sólo se usa mientras se duerme. Un corsé para la espalda de Charleston se moldea al paciente mientras está inclinado hacia un lado, y por lo tanto se aplica más presión, inclinando al niño contra la curva. Esta presión mejora la acción correctiva del corsé. Este tipo de aparato sólo se usa en la noche mientras el niño está dormido. Las curvas deben estar en el rango de 20 a 40 grados y el ápice de la curva tiene que estar por debajo del nivel de la escápula para que el corsé de Charleston sea eficaz.

Corsé Spinecor

El SpineCor es un sistema de corsé flexible descubierto recientemente, y por lo general se prescribe en pacientes con un ángulo de Cobb entre 15º y 50º. Los pacientes tienen que usarlo al menos 20 horas todos los días, hasta que hayan alcanzado la madurez, con evaluaciones radiológicas realizadas antes e inmediatamente después de la instalación del corsé, y luego cada 4 o 6 meses. Este método incorpora un componente para adaptarse al crecimiento del paciente, mediante el cual los componentes del corsé son cambiados cada 1,5 a 2 años. Un estudio realizado en pacientes con escoliosis idiopática juvenil mostró que el resultado de usar el corsé SpineCor fue enormemente exitoso.[15] Pero la reseña de la Biblioteca Cochrane determino que este estudio, está basado en pruebas de baja calidad y no se encontraron diferencias subjetivas en las dificultades cotidianas asociadas con el corsé SpineCor. Es importante que estos estudios se realicen basados en las directrices para los estudios de corsés de la Sociedad de Investigación de la Escoliosis (SRS) y la Sociedad de Ortopedia y Tratamiento de Rehabilitación de la Escoliosis (SOSORT) para que el resultado del estudio sea convincente.[16]

El corsé 3D ScolioAlign

El corsé 3D ScolioAlign es un desarrollo reciente en refuerzos y se basa en el concepto de que para que los resultados positivos, la escoliosis debe ser tratada en tres dimensiones. Aborda todos los patrones posibles de la curva y es, en mi opinión, en gran medida el tipo más adecuado de refuerzo para niños y adultos. Es un soporte de sobrecorrección, por lo tanto, que se esfuerza para reducir la curva (en el desarrollo de adolescentes) en lugar de simplemente congelar la curvatura como la mayoría de losrefuerzos existentes. También es más fácil de llevar y más resistente al desgaste que otros.

El corsé 3D ScolioAlign se crea usando la tecnología CAD/CAM, que favorece un mejor y actualizado ajuste. Antes de crear un modelo, se explora con un escaner 3D el torso del paciente y se registran los datos. Entonces se crea un prototipo del la corsé usando o a) los datos del paciente en la pantalla para crear un soporte individual para el paciente o b) eligiendo un modelo de corsé de la biblioteca y procediendo a cambiar el tamaño para ajustarse a los requisitos del paciente.

El corsé 3D ScolioAlign ha sido creado por el Dr. Kevin Lau, quien ha estado trabajando en el desarrollo de ortesis durante mucho tiempo. Aspiraba a crear un soporte que no sólo fuera ágil en términos de peso, sino también muy eficaz en el tratamiento de AIS (escoliosis idiopática del adolescente). También trabajó para crear un refuerzo que tiende a ayudar a las curvas tanto severas como moderadas, que no se consideran generalmente como óptimas para ser tratadas con la ayuda de una ortesis, es decir curvas superiores a 40°. Cuando se trata de un niño en crecimiento,

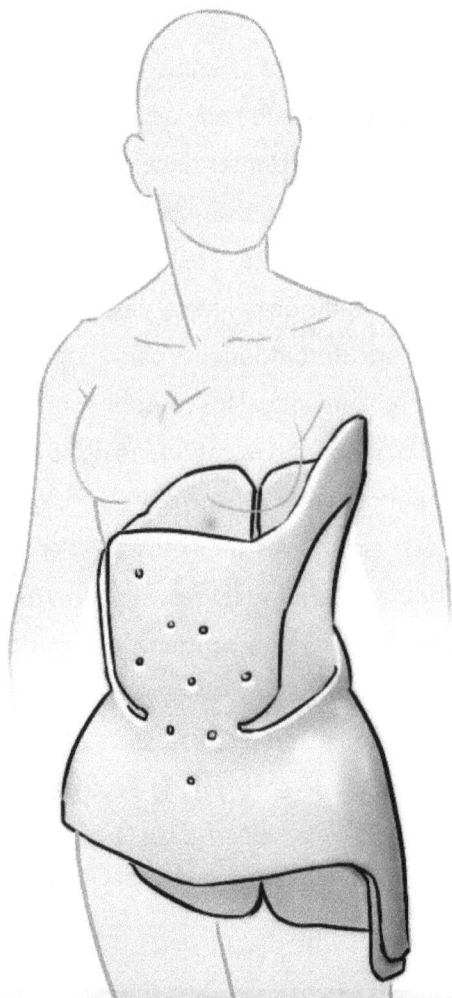

la mayoría de los médicos miran cirugía como la única opción. Personalmente, no he sido partidario de refuerzos o cirugía como únicas opciones de tratamiento por algún tiempo, ya que los corsés duros no sólo provocan impactos físicos, sino támbien hay que tener en cuenta las cicatrices psicológicas que quedan en la mayoría de los casos. Sin embargo, desde que he llegado a conocer y probar El corsé 3D ScolioAlign, me he inclinado a recomendarlo a la mayoría de los pacientes.

Mientras que El corsé 3D ScolioAlign tiene como objetivo máximo, la correccion via refuerzo; como otros tipos de corsé, aún así recomiendo los ejercicios de escoliosis que se describen en este libro junto con usar el corsé para disminuir los impactos negativos (conocidos o desconocidos) del refuerzo. Estos podrían incluir el impacto sobre músculos subordinados, huesos y respiración. El refuerzo mediante corsé, por lo tanto, debe hacerse sólo en combinación con los ejercicios y otros métodos prescritos a continuación en el libro.

Cuando un corsé es difícil de usar para el paciente, la perspectiva de receptividad se reduce ligeramente. Uno de los ensayos críticos de corsés para los jóvenes es este. El corsé 3D ScolioAlign mejora el confort y por lo tanto la receptividad. Otra cosa importante en cuanto a los refuerzos para la escoliosis en jóvenes es un riguroso programa de uso. El corsé 3D ScolioAlign ayuda a los niños a respetar su horario de uso. Por lo tanto, la curvatura se reduce y se logra una mejor forma de la espalda y el tronco y en última instancia, podría evitarse la cirugía de la escoliosis. Según la respuesta de los pacientes, El corsé 3D ScolioAlign es fácil de usar, si ajusta con precisión. Son aún indispensables otros estudios para valorar el nivel de confort del corsé y la eficacia a través de los criterios de inclusión de SRS.

Efectividad de las ortesis para escoliosis

Ya en 1993, un informe de Preventive Services Task Force señaló que, "Más allá de la corrección temporal de las curvas, no hay pruebas suficientes de que los corsés limiten la progresión natural de la enfermedad." [17] Por otra parte, un estudio de 1984 sobre aparatos para escoliosis señaló una "leve pero insignificante" mejora en los que habían usado corsé "Lo que sugiere que el corsé reduce la probabilidad general de progresión de las curvas controladas." Los autores del estudio mostraron en el informe, "Sin embargo, teniendo en cuenta que casi el 75% de las curvas del grupo de control eran no progresivas, es posible que una proporción similar de curvas controladas no hubieran necesitado usar corsé. "[18]

Años más tarde, en 1995, un tercer estudio realizado por la Sociedad de Investigación de la Escoliosis encontró que usar corsé era eficaz.[19] Sin embargo, es importante tener en cuenta que el estudio fue patrocinado por la Sociedad de Investigación de la Escoliosis, un organismo de la industria de ortopedistas que podría haber tenido un claro interés monetario en continuar prescribiendo los corsés como la principal opción de tratamiento para la escoliosis. Personalmente creo que siempre es prudente ver estudios este tipo, donde la gente que financia la investigación se beneficiará en términos monetarios de los hallazgos del estudio, con una saludable dosis de escepticismo. Un estudio de 2007 publicado en Spine por los Doctores Dolan y Weinstein llegó a la conclusión de que "la observación solamente o el tratamiento con corsés para escoliosis no mostró ninguna ventaja clara desde ningún enfoque.[20] Además no se puede recomendar un enfoque sobre otro para evitar la cirugía de escoliosis. Ellos recomendaron usar corsé para un grado "D" en relación con la observación solamente porque los "estudios son preocupantemente inconsistentes o no concluyentes, en todo nivel." La forma racional de medir la efectividad de la estrategia de usar corsé incluirá comparar los resultados obtenidos en pacientes que usan con corsé contra los resultados genéticos esperados de los pacientes no tratados.

Ogilvie et al. Axial en Bio-Tech realizaron un estudio similar y publicaron en 2009 en la Revista Scoliosis que el corsé espinal no tiene absolutamente ningún efecto positivo en la escoliosis.[21] La investigación hasta ahora no ha demostrado definitivamente que el corsé funcione, concluyen los investigadores. Tal como lo ha reportado el Dr. Stefano Negrini del Instituto Científico Italiano de la Columna Vertebral en Milán y sus colegas en la Biblioteca Cochrane (2010), la evidencia para apoyar el uso del corsé es muy débil, así como lo es la evidencia de los beneficios a largo plazo de los aparatos ortopédicos. La literatura disponible acumulada constituye una "evidencia de baja calidad" en favor del uso de corsés.[16]

Los interrogantes e incertidumbres sobre la eficacia y la necesidad del uso del corsé para la escoliosis tendrán una respuesta definitiva una vez cada cinco años, un estudio de varios millones de dólares financiado por el Instituto Nacional de Artritis y Enfermedades Músculo esqueléticas y de la Piel, tiene resultados que se analizan con imparcialidad. La revista Spine de septiembre de 2001 informó en un artículo titulado "Eficacia del uso de corsé en pacientes varones con escoliosis idiopática", que "la progresión de 6 grados se produjo en el 74% de los varones y que el 46% llegó a los umbrales de cirugía. El uso de corsé en pacientes varones con escoliosis idiopática es ineficaz".[22]

En otro artículo del "Centro de Investigación de Niños en Dublín, Irlanda", afirma que "Desde 1991, el aparato ortopédico no ha sido recomendado para los niños con Escoliosis Idiopática del Adolescente (AIS por sus siglas en inglés) en este centro. No se puede decir que proporciona una ventaja significativa para el paciente o la comunidad ".[23]

Por otro lado, los Trastornos Músculo Esqueléticos reportaron un estudio el 14 de septiembre de 2004 titulado, "Tratamiento de la escoliosis mediante una combinación de terapia de manipulación y de rehabilitación", por Mark Morningstar, DC, Dennis Woggon,

DC, y Gary Lawrence, DC 22 pacientes con escoliosis con ángulos de Cobb entre 15 a 52 grados fueron sometidos a un protocolo de rehabilitación que involucraba ajustes vertebrales específicos, fisioterapia y estimulación vibratoria. De los 19 pacientes que completaron el estudio, la reducción media del ángulo de Cobb después de 6 semanas fue del 62% (rango de reducción de 8 a 33 grados y ni siquiera un solo caso de aumento).[24]

Esto garantiza una expansión más amplia y prueba que estos procedimientos innovadores y no invasivos atacan las causas de la escoliosis y no sólo los síntomas manifestados.

A pesar de todos estos estudios, el estándar de tratamiento no quirúrgico para las curvas moderadas (24 a 40 grados) sigue siendo un corsé en el cuerpo. Su apariencia no cosmética es un impedimento importante y la razón principal para no usarlo, especialmente entre las niñas. La terapia convencional de corsé tiene varios inconvenientes importantes. Debido a que el aparato estabiliza la columna vertebral, ejerciendo presión sobre el pecho en los puntos críticos, se debe envolver el tronco, y al hacerlo, pueden ser voluminosos e incómodos. Un corsé también restringe el movimiento del cuerpo, lo que puede con el tiempo causar atrofia y debilidad de la musculatura del pecho y la columna vertebral. Como resultado, la columna vertebral del niño comienza a perder parte de su flexibilidad temprana y estará propenso a las lesiones cuando el aparato sea retirado. Cuando los músculos alrededor de la columna se debilitan, esto puede complicar aún más la escoliosis. Peor aún, en algunos casos, la constante presión del corsé puede causar una deformación permanente de la caja torácica o de los tejidos blandos directamente debajo de los puntos de presión.

En un reciente estudio sobre el impacto psicológico del corsé de un niño en crecimiento, se reveló que "el 60% consideró que el corsé había discapacitado su vida y el 14% consideró que había dejado una cicatriz psicológica."[25] Sin duda, ¿usted no quiere cualquiera de estos efectos para su hijo, verdad?

¿La cirugía puede ser una opción?

Obviamente, si el corsé fuera tan efectivo como pretende ser, entonces la necesidad de cirugía de la columna se reduciría de forma significativa. Desafortunadamente este no es el caso. De 30.000 a 70.000 procedimientos de cirugía de columna vertebral se realizan cada año y alrededor de un tercio se realiza por escoliosis severa.[26] Aunque creo que la cirugía siempre será una opción de tratamiento adecuada para la escoliosis severa, que no responde a otras formas de tratamiento; creo que usar los métodos descritos en este libro sin duda le ayudarán a mejorar la salud independientemente de la gravedad de la curva. Para ayudarle a tomar una decisión informada sobre los métodos de tratamiento a continuación están las diferentes formas de cirugía de la escoliosis. [27, 28]

1. Procedimiento de Harrington

Este procedimiento fue la técnica estándar más utilizada en la cirugía de escoliosis hasta hace 10 años. El proceso involucra el uso de una vara de acero que se extiende desde la parte inferior hasta la parte superior de la curva, la cual se supone soporta la fusión de las vértebras. Las clavijas se insertan en los huesos y sirven como anclas para la vara(s) suspendida(s). Cabe advertir que una escayola de todo el cuerpo y reposo absoluto en cama durante 3-6 meses es un requisito después de la cirugía. Inexplicablemente, a pesar de que la vara no es necesaria después de 1-2 años, los cirujanos no piensan en sacar las varas a menos que una infección u otras complicaciones se presenten.

Las desventajas sobresalientes del procedimiento de Harrington son las siguientes:

1. Extremadamente fuerte, especialmente para los adolescentes.
2. 10-25% de pérdida de corrección de la curva en el tiempo (lo cual es el 50% en el mejor de los casos); además, el procedimiento no es efectivo en la corrección de la rotación

de la columna vertebral y por lo tanto no alivia la giba costal resultante.

3. El síndrome de espalda plana presente hasta en un 40% de los pacientes sometidos al procedimiento, ya que éste elimina la curvatura interior normal de la zona lumbar (lordosis). La duración prolongada del síndrome de espalda plana puede incapacitar a una persona impidiendo que pueda permanecer de pie.

4. Posibilidades de presentar el fenómeno del cigüeñal en niños menores de 11 años después de la cirugía. La razón subyacente es el continuo proceso de osificación del esqueleto durante la edad de la cirugía y que el frente de la columna fusionada crece más después de la cirugía. Por lo tanto las curvas de la columna vertebral no pueden crecer derechas debido a la tracción.

2. Procedimiento de Cotrel-Dubousset

Un poco mejor que el procedimiento de Harrington porque en principio, remedia tanto la curva como la rotación de la columna, y el síndrome de la espalda plana no es una complicación.

El procedimiento consiste en varas paralelas entrecruzadas para tener mayor estabilidad en las vértebras fusionadas. El tiempo de recuperación es de alrededor de 3 semanas. Las principales desventajas son la complejidad de la cirugía y el número de ganchos y entrecruzamientos involucrados (Humke et al., 1995)[26].

3. Instrumentación del Texas Scottish Rite Hospital-(TSRH)

Éste es muy similar en diseño al procedimiento de Cotrel-Dubousset, la única diferencia es el uso de ganchos y varillas de suave textura, lo que se supone debe hacer más fácil su posterior eliminación o reajuste en caso de complicaciones post-operatorias. Las desventajas también son iguales a las del protocolo Cotrel-Dubousset.

Otros instrumentos que se han utilizado es la instrumentación de Luque[29] que puede mantener la lordosis normal y fue inicialmente pensado para evitar la necesidad de utilizar corsé después de la cirugía. Pero el lado malo fue que la corrección de la curva lograda a través de la cirugía fue completamente revertida en la ausencia del uso del corsé y también dio lugar a incidencias incrementales de lesiones de la médula espinal. Entre otras, la Instrumentación Seno Segmentaria de Wisconsin (WSSI)[30] es de uso frecuente, pero parece que hereda los problemas asociados con el Luque, así como los procedimientos de la vara de Harrington, por lo que es muy problemática.

Los cirujanos han utilizado clásicamente la aproximación posterior31 (acceso a la zona de la cirugía a través de una incisión en la espalda del paciente), mientras que la aproximación anterior[32] (acceso a la zona de la cirugía a través de la apertura de la pared torácica) encuentra gran cantidad de seguidores entre los cirujanos de hoy en día. Las principales complicaciones derivadas del acercamiento posterior son el aumento del riesgo de padecer del fenómeno del cigüeñal, donde la curva aumenta con el tiempo, hacia la región tóraco- lumbar. En el acercamiento

Alimento para el pensamiento

"... La tasa de cirugías realizadas en un área determinada tiene más que ver con el número de cirujanos en el área que en el tamaño de la población. Un estudio mostró que un área con 4,5 cirujanos por cada 10.000 personas experimenta 940 operaciones por 10.000, mientras que una zona con 2,5 cirujanos por cada 10.000 personas experimenta 590 operaciones por año."

— *Michael Murray, escrito en la Enciclopedia de Medicina Natural y reportado en el documento 1989 por L.L. Leape, "Cirugía Innecesaria."*

anterior, la cifosis (aumento de la curva exterior), el aumento de la susceptibilidad a la infección en los pulmones y el pecho, y seudoartrosis (seudo unión en la fusión local) son las principales complicaciones asociadas.

Examinando los riesgos de la cirugía espinal

Las tasa de complicaciones fue estimada en un 15% en los niños y 25% en los adultos para todos los procedimientos de fusión en un estudio realizado entre 1993 y 2002.[33] Las principales complicaciones fueron las siguientes:

Pérdida de sangre

Al igual que con cualquier procedimiento quirúrgico se produce una pérdida significativa de sangre que requiere transfusión y por lo tanto a los pacientes se les anima a donar sangre en el período pre-operatorio, causando mayor estrés en el paciente que ya está sufriendo. Las nuevas técnicas endoscópicas y el uso de eritropoyetina humana recombinante (rhEPO) para impulsar el aumento de la hematopoyesis se está evaluando para contrarrestar la pérdida de sangre.

Propensión a la infección

Al igual que con cualquier otro procedimiento quirúrgico, las posibilidades de infección también están presentes en la cirugía de la escoliosis. La infección en el tracto urinario y el páncreas son las más comunes y una cobertura de antibióticos después de la cirugía es por lo general recomendada.

Complicaciones neuronales

El daño neuronal se produce en aproximadamente el 1% de los pacientes sometidos a cirugía, con los adultos se corre un riesgo considerablemente mayor que con los pacientes más jóvenes. La debilidad muscular y/o parálisis son el resultado más frecuente del daño a los nervios.

Pseudoartrosis

Ocurre si la fusión no cicatriza y una seudo unión se desarrolla en el sitio de la cirugía. Es una condición muy dolorosa. El acercamiento anterior tiene mayores posibilidades de causar esta complicación, y ocurre hasta en un 20% de todos los casos quirúrgicos.

Dolor de espalda baja y degeneración del disco: La carga en la espalda baja como resultado de las fusiones en la región lumbar puede a la larga provocar la degeneración del disco. Además, la disminución de la fuerza de los músculos comprometidos, de la movilidad del miembro, y del equilibrio también pueden causar dolores de espalda insoportables.

La función pulmonar

Los adultos más jóvenes y los niños tienen un alto riesgo de desarrollar problemas pulmonares postoperatorios hasta cerca de 2 meses después de la cirugía. El riesgo es considerablemente mayor en pacientes en los que la escoliosis es un resultado secundario de problemas neuromusculares.

Además de lo anterior, cálculos biliares, pancreatitis, obstrucción, intestinal y lesiones físicas (como resultado de la dislocación, rotura y oxidación de los ganchos, o una fractura en las vértebras fusionadas) también están asociados con la cirugía de escoliosis.

Para aliviar algunas de las principales preocupaciones, algunas formas diferentes (técnica de vara alargada, el grapado del cuerpo vertebral y la inmovilización espinal anterior) de la cirugía mínimamente invasivas se han ideado. A pesar de que estas técnicas han demostrado resultados alentadores a corto plazo, la observación a largo plazo de los efectos y las mejoras, son necesarios para que sean consideradas seriamente.

La verdad no dicha sobre la cirugía de la escoliosis

El costo aproximado promedio de la cirugía de escoliosis en los Estados Unidos es de $ 120,000 por operación y hay alrededor de 20.000 de esas operaciones cada año.[34] Sorprendentemente, 8000 pacientes sometidos a cirugía de escoliosis quedan discapacitados cada año, y entre los que no quedan discapacitados totalmente recurren a la condición pre-operatoria y sucede dentro de los 22 años de la cirugía.[35]

Además, hay operaciones de control para cuidar de los ganchos sueltos, varas rotas, ¡formación de óxido!36 Y lo que es peor, el 25% de los pacientes sometidos a cirugía han puesto en peligro el control motor después de la cirugía.[37]

En algunos sectores, se sugiere que los peligros de la cirugía correctiva son en realidad peores que la escoliosis misma. ¿No son estas razones suficientes para evitar la cirugía como régimen de tratamiento, hasta que, por supuesto, sea el último recurso y el más pertinente? ¿No tenemos una responsabilidad social para utilizar e incorporar formas en nuestro estilo de vida que significativamente puedan reducir las desventajas crítica y graves de la cirugía? Precisamente, mi técnica lo conducirá solamente a dar el primer paso hacia su rehabilitación sin necesidad de recurrir a ninguno de los peligros asociados con la cirugía de escoliosis. Juntos mejoraremos su calidad de vida así ya que la comprensión de su enfermedad y su causa es el principio del fin de su escoliosis.

Algunos ejemplos de la vida real y estudios de casos discutidos aquí, refuerzan mis anteriores afirmaciones.

1. Stuart Weinstein, MD, Universidad de Iowa, reportó en el 2003 en la Revista de la Asociación Médica Americana (JAMA) "Muchas personas con curvatura de la columna que llevan una vida normal. Muchos adolescentes diagnosticados con curvaturas de la columna pueden evitarse el uso de corsés, cirugía u otro tratamiento, sin desarrollar problemas físicos debilitantes, un estudio de 50 años lo sugiere."[38] *¿Es*

realmente necesario incorporar corsés o cirugías en los pacientes jóvenes?

2. El Dr. J. Steinbeck reportó en 2002 que "cuarenta por ciento de los pacientes tratados con operación que tienen escoliosis idiopática fueron definidos legalmente como personas con discapacidad severa, 16,7 años después de la cirugía."[39] *¿La cirugía realmente mejora la calidad de vida con el tiempo?*

3. El Dr. Sponseller publicó en 1987 que "la frecuencia del dolor no fue reducida... la función pulmonar no cambió... el 40% tuvieron complicaciones menores, el 20% tuvo complicaciones mayores, y... hubo una muerte [entre 45 pacientes]. En vista de la alta tasa de complicaciones, las limitadas ganancias derivadas de la fusión vertebral deben ser evaluadas y explicadas con claridad al paciente."[40] *¿Por qué todavía persiste en tomar la cirugía como una opción?*

4. El Dr. H Moriya publicó en 2005 que "la corrosión fue vista en muchas de las uniones de vara (66,2%) después de la implantación a largo plazo".[41] *¿Por qué no son adoptadas alternativas eficaces y menos peligrosas?*

5. Reuters Health (Nueva York) publicó el 29 de enero de 2008: "La detección de la escoliosis y tratamiento con corsé

Historia personal de Claire

Como la mayoría de las niñas, Claire C. no sabía acerca de la escoliosis, hasta que fue diagnosticada durante su chequeo de escoliosis en la escuela secundaria. En ese momento, era sólo de 15 grados y se le dijo que volviera en seis meses para otra revisión. Cuando habían pasado seis meses, el médico solicitó una radiografía, que reveló que su escoliosis había progresado. Claire estaba sufriendo de una curvatura lumbar primaria de casi 40 grados y una curvatura torácica compensatoria más pequeña (de la espalda media a superior) de alrededor de 34 grados.

Ella no había sufrido ningún dolor todavía, sin embargo, ya tenía una joroba notable en la espalda y los hombros desiguales lo cual preocupaba a sus padres. Con el consejo de su médico ortopédico le fue fijado inmediatamente un corsé duro y le dijeron que si su curva progresaba aún más, iba a necesitar cirugía de escoliosis.

Le dijeron que debía llevar el corsé durante 23 horas al día con la esperanza de evitar que la columna vertebral empeorara. Pero en el clima cálido y húmedo de Singapur, el corsé fue extremadamente incómodo, y después de un mes, Claire no podía soportar el dolor y la irritación del corsé y no lo volvió a usar.

Claire y su familia comenzaron a buscar tratamientos alternativos, por temor a que una cirugía de alto riesgo era todo lo que la medicina actual le podía ofrecer. Fue entonces cuando se encontraron con el Dr. Kevin, y en seis meses de tratamiento, su escoliosis se ha reducido en ¡28 grados! Su desnivel en los hombros y la joroba en su espalda habían mejorado notablemente.

Ella volvió al especialista ortopédico para un seguimiento, y estaba sorprendido por su mejoría. De inmediato atribuyó el éxito al corsé, ¡el mismo que ella había dejado de usar!

Debido a su negativa a aceptar sólo una respuesta para el tratamiento de la escoliosis, Claire pudo evitar el corsé y una cirugía de riesgo.

> "El corsé no fue eficaz en lo absoluto. No fui capaz de utilizarlo como me lo habían recomendado, ya que era extremadamente incómodo e inconveniente y, como tal, me di por vencida a usarlo después de algún tiempo. La cirugía por otra parte no era mejor. Tenía miedo de las complicaciones, el dolor y la cicatriz que dejará. Con el programa del Dr. Kevin ¡pude evitar ambas!"
>
> — *Claire C. (16 años)*

subyacente parece ser de ninguna utilidad para evitar la cirugía". Investigadores holandeses reportaron en la edición de enero de Pediatrics for Parents, "Creemos que la abolición del chequeo de la escoliosis parece justificada". El investigador principal, Eveline M. Bunge dijo a Reuters Health, Esto es "debido a la falta de evidencia de que la detección y/o el tratamiento temprano con aparatos ortopédicos sean beneficiosos".[42]

6. El Dr. M. Hawes publicó en la revista de Rehabilitación Pediátrica que "la escoliosis pediátrica se asocia con signos y síntomas como disminución de la función pulmonar, aumento del dolor y el deterioro de la calidad de vida, todo lo cual empeora en la edad adulta, incluso cuando la curvatura se mantiene estable.

    En 1941, la Asociación Ortopédica Americana informó que el 70% de los pacientes tratados quirúrgicamente, tuvieron un resultado regular o malo.... Los que fueron operados con éxito todavía no eliminan la curvatura espinal y esto introduce complicaciones irreversibles cuyos efectos a largo plazo son poco conocidos. Para la mayoría de los pacientes hay poca o ninguna mejoría en la función pulmonar.... La deformidad torácica se elimina sólo por resección costal, que puede reducir la función respiratoria dramáticamente, incluso en adolescentes sanos.

    El resultado de la función pulmonar y la deformidad es peor en los pacientes tratados quirúrgicamente antes de la edad de 10 años, a pesar de la intervención temprana. La investigación para desarrollar métodos eficaces no quirúrgicos para prevenir la progresión de la curvatura leve y reversible de la columna vertebral en deformidades complejas e irreversibles de la columna vertebral se necesita hace mucho tiempo."[43] *¿Realmente necesita una cirugía?*

La verdad no dicha sobre la cirugía de la escoliosis

Predisposición hereditaria: el grupo de James W. Ogilvie 's descubrió marcadores genéticos, dos loci genéticos importantes y 12 loci menores que están relacionados con el desarrollo de la escoliosis. El 95% de los pacientes con una curva mayor de 40 grados, tenían una correlación con los marcadores genéticos identificados.44 Por lo tanto, ahora es posible predecir la predisposición hereditaria a la escoliosis y con base en esto, un régimen de control individualizado puede ser especificado usando mi estrategia de atención terapéutica completa, la cual tiene la ventaja adicional de ser completamente no invasiva.

La razón principal por la que todos estos procedimientos no funcionan es que tratan de curar la enfermedad y no la causa. A pesar de que somos impotentes para cambiar nuestros genes, todavía podemos cambiar la forma en que ellos interactúa con el medio ambiente, y por lo tanto suprimir estos defectos genéticos y la forma cómo se expresan finalmente a través de la enfermedad. Aquí es donde mi régimen propuesto para equilibrar los factores metabólicos, neurológicos, bioquímicos y homeostáticos con una nutrición personalizada, ejercicios y un régimen de estilo de vida, serán más eficaces erradicando la causa de la escoliosis.

CAPITULO 4

Alejándonos del cuidado médico basado en síntomas

"Desafortunadamente, lo que los expertos nos dicen acerca de la alimentación está dirigido a toda la población y todos no somos iguales."

— The Scientist magazine ("Revista El Científico")

Dígame: ¿cuántas veces ha consultado un médico que no haya asegurado poseer un remedio preparado (una droga) para cualquier enfermedad? El refrán común dice: si sufre de esto, ensaye tomando esto. Si sufre de aquello, ensaye tomando aquello. ¡Al final, la lista de drogas recetadas puede ser más larga que el número de enfermedades identificadas en todo el mundo!

Yo he aprendido que esto es sólo una artimaña. Las preparaciones, o drogas alopáticas, no curan, sólo esconden los síntomas. El cuerpo es el único que puede curar la enfermedad, pero sólo si se le permite hacerlo. Las drogas simplemente eliminan los síntomas de una enfermedad y la persona comienza a sentirse mejor, porque, son los síntomas los que molestan a la persona. Los medicamentos, normalmente, no llegan al fondo del problema. Esa es la razón por la que no ofrecen una cura permanente. Sólo aseguran clientes de por vida para el farmacéutico y los fabricantes de medicamentos.

Para mencionar un ejemplo, imagine que está conduciendo un automóvil y observa una luz roja que se enciende de manera intermitente. Ese es el síntoma. Esa luz le comunica que el automóvil se está recalentando, debido a una gotera del sistema de enfriamiento. Esa es la causa.

Usted lleva su auto al mecánico (el médico), él corta el cable que prende la luz roja y le comunica que el problema se ha solucionado. Las cosas están bien por ahora. Él le dice que le agregue agua al sistema de enfriamiento todos los días, que le agregue aceite cuando sea necesario y que compre estas cosas en cualquier tienda (farmacia). Esto es tratar el síntoma y convencerlo a usted para que consuma el medicamento - en este caso agua y aceite - para siempre. Ellos le obligan a que les compre. Nunca podrá volver a conducir ese auto sin estos medicamentos, y un día su viejo y, supuestamente, confiable auto fallará.

El problema con este tipo de enfoque es que usted nunca llega a arreglar la gotera.

Nuestra sociedad industrial ha establecido una nueva imagen del cuerpo humano. Los pacientes han comenzado a creer que sus cuerpos son máquinas reparables, que pueden ser diagnosticadas, medidas, monitoreadas y mantenidas vivas por otras máquinas. Esta nueva imagen del cuerpo está, incluso, reflejada en nuestro léxico: "colapso nervioso", "soltar vapor", "recargar sus baterías" o "reprogramarme". Algunos pacientes, como resultado, consideran a sus médicos como mecánicos, plomeros, electricistas o carpinteros, en vez de sanadores.

Los médicos también tienden a diagnosticar y a tratar al paciente basándose en un modelo de salud o enfermedad, al cual dicho paciente puede que se adhiera por cuestiones culturales. Muchas personas insatisfechas, con la perspectiva puramente biológica de la enfermedad, están ahora buscando tratamientos alternativos integrales.

Como quiropráctico y nutricionista, especialista en el cuidado de pacientes con escoliosis, siempre he creído en la habilidad natural de curación y revitalización de nuestros cuerpos. Un médico le prometería alivio de los síntomas con cirugía y corsé ortopédico, yo le brindo tratamiento al desequilibrio fundamental presente en el cuerpo mediante alimentación y ejercicio apropiado, además de fisioterapia para corregir y reformar la deformidad.

Mi consejo a los pacientes es: no persiga modas pasajeras o mercadotecnias exageradas. Escuche a las necesidades de su organismo y proporcione a su organismo precisamente lo que necesita. Su organismo tiene la sabiduría natural para regular todas las funciones complejas y restaurar un equilibro saludable. Este libro le enseñará cómo prestarle atención a los consejos de ese gran experto.

Hecho de nutrición: Una medida no se ajusta a todos

Alguna vez usted, cuando niño, ¿participó en un juego de lucha de cuerda, donde un equipo jala un extremo de una cuerda y el otro equipo hace lo mismo en el otro extremo, con el fin de ver cuál equipo finalmente jala más cuerda? La cuerda normalmente se revienta en dos luego de tanto jalar.

En mi mente, en este gran debate de la alimentación, estamos siendo testigos de algo similar: una lucha de cuerda nutricional. Por un tiempo, el consenso general era que una dieta alta en proteína y baja en carbohidrato era lo mejor para la salud y la pérdida de peso. Después de un tiempo, las dietas altas en carbohidratos estaban de moda, pero las dietas de alta proteína eran obsoletas. Cada ideología alimenticia tenía sus defensores y seguidores, quienes alcanzaban el éxito con una dieta en particular, sin embargo el número de fracasos era de igual proporción. Las cosas han llegado al punto que hoy en día todo mundo está confundido - ¿debo seguir esta dieta o la otra?

Por ejemplo, he conocido pacientes que han probado seis dietas diferentes antes de terminar en mi clínica; para ese momento están totalmente exhaustos y moralmente desanimados, porque las diversas dietas han causado estragos con sus organismos y producido resultados que eran a menudo contraproducentes.

No permita que eso le suceda a usted. En mi opinión, esos expertos se han equivocado completamente con algunas personas y de manera grave con millones de otras. En vez de cumplir su promesa, "la dieta apropiada para todos", ellos, sin darse cuenta, han ocasionado una confusión masiva en relación a lo que es considerado saludable, generando obesidad del tipo que las sociedades modernas jamás habían visto, junto con el efecto secundario de una cifra cada vez más elevada de diabéticos.

Durante mis primeros días de práctica, las recomendaciones alimenticias eran con frecuencia un asunto de azar. Yo diseñaba una dieta "saludable" que ayudaba a un grupo de pacientes, pero para otros no funcionaba. En efecto, en algunos casos, hasta empeoró su enfermedad.

Me sentía muy frustrado por la falta de consistencia en los resultados que obtenía, sin embargo, todavía estaba motivado a profundizar en mi investigación nutricional. Fue en este momento que, por casualidad, leí un libro escrito por William Wolcott. Su concepto de Tipo Metabólico® revolucionó mi forma de pensar y, de repente, todas las piezas perdidas del rompecabezas comenzaron a encajar. Entonces, comprendí que cada uno de nosotros es diferente del otro en el aspecto nutricional, por lo que nuestros requisitos nutricionales son también diferentes.

Piense en lo siguiente: todos nos vemos diferente desde afuera y funcionamos diferente por dentro, entonces ¿por qué todos debemos seguir la misma dieta? ¡Yo llamaría a esto ciencia nutricional chatarra!

Evolución alimenticia

En una ocasión encontré un artículo brillante e intelectualmente estimulante, escrito por el famoso antropólogo Henry Harpending de la Universidad de Utah (E.U.)

En este artículo publicado como un informe en "Science Daily"[25] ("Diario de la Ciencia"), el autor escribió que "no somos iguales a la gente de hace 1.000 o 2.000 años" y la razón que él cita es una fuerte influencia genética. Él menciona que los investigadores han descubierto evidencia genética de que la evolución humana se está acelerando - y no se ha detenido o continuado a una velocidad constante, como se imaginaba, esto indica que los seres humanos en distintos continentes se están diferenciando cada vez más.

En efecto, el estudio de Harpending muestra que los humanos están cambiando relativamente rápido en una escala de siglos a milenios, y que esos cambios son diferentes entre distintos grupos continentales. De manera interesante, este estudio respalda una conclusión similar a la que llegó el dentista, egresado de Harvard, Doctor Weston A. Price hace varios años. (Veremos más sobre esto en el próximo capítulo).

Harpending señala que un crecimiento rápido de la población, conjuntamente con enormes cambios culturales y el medio ambiente, crean nuevas oportunidades para la adaptación.

"Las poblaciones humanas en los últimos 10.000 años han observado una rápida evolución dental y esquelética, al igual que la aparición de muchas nuevas reacciones genéticas a la alimentación y la enfermedad", señala.

La cuestión es que nosotros como raza no hemos mantenido el ritmo de la evolución y los cambios en nuestros patrones alimenticios. La investigación de Harpending señala que las migraciones humanas hacia nuevos ambientes eurasiáticos crearon presiones selectivas, favoreciendo menos la pigmentación en la piel (de tal modo que más luz solar pueda ser absorbida por la piel para crear vitamina D), adaptación al clima frío y ciertos cambios alimenticios.

Debido a que la población humana creció de varios millones, al final de la época de hielo, a 6 billones en la actualidad, nuevos genes favorecidos han aparecido y la evolución se ha acelerado a escala mundial y entre grupos continentales de personas, dice Harpending.

Por ejemplo, en China y la mayoría de África, pocas personas pueden digerir leche fresca en su adultez. Sin embargo, en Suecia y Dinamarca, el gen que fabrica la enzima relacionada con la

Caso práctico: lumbalgia, colesterol alto y problemas digestivos.

Antes de conocerme, Alisa L. (56 años de edad, maestra de colegio) sufría de lumbalgia severa, colesterol alto y problemas digestivos masivos. Ella había consultado con varios médicos, especialistas y terapeutas de masajes, sin embargo, sus problemas ocurrían de nuevo cuando detenía el tratamiento. Alisa L. era una clásica "cazadora-recolectora" viviendo en una sociedad moderna llena de azúcares y granos. Después de enseñarle acerca de los alimentos que le ayudarían a equilibrar su organismo y de eliminar aquellos que llevan a la mala salud, su lumbalgia severa, el colesterol alto y los problemas digestivos mejoraron.

Fragmento de una carta que ella me escribió después de sus tratamientos conmigo:

"... gracias a el Dr. Kevin, el cual tiene un corazón bondadoso y sabe escuchara sus pacientes. Él es una inspiración para todos los demás pacientes. Su enfoque integral en la salud era lo que yo necesitaba. Yo me ajusté al estilo de vida adecuado, a las costumbres alimenticias apropiadas y actitudes mentales idóneas, y luché por mi salud. Mi lumbalgia y los problemas digestivos desaparecieron, y mi colesterol está normal de nuevo. Finalmente, puedo controlar mi salud, libre de medicamentos y libre de dolor. Inclusive, otras personas han comentado que me veo más joven."

— Alisa L. (56 años de edad)

digestión de la leche, denominada lactase, se mantiene activa, entonces, casi toda la gente puede beber leche fresca, lo cual explica por qué la leche es más común en Europa que en Asia y África.

"Si toma, de repente, a cazadores-recolectores y les proporciona una alimentación a base de maíz, arroz o trigo, les da diabetes. Todavía nos estamos adaptando a esto. Varios nuevos genes, que vemos extendiéndose a través de la población, tienen el objetivo de ayudarnos a prosperar con una dieta alta en carbohidratos", dice Harpending.

El futuro de la ciencia nutricional

Dígame: ¿puede llenar el tanque de su auto, diseñado para consumir gasolina, con combustible diesel?

¿Funcionará bien *alguna vez?*

Yo diría que es lo mismo con su organismo. El alimento que le suministra puede hacerlo funcionar de manera eficiente (como a su auto), de manera que contribuya a cumplir con sus requisitos genéticos, pero si le suministra el combustible equivocado, comenzará a sentir todos los efectos negativos, como sentirse cansado, ineficiente y "nada bien", lo que puede acentuar sus imperfecciones genéticas.

En cualquier caso, la idea de recomendar dietas distintas a personas diferentes no es algo nuevo. Los antiguos Griegos y Romanos emitieron el famoso enunciado: "El alimento de una persona puede ser el veneno de otra."

De igual manera, en el lejano oriente, la medicina China nos ha enseñado que todos nacemos con una complexión distinta y, por esta razón, necesitamos diferentes tipos de alimentos basados en nuestras características únicas y en nuestros desequilibrios energéticos. La medicina ayurvédica de la India, la cual tiene 5.000 mil años, ha identificado tres tipos principales de organismo y enfermedad (dorshas): pitta, vatta y kapha, cada uno con sus propias necesidades alimenticias específicas y áreas problemáticas.

El autor del libro, William Wolcott, y otros investigadores nutricionales modernos, llegaron a la misma conclusión: que existen tres "tipos" metabólicos: proteína, carbohidrato y mixto. Lo que necesitamos para la salud óptima tiene que ver con nuestra codificación genética y nuestro acervo cultural.

La gente que pertenece al tipo metabólico de proteína debe concentrarse sobre las proteínas de alta densidad y alta "purina", presentes en carnes oscuras, como los muslos de pollo, cordero, carne de res y salmón, e incluso los órganos. Deben limitar su consumo de alimentos con carbohidrato glicémico, como los azúcares, granos refinados y papas. En su lugar, deben centrar su alimentación en los granos integrales y vegetales con glicémico bajo, por ejemplo el espárrago, judías verdes, coliflor, espinaca, apio y hongos. Deben limitar la cantidad de fruta que consumen, porque las personas de tipo metabólico proteína tienden a desarrollar problemas de azúcar en la sangre. Sus mejores opciones son el coco, el aguacate, las aceitunas negras y verdes, las manzanas verdes y las peras. También deben, con frecuencia, tomar refrigerios y evitar el alcohol.

Por otro lado, el tipo metabólico carbohidrato debe concentrarse en alimentos con baja proteína (baja purina) y poca grasa, como el pollo, el pescado y los vegetales. Estas personas se benefician con el consumo de harinas. Aunque sus organismos son más capaces de tolerar alimentos altos en harina, como legumbres y granos, deben comer estos alimentos con moderación. El consumo de todas las frutas es saludable, no obstante las bayas y cítricos son particularmente beneficiosos.

En la sección de información para el lector, encontrará una lista de alimentos que puede adaptar con el fin de cumplir los requisitos alimenticios apropiados, de acuerdo con su Tipo Metabólico®. La forma más fácil de calcular las proporciones de alimentos que necesita es visualizar un plato y después imaginar el porcentaje correcto de cada alimento, como se muestra en la figura 6: proporciones de comida.

¿Qué tipo metabólico® es usted?

En su nivel más esencial, la clasificación de Tipo Metabólico® lo sitúa en una de las siguientes categorías:

1. **Tipo Proteico**
2. **Tipo Mixto**
3. **Tipo Carbohidrato**

Estos tipos básicos explican la manera en que su organismo funciona a nivel interno y la manera como su organismo procesa los alimentos y absorbe los nutrientes. Existen diferencias anatómicas y evidencias físicas que muestran como la forma básica de nuestros estómagos no es la misma en unos y otros.

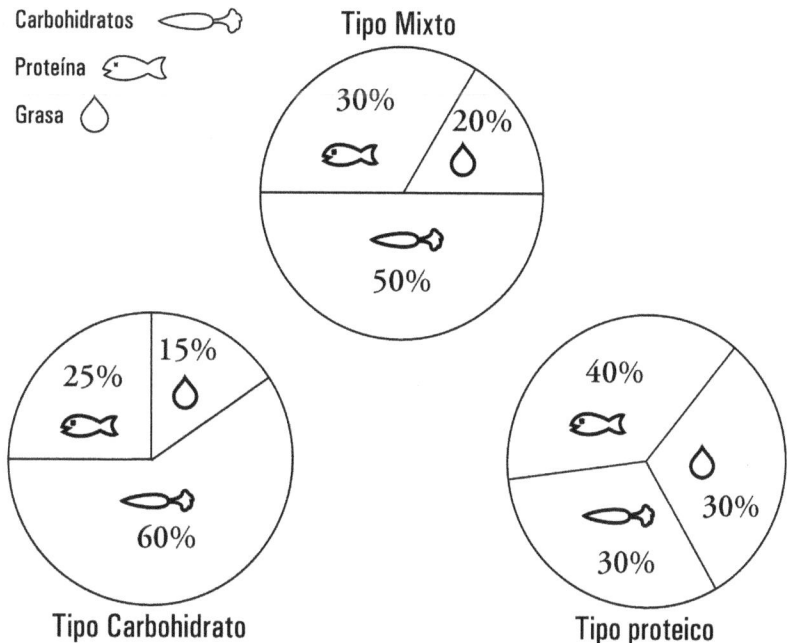

Carbohidratos
Proteína
Grasa

Tipo Mixto
30% 20% 50%

Tipo Carbohidrato
25% 15% 60%

Tipo proteico
40% 30% 30%

Figura 6: Proporciones de comida

El hecho es que, aunque necesitemos una gama completa de nutrientes, personas distintas necesitan estos nutrientes en dosis diferentes. Son estos requisitos, basados en la genética, los que explican por qué ciertos nutrientes pueden causar que una persona se sienta bien, mientras que en otra no producen efecto y en una tercera generan consecuencias negativas.

En esta perspectiva, el mito más grande que es superado por la clasificación de Tipo Metabólico® es que existen soluciones alimenticias universales para los seres humanos. Este enfoque de mercado de la nutrición en realidad produce más mal que bien. Mientras recomienda una formula universal para todas las personas, falla al no tener en cuenta con exactitud cuánta proteína, carbohidratos o grasa la gente debe consumir y en qué proporción. Aunque se logre algo de progreso inicial con este enfoque sólo se está jugando a la ruleta alimenticia: a veces se gana un premio, pero la mayoría de las veces se pierde.

En efecto, si la vida fuera tan simple como algunos de estos autoproclamados gurús de las dietas modernas la hacen parecer, no habría tanta enfermedad en el mundo.

En pocas palabras, los nutrientes alimenticios deben ajustarse a las necesidades individuales, porque lo que funciona para una persona puede ser veneno para otra. Mi esperanza es que este libro sea el comienzo de una medicina personalizada para las masas. La manera en que nuestro sistema de salud nos ha tratado, como si fuésemos una y la misma persona, es una locura. Todos somos únicos. Reaccionamos de manera distinta a la alimentación y reaccionamos de manera distinta a los medicamentos y una pequeña parte de este aspecto, algunas personas afirman que hasta el 20%, está relacionado con a nuestras diferencias genéticas.

Sin embargo, no toda diferencia puede ser atribuida a la genética. Algunas de esas diferencias son causadas por factores ambientales.

Por ejemplo, la gente que habita en regiones tropicales tiene una fuerte necesidad hereditaria de alimentación alta en carbohidratos, como los vegetales, frutas, granos, y legumbres. Este es el tipo de "bio-combustible" que su cuerpo necesita para mantener la máquina funcionando apropiadamente. Ellos están, en efecto, genéticamente programados para procesar justo esa clase de alimentos.

En contraste, vemos a los esquimales, los cuales pueden fácilmente consumir hasta un 90% en grasa y proteína extraída de focas y ballenas, porque esto es, exactamente, lo que su cuerpo exige para aguantar las condiciones de frío extremo de su hábitat. Es interesante notar que ellos están relativamente libres de problemas cardíacos, a pesar de una dieta alta en grasa y colesterol.

Por lo tanto, una alimentación que se considera saludable en una parte del mundo puede ser completamente errada y potencialmente venenosa para personas que viven en otra parte del mundo.

Señalando un punto similar, el Dr. Lendon Smith escribió en su libro "*Happiness Is a Healthy Life*" ("La Felicidad es una Vida Saludable") que "El truco del comer es descifrar cuál es su herencia racial/étnica y tratar de imitarla." Sin embargo, debido a que mudarse de un continente a otro se ha vuelto algo tan sencillo como comprar un boleto aéreo en línea, puede que tengamos padres de distintas herencias raciales y no podemos basar nuestros hábitos alimenticios de acuerdo al lugar de dónde somos.

Aquí es donde la clasificación de Tipo Metabólico® es muy práctica. Esta le ayuda a encontrar el equilibrio perfecto de macro-nutrientes - proteína, carbohidratos y grasas que su organismo necesita, en base a las reacciones alimenticias de nuestros organismos.

En el pasado, carecíamos del conocimiento clínico que nos permitía entender por qué padecíamos algunos tipos de enfermedades. Pero hoy en día, gracias en gran parte a la obra llevada a cabo por el Doctor Price, el Doctor Williams y otros investigadores, podemos determinar el requisito nutritivo correcto para cada persona en cada caso. Es un tema distinto que un determinado desequilibrio metabólico se manifieste en una variedad de formas, en forma de un número de enfermedades distintas o procesos degenerativos.

En 1956, el Doctor Roger Williams escribió un libro revolucionario titulado "Biochemical Individuality" ("Individualidad Bioquímica"), en el que propuso que la individualidad llena todo rincón de nuestro organismo, que los seres humanos son distintos en un nivel celular microscópico y que estas diferencias heredadas se extienden a nuestra estructura básica y procesamiento metabólico. Por consiguiente, desequilibrios alimenticios o nutrientes inadecuados a nivel celular pueden ser la principal causa de cualquier enfermedad. Estas conclusiones fueron tan sorprendentes que el Doctor Williams se convirtió rápidamente en uno de los primeros partidarios de la clasificación de Tipo Metabólico®.

El modelo de Tipo Metabólico® que vamos a tratar en este libro se volverá más certero en la medida que escuche a su organismo, buscando pistas sobre cuáles alimentos le ayudarán a restaurar el equilibrio de manera natural. En mis observaciones, las personas, que siguen de manera fiel la clasificación de Tipo Metabólico® esbozada aquí, descubren una gran mejoría en sus cuerpos y mentes en poco tiempo, a veces en sólo un mes ¿Es posible que algo sea mejor?

Desafortunadamente, la mayoría de los sistemas médicos que nuestra cultura fomenta están basados en el tratamiento de síntomas y no en tratar las causas subyacentes de estos síntomas. Por consiguiente, la medicina convencional tiene una capacidad limitada para resolver la mayoría de las enfermedades crónicas que sufrimos hoy en día, aunque puede ser eficaz para algunos grandes retos de la salud. Si comienza a resolver desequilibrios bioquímicos personales, que son la causa subyacente de la enfermedad, a través del modelo que recomiendo en este libro, tendrá la capacidad excepcional de equilibrar la química de su organismo y asegurar el crecimiento adecuado de su cuerpo y columna vertebral.

Tratar enfermedades como la escoliosis desde su raíz, antes de que se vuelvan crónicas, puede:

- Asegurar el crecimiento adecuado de su cuerpo.
- Prevenir la enfermedad en términos de la aparición de nuevas enfermedades relacionadas.
- Reconstruir su sistema de respuesta inmunológica, para que no contraiga infecciones fácilmente.
- Brindarle beneficios de salud excepcionales y duraderos.

En pocas palabras, cuando comienza a alimentarse correctamente de acuerdo a su Tipo Metabólico®, su organismo comienza, paulatinamente, a avanzar hacia el equilibrio total, equilibrio espiritual, mental y corporal. A medida que hace esto, su organismo produce energía de manera más eficiente usando los alimentos que consume, lo que hará que se cure y se vuelva más saludable.

Cuando está equilibrado metabólicamente, dispone de más energía de la que anteriormente imaginó posible. Usted crea un ambiente celular interno propicio para vivir sus más altos niveles de:

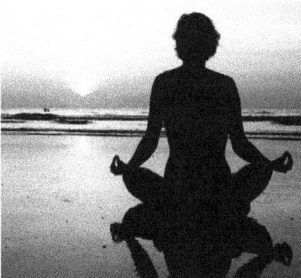

- Energía pacífica
- Estado de alerta/relajado
- Fortaleza emocional
- Disposición positiva y estable
- Gran claridad mental

Cuando consume alimentos que su organismo no está diseñado para recibir, su cuerpo protesta. Esta protesta aparece como síntomas de una enfermedad, como sentirse hinchado, cansado y constantemente con hambre, o tener antojos irracionales de alimentos, incluso después de una comida completa.

¿Le parece conocido esto? Aquí regreso a mi punto anterior: Si nuestra composición genética, nuestra personalidad y rasgos faciales son distintos, ¿por qué serían nuestras necesidades nutricionales similares? Mi meta es el ayudarle a encontrar la armonía de lo que su cuerpo necesita en una comida, con el fin de optimizar su potencial genético y suprimir las debilidades genéticas que causan la enfermedad.

Igualmente, se debe reconocer que mientras exista una predisposición genética a las enfermedades crónicas, como la escoliosis, la diabetes y la obesidad, - y muchas otras enfermedades - en la mayoría de los casos sólo es una predisposición, no una "condena de pena de muerte", por lo tanto, aunque su madre, padre o hermana hayan sufrido de escoliosis, eso no significa que usted también sufrirá de escoliosis. Esto sólo quiere decir que tiene una mayor predisposición genética y, por ende, tiene que hacer mayores cambios a su alimentación y estilo de vida, que alguien que ha nacido con un conjunto de genes totalmente distinto. En cualquier caso, un conocimiento previo de estas limitaciones genéticas es algo bueno. Le ayuda a prepararse en contra de toda posible enfermedad que le pueda ocurrir más adelante en su vida. Puede hacer que usted sea más proactivo al momento de seleccionar el estilo de vida correcto.

¿Y qué tal la dieta según el tipo de sangre?

La dieta según el tipo de sangre, propuesta por Peter D'Adamo, Doctor de Medicina Natural, y popularizada en su libro "Eat Right for Your Type" ("Aliméntese Correctamente de Acuerdo a su Tipo") fue una precursora de la más sofisticada dieta del Tipo

Metabólico® que se desarrolló después. La dieta según el tipo de sangre, como el nombre indica, se basa en la idea de que nuestras necesidades nutricionales son determinadas por nuestro grupo sanguíneo, por ejemplo O, A, B o AB.

Sin embargo, esta fue la simplificación de un panorama más complejo. Con la migración de grupos étnicos y una mayor diversidad entre nosotros, nadie puede estar verdaderamente seguro de su herencia genética. Si un Chino y una persona de ascendencia Europea tienen el tipo de sangre "O", ¿deberían ellos consumir los mismos tipos de alimentos? ¿Y la persona que es Eurasiática? ¿No será que esta herencia mixta confunde más la cuestión? ¿Y personas que atraviesan distintas etapas de su vida, como la pubertad, el embarazo o la menopausia? ¿No serán sus necesidades nutricionales distintas durante estas etapas?

Aquí es donde la clasificación de Tipo Metabólico® puede ser muy útil. Uno de los objetivos principales de este modelo es determinar cuáles alimentos y en qué cantidades son mejores para su tipo metabólico particular. Se enfoca en adaptar la dieta de una persona basándose en sus necesidades individuales y las reacciones alimenticias, a pesar del tipo de sangre o cualquier otra generalización extrema.

Prueba de clasificación de tipo metabólico®

Si no cree que pueda existir algo como la individualidad metabólica y si no puede creer que todas las personas puedan ser saludables y estar en plena forma mediante alguna dieta, a continuación encontrará la prueba de clasificación de Tipo Metabólico®.

Siga las instrucciones cuidadosamente. Después, solicite a su cónyuge, hijos y amigos que también la tomen. Compare los resultados. Puede asombrarse al descubrir lo distintos que somos los unos en comparación con los otros, incluso en la misma familia. Ahora tenga en cuenta que estas diferencias también se relacionan a cuáles alimentos son buenos para nosotros y cuáles no. Si existe una sola dieta que es adecuada para todo el mundo,

Prueba de clasificación de Tipo Metabólico®

✔	RESPUESTA #1	***PREGUNTA DE DIETA***	✔	RESPUESTA #2
	Tiende hacia débil, en falta, o disminuido	APETITO (En general)		Tiende hacia fuerte, voraz, ávido
	Le encantan los dulces, a menudo necesita algo dulce con la comida para sentirse satisfecho	POSTRES		Casi no le gustan los postres dulces, pero le puede gustar algo grasoso o salado (como el queso, papas fritas o palomitas de maíz), como un refrigerio después de las comidas
	Usualmente empeora el sueño, particularmente si la comida es "pesada"	COMER ANTES DE ACOSTARSE		Usualmente mejora el sueño
	"Comer para vivir" - indiferente a los alimentos y al comer	HÁBITOS ALIMENTICIOS		"Vivir para comer" - necesita comer a menudo para sentirse bien, estar en su mejor forma
	No se molesta con comer	4 HORAS O MÁS SIN COMER		Lo hace sentir irritable, nervioso, débil, hambriento o deprimido
	Me vigoriza, satisface	SOLO JUGO DE NARANJA		Puede hacerme sentir un poco mareado, con hambre, nervioso, tembloroso o con nauseas
	Puede omitir sin efectos adversos	OMITIR COMIDAS		Debe comer a menudo (o con frecuencia); no me va bien si omito una comida
	Pocas veces o nunca me apetecen refrigerios y/o prefiero algo dulce cuando tomo uno	REFRIGERIOS		A menudo desea comer entre comidas y prefiere algo salado o grasoso
		TOTAL DE SECCIÓN DE DIETA		
✔	RESPUESTA #1	***PREGUNTA FÍSICA***	✔	RESPUESTA #2
	Más bien alto, delgado	COMPLEXIÓN		Más bien bajo, grueso
	Eructos, gas, sensación de estar lleno, digestión lenta, cuidadoso con qué come	DIGESTIÓN Cuál es su tendencia		Fácilmente digiere la mayoría de los alimentos, digestión rápida, ninguna verdadera queja digestiva
	Pálida, clara	COLOR DE OREJA		Colorada, rosada, sonrosada
	Más grande que el iris en lugar iluminado a término medio	OJOS - TAMAÑO DE LAS PUPILAS [Pupilas negras, sección central de los ojos. Iris = parte con color de los ojos]		Más pequeña que el iris en lugar iluminado a término medio
	Fresco, frío	MANOS – TEMPERATURA		Tibias
	Molesta, necesita lentes oscuros	LIGHT — STRONG , BRIGHT		No molesta realmente
	Tiende hacia poco brillo, poco clara	PIEL - CUTIS		Tiende hacia brillante, clara
	Reacción leve, desaparece rápido	PIEL - MORDISCOS/PICADURAS DE INSECTOS		Reacción fuerte, desaparece rápido
		TOTALES DE SECCIÓN FÍSICA		

✔	RESPUESTA #1	**PREGUNTA MENTAL**	✔	RESPUESTA #2
	Logra más de lo esperado (Personalidad Tipo A)	LOGRO		No desarrolla su potencial (Personalidad Tipo B)
	Muy activo, le es difícil desacelerar Tiende hacia la hiperactividad	NIVEL DE ACTIVIDAD		No muy activo, prefiere ser más sedentario, se le hace fácil estar inactivo
	Se enoja fácil, arrebatos emocionales	ENOJO		No se enoja fácil. De buen genio
	Se acuesta temprano, se levanta temprano	HORA DE LEVANTARSE/ ACOSTARSE (natural, sin reloj de alarma)		Se acuesta tarde, se levanta tarde
	Le encanta/prefiere/le va mejor en clima cálido o caliente	PREFERENCIA DE CLIMA		Le va mejor, se siente vigoroso en clima frío, le va mal enclima cálido o caliente
	Tiende a ser	COMPETITIVO		Tiende a no serlo
	Mala	RESISTENCIA		Buena
	Le es fácil convertir pensamientos en palabras	EXPRESIÓN DE PENSAMIENTO		Le es difícil convertir pensamientos en palabras
	Le encanta	EJERCICIO		No es de su gusto
	Tiende a sentirla	IMPACIENCIA		Casi nunca tiende a ser impaciente
	Muy organizado	ORGANIZACIÓN		Tiende a ser desorganizado, toma las cosas como vienen
	Perfeccionista	PERFECCIÓN		No se preocupa mucho por la perfección
	Difícil de complacer	ESTÁNDAR PERSONAL		Lo toma todo con mucha calma
	Frío, distante, retraído	PERSONALIDAD		Cálido, accesible, sociable
	Muy productivo, logra las cosas, trabaja rápido	PRODUCTIVIDAD		Se le hace difícil terminar tareas, lento
	Solitario, cohibido, se siente torpe en reuniones grandes, socialmente inhibido	COMPORTAMIENTO SOCIAL		Extrovertido socialmente, le encanta estar en compañía, ceremonioso, expresa buena educación abiertamente amable, despreocupado
	Tiende a ser poco sociable, tiende a tratar de alejarse rápidamente de eventos sociales o prefiere no asistir en absoluto	SOCIABILIDAD		Muy sociable, le agrada estar con la gente, no soporta estar solo, le encantan las amistades y la interacción social
	Excitable, exaltado, hiperactivo	TEMPERAMENTO		Fresco, calmado, compuesto
	Enojado, tenso, nervioso, irritable, ansioso, excitado	TENDENCIAS		Deprimido, despreocupado, aletargado, apático
	Rápidos	PROCESOS MENTALES		Lentos
	Adicto al trabajo, a menudo lleva trabajo a casa	TRABAJO		Enfocado en su familia
		Totales de la sección mental		
		Totales de la sección física		
		Totales de la sección dieta		
		GRAN TOTAL		

¿por qué aparecen cientos de dietas en el mercado cada año? ¿Por qué una dieta adelgaza a una persona y engorda a otra? La única solución es descubrir qué es lo correcto para SU organismo, no para el organismo de otra persona, sino lo que es correcto para USTED.

- Marque con una x el lado izquierdo de cada respuesta, según sea más pertinente
- Elija solo una respuesta por pregunta
- Si ninguna respuesta le parece pertinente, deje la pregunta sin contestar

IMPORTANTE: Las opciones tal como están escritas puede que no lo describan a usted de manera exacta. Entonces, es MUY IMPORTANTE que elija la respuesta que <u>mejor describe </u>sus TENDENCIAS. La respuesta suministrada no necesita ser una descripción perfecta, sólo una indicación de su <u>tendencia</u> en esa dirección. Si definitivamente se encuentra en un punto intermedio, omita responder esa pregunta y continúe con la siguiente.

Palabras Finales

Solicite a sus amigos y familia que tomen la prueba TM y que comparen los resultados. Cuando esté convencido que es único a nivel bioquímico, como lo es a nivel de sus huellas digitales, el próximo paso es analizar su clasificación de Tipo Metabólico® utilizando el cuestionario resumido en el libro "**The Metabolic Typing Diet: Customize Your Diet to Your Own Unique Body Chemistry**" ("La Dieta de Tipo Metabólico: personalice su dieta según la química única de su organismo") por Bill Wolcott o busque un médico certificado de Clasificación de Tipo Metabólico, quien podrá realizar un examen computarizado más certero.

En la actualidad es posible encontrar médicos certificados de Clasificación de Tipo Metabólico hasta en 40 países. Puede hallar información al respecto en la página Web Health Excel, ubicada en la sección de recursos de información de este libro (página

339) para conocer más acerca de sus calificaciones y servicios disponibles.

Yo he utilizado la clasificación de Tipo Metabólico® con mis pacientes durante muchos años. No necesita ver un médico en persona. Las evaluaciones y consultas relacionadas con el Tipo Metabólico® pueden ser llevadas a cabo a través de correo electrónico y teléfono.

El propósito de alimentarse adecuadamente, de acuerdo con su Tipo Metabólico®, es equilibrar la química de su organismo y maximizar la eficiencia metabólica, considerando de manera apropiada la individualidad metabólica. Yo creo que la presencia de cualquier enfermedad degenerativa (85% - 90% de las enfermedades que afectan nuestra población, incluso la escoliosis) se debe a la falta de hacer precisamente eso. Por lo tanto, de una forma u otra, toda enfermedad degenerativa tiene su origen en la desnutrición.

La idea de la desnutrición se percibe de manera distinta cuando es considerada a través de la perspectiva de la clasificación de Tipo Metabólico®. Sabemos que alguien puede comer los mejores alimentos orgánicos y tomar de los mejores complementos alimenticios que existen y, todavía, desarrollar, o fracasar en revertir, las enfermedades degenerativas. De nuevo hemos observado que esto se debe a que no cumplimos con nuestros propios requisitos, basados en la genética para obtener un equilibrio nutricional y bioquímico.

Cuerpos antiguos, alimentación moderna

" La vida en toda su plenitud es la madre naturaleza obedecida. "

— **Weston A. Price, D.D.S.**

Los alimentos que comemos hoy en día, con frecuencia, no se parecen en lo más mínimo a los alimentos que comían nuestros antepasados. Los alimentos actuales, los cuales incluyen comidas rápidas y alimentos procesados, no son los tipos de alimentos que nuestros organismos están programados para digerir. Como resultado, nuestros organismos reaccionan a estos alimentos contranaturales creando una respuesta inflamatoria, que produce las enfermedades modernas que enfrentamos hoy en día.

La cura para aquello que nos aqueja es alterar nuestra dieta, regresando a lo que nuestros organismos están genéticamente programados para procesar. Esto puede parecer algo difícil, pero en realidad puede lograrse con facilidad.

A fin de comprender cómo debemos alimentarnos para lograr esto, es importante examinar patrones comunes de dieta del pasado y analizar de qué manera esto ha formado nuestros genes a través del curso de muchos años.

Al principio de los años 30, un dentista de Cleveland (E.U.) llamado Weston A. Price (1870-1948) comenzó a realizar una serie de investigaciones excepcionales para descubrir la causa de la enfermedad y degeneración. Muchos se refieren a él como el "Albert Einstein de la nutrición."

Durante más de diez años viajó a lugares aislados del planeta para estudiar la salud de poblaciones, que no habían tenido contacto con la civilización occidental. Entre otras cosas, descubrió que las caries dentales y los dientes deformados y torcidos son el resultado de deficiencias nutricionales, causadas por nuestras dietas modernas de comidas rápidas y no son el resultado de ningún virus, bacteria o defecto genético heredado.

Los 30 años de búsqueda de respuestas del Doctor Price, le impulsaron a realizar una expedición sobre cinco continentes, con el fin de estudiar las sociedades primitivas en su hábitat natural. Los grupos que Price estudió incluyeron aldeas aisladas en Suiza, comunidades Gaélicas en las Hébridas Exteriores, pueblos indígenas de Norteamérica y Sudamérica, isleños melanesios y polinesios de los mares del Sur, tribus Africanas, aborígenes Australianos y maoríes de Nueva Zelanda. Ese fue un momento crucial, ya que todavía existían tribus aisladas, no influidas por la civilización.

Entonces, cuando el Doctor Price analizó los alimentos consumidos por estas antiguas tribus encontró que, en comparación a nuestra dieta actual, la cual ha sido influida por la cultura occidental de la comida rápida, estas personas consumían granos integrales y alimentos naturales (sin procesar), los cuales proporcionaban casi cuatro veces más vitaminas y minerales solubles en agua y por lo menos diez veces más vitaminas solubles en grasa, que las que provienen de una dieta moderna. El Doctor Price también descubrió que estas vitaminas solubles en grasa, las vitaminas A y D, son vitales para la salud, porque actúan como catalizadores para la absorción de minerales y el uso de la proteína. Por último, el Doctor Price fue capaz de aislar un nutriente soluble en grasa en sus dietas, que llamó el Activador X.

Se descubrió que el Activador X está presente en los hígados de pescado, mariscos, vísceras y mantequilla, debido a que las vacas se alimentan de pasto verde que crece rápidamente durante la primavera y el otoño. Todos los grupos primitivos tenían una fuente de Activador X, el que ahora se cree es la vitamina K, en sus dietas.

Él fotografió a estas personas y encontró que sus estructuras corporales fuertes, la facilidad de reproducción, la estabilidad emocional y el hecho de que no sufrían de varias enfermedades degenerativas (enfermedades del corazón, diabetes y cánceres, por nombrar algunas de ellas) estaba en contraste con lo que el Doctor Price denominó como "la dieta del hombre blanco", bajo la cual subyacen "los alimentos del comercio moderno" los cuales vienen saturados con grandes cantidades de azúcar refinada, harina blanca, leche pasteurizada, comidas bajas en grasa, aceites vegetales y artículos llenos de colores y sabores artificiales, conservantes y otros aditivos.

Los estudios del Doctor Price también demostraron que es el fenómeno de "tomar prestado", cuando el organismo se encuentra deficiente en minerales y roba lo que necesita del esqueleto, lo que causa que el esqueleto se contraiga a través de cierto periodo de tiempo. Se reportó que algunas personas perdieron hasta 25.4 centímetros en estatura. Este "tomar prestado" sólo ocurrió en quienes habían sido expuestos a los alimentos modernos y no en el grupo de aborígenes que fueron estudiados. No es de extrañar que la gente que se alimenta con una dieta moderna tienda a tener huesos más débiles y ser más propensa a enfermedades como la osteoporosis y la escoliosis.

También descubrió que el fenómeno "tomar prestado" ocurría de manera más frecuente en el sexo femenino, especialmente en muchachas en la fase de desarrollo de la pubertad y crecimiento. Debido a que las muchachas en las sociedades modernas son constantemente atiborradas con la imagen de que la belleza está relacionada con ser muy delgada, a menudo privan sus cuerpos de los nutrientes que necesitan para crecer adecuadamente. Los huesos en formación tomarán prestado de los huesos, que ya se han formado, en particular de la columna. Esto conduce a huesos blandos y la desviación de la columna, lo cual explica por qué la escoliosis afecta a más a las mujeres que a los hombres.

El resultado de esta alteración del crecimiento, con frecuencia, genera un cuerpo alargado - lo que significa que las personas, que se alimentan con una dieta moderna y no están recibiendo la nutrición adecuada, son literalmente "piel y hueso" comparados con quienes han sido criados con una dieta tradicional, porque sus esqueletos son más angostos debido al fenómeno de "tomar prestado". Una vez más, esto relaciona la escoliosis con la dieta, ya que este tipo de complexión es común en las personas que sufre de esta enfermedad.

Los descubrimientos y conclusiones del Doctor Price son presentados en su tomo clásico "Nutrition and Physical Degeneration" ("La Nutrición y la Degeneración Física"). El libro contiene asombrosas fotografías de gente primitiva apuesta y saludable e ilustra, de una manera inolvidable, la degeneración física que ocurre cuando grupos humanos abandonan dietas nutritivas tradicionales a favor de alimentos modernos. Mire estas fotografías como evidencia. Adivine cuál niño es de una raza primitiva y quién pertenece al mundo "civilizado" moderno:

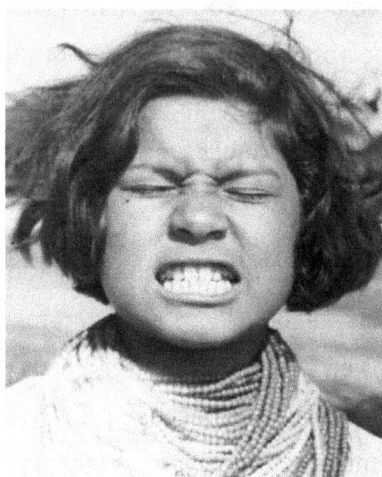

Propiedad © Price-Pottenger Nutrition Foundation®. www.ppnf.org

Figura 7a: Muchacha Samoana criada con alimentos nativos nutritivos.

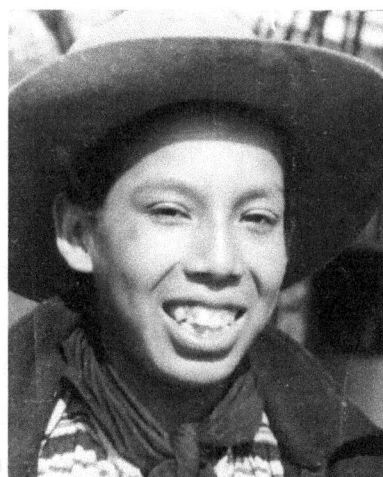

Figura 8a: Muchacha Samoana criada con dieta moderna.

Las asombrosas fotos de Price, unas 18.000, sustentaron sus hallazgos, de que las sociedades alimentadas con dietas primitivas desarrollaron estructuras como dientes y rasgos faciales bien formados y fuertes, mientras que la gente alimentada mediante dietas modernas tenían afecciones en el desarrollo, como arcos dentales cada vez más deformados, dientes torcidos y caries.

La muchacha Samoana en la Figura 7 nació de padres, quienes se alimentaban de alimentos nativos nutritivos. La muchacha Samoana en la Figura 8 nació de padres que habían abandonado su dieta tradicional y adoptado una dieta más moderna. Ella tiene arcos dentales atestados y una estructura facial alterada, debido a los efectos del fenómeno "tomar prestado", y será más propensa a las caries dentales y enfermedades crónicas.

En las palabras del Doctor Price: "Nosotros no vimos, ni escuchamos de un caso (de artritis) en los grupos aislados (primitivos). Sin embargo, en el punto de contacto con los alimentos de la civilización moderna, se encontraron muchos casos, incluso diez inválidos postrados en cama en alrededor de veinte hogares. Algunas otras enfermedades fueron halladas, especialmente la tuberculosis, la cual ha afectado severamente a los niños que han nacido en el centro.

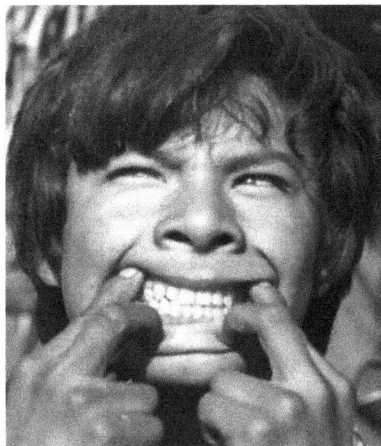

Propiedad © Price-Pottenger Nutrition Foundation®. www.ppnf.org

Figura 7b: Muchacho criado con alimentos nativos nutritivos.

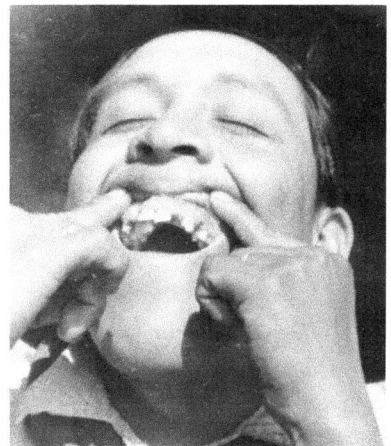

Figura 8b: Muchacho criado con una dieta moderna de alimentos procesados.

En general, el Doctor Price descubrió que pueblos saludables aislados, cuyas dietas contenían nutrientes adecuados, provenientes de proteína animal y grasa, no solo disfrutaban de excelente salud, sino, además, poseían una actitud alegre y positiva hacia la vida. Él observó que la mayoría de los internos de las prisiones y los manicomios tienen deformidades faciales que señalan las deficiencias nutricionales prenatales.

La investigación avanzada del Doctor Price explica los peligros de una dieta moderna. La gente primitiva, que estudió, no sufría de obesidad, cardiopatía, artritis o escoliosis, en los índices que nosotros padecemos estas enfermedades. Gracias a sus dietas primitivas, esta gente gozaba niveles de salud que se han prácticamente perdido en la civilización moderna.

La tabla a continuación explica las diferencias, que el doctor Price descubrió mediante su investigación, entre dietas tradicionales y dietas modernas.

Dietas Tradicionales versus Dietas Modernas

Las dietas tradicionales maximizan los nutrientes	Las dietas modernas minimizan los nutrientes
Alimentos de suelos fértiles	Alimentos de suelos agotados
Vísceras preferidas sobre carnes de músculo	Carnes de músculo preferidas, pocas vísceras
Grasas animales naturales	Aceites vegetales procesados
Animales sobre tierra de pastoreo	Animales acorralados
Productos lácteos crudos o fermentados	Productos lácteos pasteurizados o ultra pasteurizados
Granos y legumbres remojados o fermentados	Granos refinados y/o extrudidos
Alimentos de soya fermentados por largo tiempo, consumidos en cantidades pequeñas	Alimentos de soya procesados industrialmente, consumidos en grandes cantidades
Caldos de hueso	Glutamato monosódico, sabores artificiales
Endulzantes sin refinar	Endulzantes refinados
Fermentación láctica para los vegetales	Vegetales encurtidos pasteurizados y procesados
Fermentación láctica para las bebidas	Refrescos modernos
Sal sin refinar	Sal refinada
Vitaminas naturales presentes en los alimentos	Vitaminas sintéticas tomadas solas o añadidas a alimentos
Cocina tradicional	Microondas, irradiación
Semillas tradicionales, polinización abierta	Semillas hibridas, semillas modificadas genéticamente

Tabla 2: cortesía de la Fundación Weston A. Price

Alimentos procesados: llenos de energía pero carentes en nutrición

No resulta sorprendente descubrir que muchos estadounidenses han abandonado comidas saludables y nutritivas preparadas en casa en favor de alimentos de altas calorías, pero carentes de nutrientes, como sodas y refrigerios malos para la salud, de acuerdo a estudios de los hábitos alimenticios estadounidenses durante las últimas décadas.

Lo que en algún momento fueron comidas ocasionales, se han convertido ahora en platos habituales de muchos estadounidenses. Investigadores han encontrado un aumento significativo en comidas compuestas de papas fritas, pizza, pollo frito y hamburguesas.

Durante las pasadas dos décadas los patrones de alimentación han cambiado, de comidas que son consumidas de manera tradicional en el hogar a comidas rápidas compradas en uno de los numerosos puntos de venta de comida rápida que han proliferado desenfrenadamente.

La obesidad y la diabetes han alcanzado proporciones alarmantes, lo cual puede ser atribuido a dos causas principales: un incremento en la cantidad de calorías consumidas por todos los grupos de edad, combinado con menos actividad física. Estos dos factores han demostrado ser una combinación mortal.

Una investigación del Departamento de Agricultura de E.U., realizada por la Doctora Alanna Moshfegh, analizó los cambios en la popularidad de los alimentos favoritos (y no tan favoritos). Ella encontró lo siguiente:

- Un gran incremento en el consumo de alimentos nocivos para la salud, como las hamburguesas, pizza y chocolate.
- El consumo diario de soda por parte de los niños aumentó de 31% en 1970 a 46% veinte años después.
- Un remplazo de alimentos saludables, como la leche baja en grasa, frutas y vegetales por alimentos carentes de nutrientes.

Las últimas tres décadas han traído cambios a nuestro estilo de vida: un incremento de los restaurantes de comida rápida y un incremento de alimentos procesados en los supermercados, lo que generó un aumento en los hábitos alimenticios nocivos para la salud, que está tomando dimensiones epidémicas. Tenga en cuenta la siguiente información respecto a los alimentos procesados, la cual ayudará a explicar nuestro aparente apetito insaciable por los alimentos procesados y los resultados que se pueden esperar.

Los alimentos procesados son adictivos

Los alimentos procesados son alimentos que han sido modificados de su estado natural, o sus componentes han sido concentrados. El cambiar o modificar implica una alteración en el modo en que son digeridos y utilizados en su organismo. La dopamina es un neurotransmisor en su cerebro que, cuando es estimulado por alimentos concentrados o procesados, causa una sensación placentera. Por lo tanto, el comer este tipo de alimentos le hace sentir bien y proporciona la ilusión de que saben mejor, lo que crea anhelo y adicción a estos alimentos.

Es más probable que los alimentos procesados causen obesidad

Ciertos aditivos en los alimentos procesados han sido vinculados al aumento de peso y a la obesidad (por ejemplo el jarabe de maíz alto en fructosa y el azúcar).

Los alimentos procesados pueden causar desequilibrios en el sistema digestivo

Las bacterias beneficiosas no pueden prosperar cuando están siendo constantemente bombardeadas por alimentos que son difíciles de digerir, lo que lleva a problemas digestivos, dolencias, anhelos de comidas y enfermedades.

Los alimentos procesados han sido vinculados a la depresión, perdida de memoria y alteraciones del estado de ánimo

Las grasas y aceites utilizados en los alimentos procesados son despojados de su valor nutritivo, y no contienen los ácidos grasos esenciales que necesitan su corazón y cerebro para funcionar de manera óptima.

Los alimentos procesados a menudo tienen etiquetas engañosas

Los nombres de los ingredientes en los alimentos procesados están a menudo escondidos o escritos en términos engañosos. Un ejemplo de esto es cuando una etiqueta declara que el producto es "sin azúcar", pero contiene endulzantes como el agave, el cual es similar al jarabe de maíz alto en fructosa. Hasta los consumidores sagaces pueden ser engañados por estas etiquetas, al tener una sensación falsa de seguridad.

Los alimentos procesados han sido vinculados al cáncer

Las carnes procesadas, como las salchichas y fiambres, han sido vinculadas al cáncer del páncreas, colon y estómago.

Los alimentos procesados han sido vinculados a la infecundidad

Una dieta deficiente en vitaminas y minerales puede ser responsable, en muchos casos, de infecundidad. La infecundidad está aumentando en los E.U. Muchos alimentos procesados son despojados de los nutrientes que contenían originalmente.

Los alimentos procesados son fabricados para tener larga duración en un almacén

Esto significa que químicos y aditivos son agregados a los alimentos procesados para prevenir que se echen a perder en el almacén. Estos químicos y conservantes pueden ser dañinos para su salud.

Las consideraciones nutricionales más importantes para niños en crecimiento

Los adolescentes tienen fama de poseer malos hábitos alimenticios. Sin embargo, es en este punto en sus vidas cuando ellos más necesitan el consumo adecuado de nutrientes importantes para su crecimiento, como el hierro, la vitamina D y el calcio. La pubertad con su rápido crecimiento, pone a esta población en riesgo de una deficiencia nutricional, especialmente, en la sociedad moderna de hoy en día, donde los alimentos saludables y nutritivos han sido reemplazados por alimentos procesados y comida "chatarra".

La comida típica de los adolescentes en la actualidad se ha caracterizado por un cambio drástico de los alimentos que consumían los adolescentes que el Doctor Price y otros investigadores estudiaron.

El hierro

La anemia por deficiencia de hierro es común en adolescentes por varias razones. Los muchachos experimentan una acumulación rápida de MMM (masa muscular magra) por cada kilogramo de peso que aumentan. Cuando han terminado de crecer, su MMM es aproximadamente el doble que el de las muchachas. Para las muchachas, el aumento de peso y el comienzo del ciclo menstrual significa un incremento en la necesidad de hierro, en comparación a la etapa antes de la pubertad.

El aumento de masa muscular y volemia durante el crecimiento incrementa la necesidad de hierro para generar hemoglobina, la cual aumenta la capacidad de transporte de oxígeno de la sangre, al igual que la proteína mioglobina en el músculo.

Por estas razones, se debe realizar exámenes a los adolescentes con el fin de detectar la deficiencia de hierro. Po lo tanto, los alimentos con alto contenido de hierro - cuyo consumo debe ser fomentado - incluyen carnes, vegetales de color verde oscuro, frijoles y pescado. El hierro que es obtenido a partir de fuentes alimenticias animales (hierro hemo) es mejor absorbido, pero el consumo de vitamina C y proteínas animales (por ejemplo la carne y el pescado) pueden ayudar en la absorción de hierro proveniente de fuentes no animales, tales como vegetales de color verde oscuro. Los adolescentes, que son vegetarianos, están en alto riesgo de la deficiencia de hierro, lo cual aumenta el riesgo del avance de la escoliosis.

El calcio

Tenga en cuenta lo siguiente:

- La mayoría del incremento en peso del esqueleto ocurre durante el crecimiento adolescente.
- El esqueleto contiene por lo menos el 99% del calcio del cuerpo
- Aproximadamente el 45% de la masa del esqueleto del adulto se forma en la adolescencia (aunque el crecimiento continua mucho después de la adolescencia hasta la tercera década)
- El cuerpo no puede fabricar el calcio, entonces el crecimiento del esqueleto depende únicamente del consumo de calcio

Cuando los adolescentes están creciendo rápidamente, ellos solo obtienen calcio en un promedio de 200-300mg diarios. Debido a que el calcio sólo se absorbe en parte (alrededor del 30%) es importante que la dieta de los adolescentes contenga suficiente calcio para desarrollar huesos fuertes y evitar la osteoporosis en los años siguientes. La ingestión recomendada de calcio puede ser lograda con un consumo adecuado de productos lácteos, como leche, queso y yogur.

La vitamina D y el fósforo también son importantes para ayudar a desarrollar huesos fuertes, estos son tratados en detalle en el capítulo 11. Igualmente, los ejercicios con pesas estimulan el desarrollo y conservan la masa ósea. Se debe fomentar el ejercicio regular entre 30 a 60 minutos diarios, varios días a la semana. El fomentar hábitos saludables de alimentación y ejercicio a una edad temprana ayuda a afianzar estos comportamientos, que promueven una vida saludablemente.

Hábitos alimenticios: ¿por qué son importantes las meriendas y los patrones alimenticios?

Los hábitos de toda una vida se establecen durante la niñez y adolescencia. Por eso es importante enseñar y fomentar buenos hábitos alimenticios durante este periodo.

Los adolescentes con frecuencia desarrollan hábitos alimenticios nocivos, saltándose comidas, especialmente el desayuno. Estudios han demostrado que, los niños que comen un desayuno equilibrado y nutritivo se desempeñan mejor en la escuela y son capaces de concentrarse mejor que sus compañeros que no desayunan. Los adolescentes también son vulnerables a la presión de grupo, que les impulsa a hacer dietas y a adelgazar hasta un punto malsano, especialmente las muchachas.

En la niñez, las meriendas son ofrecidas periódicamente durante el día, dado que los niños carecen de la capacidad de comer comidas grandes, por lo que sienten hambre entre comidas. Esto también es verdadero para los adolescentes, ya que están en rápido crecimiento. A los adolescentes se les debe fomentar, en casa y en la escuela, que elijan meriendas saludables.

Las necesidades energéticas de un niño en crecimiento

Los seres humanos tienen la capacidad de cumplir con sus necesidades energéticas al moderar su apetito, que es inconsciente, y el consumo alimenticio, que está bajo control consciente. La mayoría de los adolescentes con capaces de lograr este balance, cumpliendo así con sus necesidades nutritivas. Sin embargo, los adolescentes son, con frecuencia, vulnerables a las influencias externas, lo que puede afectar negativamente su apetito y hábitos alimenticios.

Los adolescentes son propensos al estrés y, aunque los adultos creen que el estrés adolescente es relativamente sin importancia, es muy real para el adolescente que lo siente. Ellos son especialmente sensibles a cuestiones de aspecto físico. Los adolescentes, que tienen una imagen negativa de su propio cuerpo, pueden responder al estrés emocional comiendo menos de lo necesario, (haciendo dieta o pasando hambre, lo cual puede llevar a anorexia nerviosa y otros trastornos alimenticios) o comiendo demasiado, lo que produce la obesidad. La obesidad es una preocupación creciente, y en muchos casos persiste en la adultez.

El reconocimiento de los hábitos alimenticios destructivos es importante, y los adolescentes que están debajo del peso normal o tienen sobrepeso deben recibir ayuda apropiada de sus padres, su médico y otras personas entendidas en el tema. Hacer caso omiso a este tema puede generar problemas de salud en la adultez.

Encuestas nacionales siguen demostrando que, la falta de cantidades diarias recomendadas (CDR) de nutrientes en nuestras dietas y el incremento en el consumo de alimentos con alto contenido de azúcar, es la causa principal de las enfermedades degenerativas. Estudios muestran que estas enfermedades relacionadas con el estilo de vida están casi ausentes en las sociedades aborígenes. Estas enfermedades incluyen: cardiopatía coronaria, presión sanguínea, degeneración en el disco intervertebral, artrosis, apendicitis, cálculos biliares, diabetes, obesidad, ataque cerebral, hemorroides, caries dentales, todos los cánceres y hasta la escoliosis.

De hecho, el Doctor Price solía enviar a esquimales modernizados e indígenas afectados por tuberculosis - una condición fatal e incurable a través de la medicina moderna - de regreso a condiciones primitivas de alimentación, encontrando que la gran mayoría se recuperaba.

Cuando el Doctor Price estudió las dietas nativas, notó algunas similitudes en los alimentos que los mantenían saludables. Entre ellas:

- Los alimentos eran naturales, sin procesar y orgánicos (y no contenían azúcar excepto por un poco de miel o jarabe de arce ocasionalmente).
- La gente comía alimentos que crecían en su ambiente nativo. En otras palabras, comían alimentos de temporada, cultivados localmente.

- Muchos de los pueblos comían productos lácteos sin pasteurizar y todos comían alimentos fermentados como el natto, kimchi o kéfir.
- La gente consumía gran parte de su comida cruda.
- Todos los pueblos comían productos de animales, incluso grasa animal y a menudo mantequilla con toda la grasa y vísceras.
- Las dietas nativas también tenían más grasa omega-3 que las dietas modernas, y MUCHO menos grasas omega-6. Una dieta que carece de grasas omega-3 y tiene mucha grasa omega-6 de aceites vegetales (los cuales se consumen mucho hoy en día) es una receta que conlleva al desastre.

Exposición a drogas, herbicidas y pesticidas

Además, se ha descubierto en estudios de animales que la exposición a drogas, pesticidas y herbicidas tiene una conexión importante con la escoliosis. Esto conduce a la sospecha que tal exposición puede también ser una causa principal de escoliosis en los seres humanos, una sospecha que, por supuesto, necesita validación a través de investigación científica.

Hasta ahora, los estudios sobre la escoliosis, drogas, herbicidas y pesticidas en animales han llevado a la conclusión de que:

- El Kepona, un pesticida, causa escoliosis en los peces
- La exposición a pesticidas puede causar desviación de la columna en los renacuajos
- El Diquat, un herbicida acuático, puede causar escoliosis y otros defectos en embriones de pato
- Grandes dosis de fumarato de ibutilda, un medicamento antiarrítmico, puede causar escoliosis en poblaciones de ratas

Entonces ¿cómo se evitan todos estos peligros?

La decisión de comprar alimentos orgánicos en vez de alimentos cultivados comercialmente es personal y, a medida que usted camina por el supermercado, notará que muchos de ellos están ahora agregando secciones orgánicas. La evidencia ahora muestra que los químicos a los cuales estamos frecuentemente expuestos en la vida cotidiana pueden incrementar riesgos en la salud. Esto es especialmente importante en relación a los niños, quienes están desarrollando sus órganos y una columna que les deben durar toda una vida. Debido a sus cuerpos pequeños, metabolismos más rápidos y dietas menos variadas, los bebes y niños son más vulnerables a los perjuicios de la salud y el desarrollo. Reduciendo la exposición a los elementos tóxicos, los productos orgánicos nos pueden ayudar a criar niños saludables y fuertes.

Lo que está mal con la nutrición políticamente correcta

Para empezar, la nutrición "políticamente correcta" no está basada en evidencia científica sólida. Por el contrario, hace las siguientes declaraciones generalizadas:

Mito: "evite las grasas saturadas"

Las grasas saturadas desempeñan muchos papeles importantes en el organismo. Le brindan integridad a la membrana celular, estimulan el uso por el organismo de los ácidos grasos esenciales, mejoran el sistema inmunológico, protegen el hígado y aportan a mantener los huesos fuertes. Los pulmones y los riñones no pueden funcionar bien sin grasa saturada. Las grasas saturadas no causan cardiopatía. De hecho, las grasas saturadas son el alimento preferido del corazón. Debido a que su organismo necesita las grasas saturadas, las convierte en carbohidratos y genera más proteína cuando no hay suficientes presentes en la dieta.

Mito: "limite el colesterol"

El colesterol en la dieta aporta a la fortaleza de la pared intestinal y le ayuda a los bebes, y niños a desarrollar un cerebro y sistema nervioso saludables. Los alimentos que contienen colesterol también suministran muchos otros nutrientes importantes. Sólo el colesterol oxidado, presente en la leche en polvo, huevos en polvo y huevos cocidos, contribuye a la cardiopatía.

Mito: "evite la carne roja"

La carne roja es una rica fuente de nutrientes que protege el corazón y el sistema nervioso, estos incluyen las vitaminas B12 y B6, el Zinc, Fósforo, carnitina y la coenzima Q10.

Mito: "disminuya el consumo de huevos"

Los huevos son el alimento perfecto de la naturaleza, suministran excelente proteína, una amplia gama de vitaminas y ácidos grasos importantes que aportan a la salud del cerebro y el sistema nervioso. Los estadounidenses sufrían de menos cardiopatía cuando comían más huevos. Los sustitutos de huevo les causan la muerte rápidamente a animales de experimentación.

Mito: "coma carne magra y beba leche baja en grasa"

La carne magra y la leche baja en grasa carecen de vitaminas solubles en agua necesarias para asimilar la proteína y minerales de la carne y la leche. El consumo de alimentos bajos en grasa puede llevar al agotamiento de las reservas de vitaminas A y D.

Mito: "coma entre 6 y 11 porciones de cereales diariamente"

La mayoría de los productos cereales son fabricados con harina blanca, la cual carece de nutrientes. Los aditivos en la harina blanca pueden causar deficiencias vitamínicas. Los cereales integrales, por otro lado, pueden causar deficiencias minerales y problemas intestinales, a menos que se preparen apropiadamente.

Mito: "restrinja la sal"

La sal es crucial para la digestión y la asimilación. La sal también es necesaria para el desarrollo y funcionamiento del sistema nervioso.

Mito: "limite el consumo de grasa al 30% de las calorías"

El treinta por ciento de las calorías en forma de grasa es demasiado bajo para la mayoría de las personas, lo que lleva a la hipoglicemia y fatiga. Las dietas tradicionales contenían entre el 30 y 80 por ciento de las calorías en forma de grasas saludables, la mayoría de origen animal.

La conclusión es que no todas las grasas son malas y algunas son esenciales para la salud. A partir de su Tipo Metabólico®, puede calcular precisamente cuánta grasa es benéfica para usted y en qué proporción la debe equilibrar con sus proteínas y carbohidratos.

Alimentándonos con la dieta de nuestros antepasados

Cuando comparamos las dietas que consumían las personas de siglos pasados, resulta obvio que los alimentos que consumimos ahora son muy distintos a los alimentos que comían nuestros antepasados. Nuestra dieta ha cambiado al punto, que nuestros cuerpos casi no pueden reconocer los alimentos que comemos, lo cual es la razón principal por la cual somos propensos a tantas enfermedades degenerativas hoy en día.

No olvide la diabetes, la epidemia de nuestro tiempo. Las dietas antiguas contenían muy poco azúcar y almidones refinados, mientras que nuestra dieta moderna está sobrecargada con estos productos. Nuestros organismos responden a estos químicos foráneos, y responden de manera anormal, mediante la inflamación, la obesidad y la diabetes (la cual es una consecuencia de la obesidad en la mayoría de la gente)

Muchas de las enfermedades crónicas en la actualidad pueden ser relacionadas al consumo de alimentos ajenos a nuestros genes. Por lo tanto, tiene sentido que debemos intentar cambiar nuestra dieta hasta que se asemeje más claramente a la dieta que estamos preprogramados para consumir y podemos aprovechar plenamente. Esto, de la manera que se trató anteriormente en este libro, es la premisa mayor de la clasificación de Tipo Metabólico®, y un paso importante para frenar el avance de la escoliosis.

Relatos personales:
una atleta viviendo con la escoliosis

"Desde que recuerdo siempre había tenido lumbalgia. Era un dolor que aparecía después de realizar cualquier tarea física, como labores domésticas, deporte, etc. Y en ocasiones poco comunes, sentía dolor, aunque no estuviese haciendo ninguna actividad.

Alrededor de octubre de 2007, noté que después de realizar actividades físicas no sólo mi espalda inferior me dolía, sino, además, mi espalda media. Después, en enero de 2008, el dolor que tenía después de la actividad física, empeoró. Se convirtió en una sensación muy dolorosa. De allí en adelante mi espalda empeoró. Seguí siendo activa, pero se tornó más difícil. El área media de la espalda había comenzado a incomodarme mucho cuando estaba sentada estudiando, viendo televisión o hasta cenando. Luego, llegó un momento en que comencé a tomar analgésicos para poder dormir. La espalda me dolía constantemente. A mediados de febrero, decidí que el dolor no iba a desaparecer y que algo estaba mal conmigo, entonces fui y obtuve una cita con el Doctor Kevin Lau. Él me recetó radiografías. En la siguiente cita, el Doctor Kevin Lau me mostró las radiografías y mi columna estaba claramente encorvada. Yo soy joven, estoy en forma, sana; soy activa y casi nunca me lesiono; en cierta forma me consideraba invencible en ese aspecto, entonces el ver mi columna en este estado me hizo poner los pies sobre la tierra. Hice mucho esfuerzo por cuidarme físicamente, sin embargo, me sentía muy desilusionada por haber permitido que esto pasara, hubiera querido hacer algo desde que comencé a sentir dolor, quizá no hubiera empeorado tanto.

Durante mis tres meses de tratamiento para aliviar el dolor, el Doctor Kevin Lau me pidió que respondiera un cuestionario, a fin de descubrir cuál es mi Tipo Metabólico®. Soy de tipo oxidante rápido de proteína. El me inició en una nueva dieta que consistía en más proteína y grasa de la que comía normalmente. Dudé mucho de esta dieta, temía a la grasa. Pero la probé. Durante las primeras dos o tres semanas, me sentí decaída y de mal humor. Lo único bueno en esa fase era que ya no sentía hambre entre las comidas, y noté que consumía menos meriendas. Luego de alrededor de cuatro semanas con la nueva dieta, comencé a sentir los beneficios. Mi nivel de energía subió, ahora duermo toda la noche sin despertarme, no tengo ansiedad por comer de chocolate o pastel de queso, me siento muy bien y he bajado 3 kilos sin tratar de bajarlos."

Cosas que he aprendido:

- Los quiroprácticos NO son aterradores, y el tratamiento NO duele
- El dolor en la espalda NO es normal
- Algunas grasas NO son malas
- No vale la pena ser fuerte y aguantar ciertas cosas. Debería haber abordado este problema mucho antes.

— *Isla W. (24 años de edad)*

Segunda parte

Un programa nutricional para la salud y la escoliosis

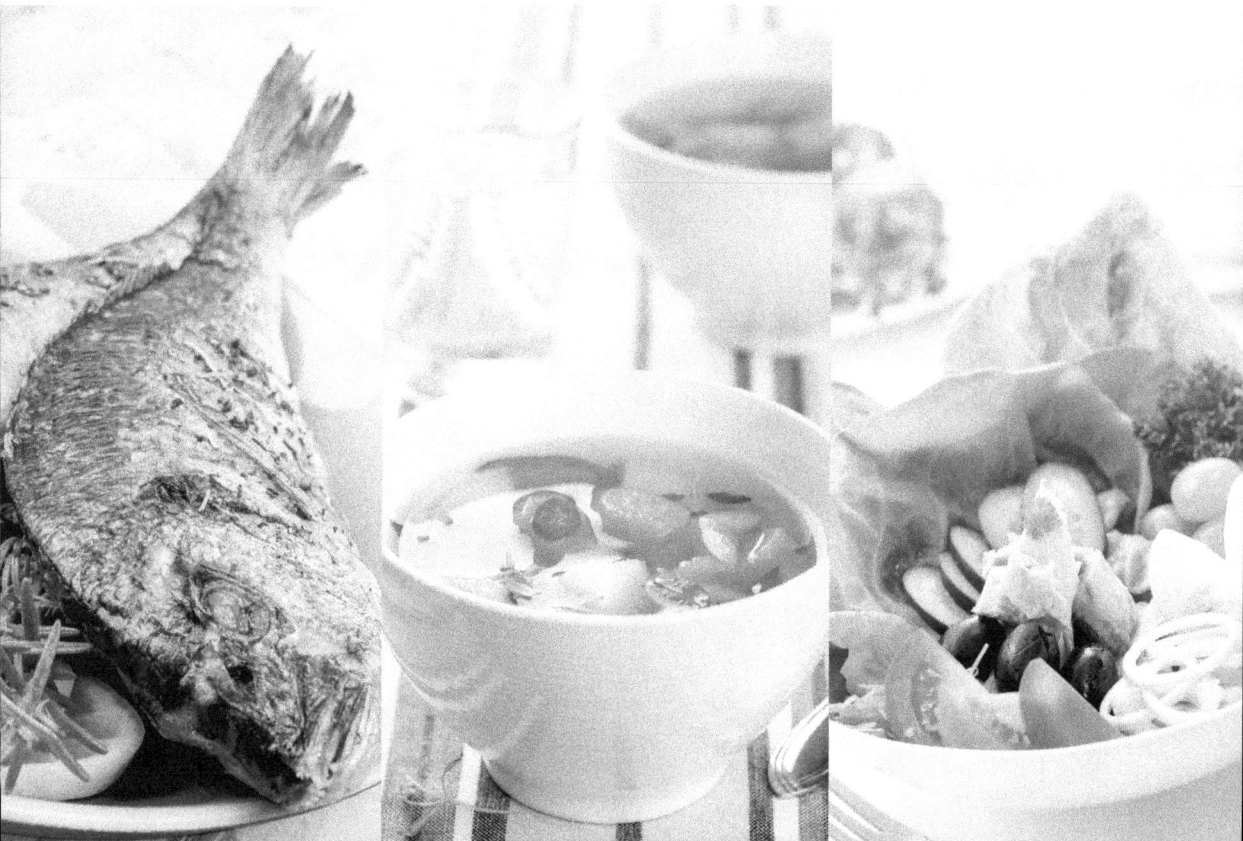

CAPITULO 6

¿Cómo está relacionada la nutrición con la escoliosis?

> *Uno debe comer para vivir, no vivir para comer.*
>
> — **Moliere**

Me gustaría hacer un comentario muy significativo. Si la bandita adhesiva (que simboliza una solución rápida) para las caries es el acto de cepillarse y limpiarse con seda dental diariamente, entonces, la bandita adhesiva para la escoliosis es el corsé ortopédico.

Empastar las caries u optar por una endodoncia tiene la misma repercusión que la cirugía para la escoliosis, y en ningún lugar se ilustra esto tan claramente, como en la investigación del Doctor Price. En su tomo clásico "Nutrition and Physical Degeneration"

("La Nutrición y la Degeneración Física") el Doctor Price encontró que las tribus nativas, que comían sus alimentos tradicionales, casi siempre tenían dientes perfectos y estaban casi 100% libres de caries. También estaban casi completamente libres de enfermedades crónicas del corazón, pulmones, riñones, hígado, articulaciones y de la piel. Es decir, sin la ventaja de tener cepillos de dientes, hilo dental, pasta de dientes o endodoncia y empastes, lo cual era algo sorprendente en ese momento y sería un milagro en la actualidad.

Sin embargo, cuando esta gente tribal comenzó a consumir azúcar y harina blanca, ¿adivine qué sucedió? El Doctor Price hizo el experimentó y encontró que su salud y sus dientes perfectos se deterioraron rápidamente.

Por consiguiente, aunque cepillarse y limpiarse con seda dental - el "mantra" de la odontología moderna para los dientes sanos - es importante, no puede ser considerado como un factor esencial para los dientes sanos, como lo puede ser los alimentos que consume. La verdadera cuestión es la dieta. Los nativos, que el Doctor Price estudió, no estaban libres de caries, encías inflamadas y enfermedades degenerativas porque tenían mejores cepillos de dientes. Ellos simplemente comían los alimentos que la naturaleza había previsto que comieran.

Diez principios nutricionales para una mejor salud y columna vertebral

Usar el corsé ortopédico y la cirugía, como se mencionó anteriormente en este libro, son útiles hasta cierto punto, pero al final son simplemente bandas adhesivas. Para una salud verdadera y duradera, debe comenzar en lo básico, y esto significa cambiar su dieta desde el principio. Los siguientes capítulos le explicarán estos principios con mayor detalle.

Directriz 1: aliméntese de acuerdo a la química de sus antepasados o a lo que su organismo, según su tipo de evolución, debería comer, de acuerdo a su Tipo Metabólico®.

Directriz 2: aliméntese con una variedad de productos frescos e integrales, que se pueden dañar, pero cómalos antes de que esto suceda.

Directriz 3: aliméntese con una dieta alta en nutrientes. Evite los alimentos procesados, que tienden a estar cargados de azúcar, agua, grasa, harina, almidón y colores y sabores artificiales.

Directriz 4: aliméntese con una selección de vegetales frescos y frutas frescas, preferentemente orgánicos, en ensaladas o sopas, o cocidos al vapor.

Directriz 5: beba agua de manantial o filtrada como su fuente principal de líquido. Disminuya el consumo de sodas o jugos de fruta procesados debido a su alto contenido de azúcar.

Directriz 6: consuma alimentos fermentados tradicionalmente, a fin de tener una fuente natural de bacteria beneficiosa (probióticos) y optimizar la digestión.

Directriz 7: prepare caldos caseros usando carne, desde huesos o articulaciones de pollo, hasta carne de res, cordero, o pescado; utilícelos de manera abundante en sopas y salsas.

Directriz 8: utilice cereales integrales y nueces que han sido remojadas, germinadas o agriadas con levadura, para comenzar a neutralizar los ácidos fíticos u otros anti-nutrientes. Evite los carbohidratos refinados y azucares, y disminuya el consumo de todos los carbohidratos procesados, los cuales normalmente se encuentran en los alimentos procesados.

Directriz 9: consuma solo aceites y grasas saludables, que incluyen aceite de oliva extra virgen, mantequilla, aceite de lino y grasas de fuentes vegetales, como las nueces, semillas, aguacates y cocos. Las grasas animales, de ganado criado de manera natural, son una fuente excelente de grasa saludable.

Directriz 10: minimice su consumo de aceites vegetales de cocina altamente refinados. Evite todo alimento que contenga aceite vegetal parcialmente hidrogenado o grasas trans.

Investigación sobre la nutrición y la escoliosis

Aunque parezca imposible, la escoliosis ha sido provocada en una variedad de animales, mediante desequilibrios nutricionales. Como se mencionó, se ha descubierto que muchos de los desequilibrios nutricionales vinculados a la escoliosis en los animales (como los déficits de manganeso, vitamina B6 y cobre) tienen, además, el potencial para causar la osteoporosis en seres humanos.

Una investigación demostró que existen conexiones fuertes entre la escoliosis y la osteoporosis. Esto genera la siguiente incógnita: ¿las deficiencias nutricionales y la dieta pueden jugar un papel importante en la causa de la escoliosis en los humanos?

La respuesta es: *parece* muy probable.

- Estos son algunos de los estudios sobre desequilibrios y anomalías, que son reconocidas por causar escoliosis en animales y humanos:
- Disminuyó la severidad e índice de la escoliosis en pollos propensos a esta enfermedad cuando se proporcionó más cobre en su alimentación. Posteriormente, en un estudio clínico con humanos, se hallaron altos niveles de cobre en el cabello de niñas adolescentes con escoliosis. Esto llevó a los autores de este estudio a concluir que es posible que el cobre juegue un papel en la escoliosis idiopática.[27]
- De igual manera, en otro estudio sobre la escoliosis en pollos, las deficiencias de vitamina B6, manganeso o cobre causaron un aumento en la expresión de escoliosis en la mayoría de las aves.[28]
- Truchas arcoíris alimentadas con una dieta deficiente en ácido ascórbico desarrollaron escoliosis.[29]
- Peces gato americano alimentados con una dieta deficiente en vitamina C desarrollaron malformaciones del esqueleto.[30]
- Ratas alimentadas con una dieta deficiente en vitamina E desarrollaron cifoescoliosis.[31]
- Salmones alimentados con una dieta deficiente en vitamina C desarrollaron escoliosis.[32]
- Truchas alimentadas con una dieta que contenía leucina (un aminoácido) en exceso desarrollaron escoliosis.[33]
- En un estudio sobre la escoliosis realizado en humanos, los niveles de calcio estaba más altos en los músculos de escoliosis idiopática que en pacientes con otros tipos de escoliosis o en músculos normales de un grupo de control. Los autores propusieron que un defecto neuromuscular

relacionado al calcio puede ser un factor importante en el origen de la escoliosis idiopática.

- Investigadores en Hong Kong descubrieron que el "consumo inadecuado de calcio y la actividad física con peso estaban relacionados considerablemente con baja masa ósea en chicas con EIA (Escoliosis Idiopática Adolescente) durante el periodo peripubertal. La importancia de prevenir la osteopenia general, para controlar el avance de la EIA durante el periodo peripubertal, justifica un estudio más profundo.[34]

- Otros estudios se han enfocado en la importancia de un número de nutrientes como la vitamina C, la vitamina K, la carnitina, la coenzima Q10, la glucosamina, el magnesio y el óxido de silicio, en el desarrollo la escoliosis en los humanos.[35]

El Doctor Paul Harrington, un cirujano ortopédico reconocido a nivel mundial, propone que un déficit nutricional y las influencias hormonales, durante los años vulnerables de crecimiento de una muchacha, puede iniciar el proceso escoliótico. Harrington dice que "durante el crecimiento, un consumo balanceado de proteínas y vitamina C, es esencial para sustentar un colágeno normal."

Pacientes con escoliosis idiopática, de manera típica, presentan deficiencias de manganeso, lo que con niveles bajos de ácido hialurónico puede generar desarrollo de torsos alargados.

Las deficiencias mínimas de manganeso, zinc, cobre y piridoxina (vitamina B6) han demostrado afectar la expresión y severidad de la escoliosis idiopática. El índice más alto de escoliosis idiopática ocurre en el periodo de crecimiento rápido, lo que guarda correlación con una mayor necesidad de manganeso, zinc, cobre y piridoxina (vitamina B6). El manganeso es esencial para el metabolismo normal del proteoglicano. Las deficiencias de zinc en los tejidos conllevan a la formación defectuosa del colágeno.

- No es de extrañar que un estudio reciente, realizado por investigadores en Washington, D.C., E.U., haya formulado que la nutrición debe ser considerada como una causa posible de escoliosis humana, teniendo en cuenta todos estos estudios, en los cuales la nutrición parece jugar un papel significativo en la enfermedad. Al final del estudio los autores concluyeron que: "hay evidencia que la mala nutrición puede tener relación con la etiología de la escoliosis idiopática. Esta posibilidad debe ser examinada más a fondo en los humanos."[36]

Las investigaciones han demostrado, más allá de toda duda, que la escoliosis puede aparecer debido a diversos desequilibrios nutricionales. ¿Por qué los investigadores no han creado una "cura general" para curar la escoliosis? Lo mejor que han realizado son diversos suplementos, en un intento débil de compensar las deficiencias existentes en la dieta de muchas personas.

La gente primitiva que estudió el Doctor Price no necesitaba suplementos, porque su dieta les suministraba todo lo que sus organismos necesitaban para prevenir el desarrollo de la escoliosis, y también para prevenir muchas otras enfermedades que afligen nuestra sociedad moderna. Sus dietas contenían una fuente abundante de nutrientes beneficiosos para su crecimiento y desarrollo, y su consumo de alimentos fermentados estimulaba el crecimiento de bacterias benéficas naturales en su tracto digestivo, de esta manera contrarrestando muchos de los problemas de salud que sufre la gente moderna.

Su salud es como un árbol

La ficha perdida, en el rompecabezas de estas investigaciones, es que la escoliosis es más que sólo consumir suficientes alimentos de alto contenido nutritivo para su tipo genético. También implica la digestión adecuada de lo que esté consumiendo, para no causar deficiencia nutritiva alguna, como a la que se refiere en detalle el Doctor Price. Una flora intestinal saludable suministra el 85% de nuestra protección contra la enfermedad. Estas dos cosas, el buen alimento y la buena salud digestiva, van de la mano.

Voy a explicar esto haciendo una analogía con un árbol. Imagine que su columna es el tronco y su sistema digestivo es la raíz. Todos sabemos que para que un árbol crezca fuerte y saludable necesita los nutrientes adecuados provenientes de la tierra, suficiente luz del sol, agua limpia y aire.

Una persona en crecimiento también necesita los nutrientes adecuados en su alimentación, suficiente luz solar y otros factores para que su columna crezca fuerte y saludable. Lo que la mayoría de las personas olvidan es que, aunque el árbol tenga los nutrientes adecuados y los factores para ser saludable, si las raíces están dañadas, entonces, su capacidad para crecer normalmente estará obstaculizada. Por lo tanto, si su capacidad de digerir y asimilar los alimentos está reducida, su columna se tuerce y su salud se reduce. No es sólo lo que come, sino, también, lo que digiere, aquello que determina su salud.

A menudo explico a mis pacientes que existen dos etapas en la curación: el alimentarse correctamente de acuerdo a su Tipo Metabólico® y el digerir correctamente. Lo que he observado en mis pacientes de escoliosis, es que generalmente tienden a ser extremadamente delgados, a pesar de que comen no logran subir de peso. Estas personas tienen que ser reconstruidas desde adentro, ya que sus organismos no son eficientes al momento de digerir y absorber lo que consumen. El progreso que observo en ellos es sorprendente, como mínimo, incluso después de unos cuantos meses de modificación alimenticia, se corrige cualquier problema digestivo.

Utilizo la palabra "modificación", porque lo que propongo no es algo radical. Propongo soluciones cotidianas prácticas, que están ajustadas a las necesidades únicas del individuo, con el fin de obtener el crecimiento óptimo de la columna. Finalmente, los alimentos apropiados también mejoran sus patrones de estado de ánimo y estimulan una sensación general de bienestar.

La buena digestión es una condición previa para la salud de la columna

Doctores de medicina alternativa siempre lo han sabido, sin embargo, los científicos, apenas han comenzado a descubrir que la salud de los huesos está relacionada con la salud intestinal.

Un estudio publicado en la revista "Cell Journal", por el Doctor Gerard Karsenty, Doctor en Medicina, PhD, presidente del Departamento de Genética y Desarrollo, Universidad de Médicos y Cirujanos de Columbia, E.U. informa que cerca del 95% de la serotonina, un neurotransmisor, que puede controlar la formación de los huesos, se produce en el intestino y sólo alrededor del 5% en el cerebro. Hasta ahora, se creía que el esqueleto controlaba el crecimiento de los huesos y la serotonina, se conocía como un neurotransmisor que actuaba en el cerebro.[37]

Sin embargo, la relación entre la formación de los huesos y la serotonina, el químico "de la felicidad", responsable de aliviar la depresión a través de su actividad en el cerebro, es inversa: entre menos serotonina haya en el intestino, más densas y fuertes serán nuestras estructuras óseas. Lo opuesto es, también, posible: entre más alto es el nivel de serotonina, más quebradizos se convierten los huesos. En casos extremos, el resultado puede ser afecciones de los huesos, como la osteoporosis y la escoliosis. ¿Podrá la mala digestión y la falta de bacterias beneficiosas ser la causa de que menos serotonina sea absorbida en el organismo? Esto parece muy probable.

"Este artículo preliminar demuestra, para nuestro asombro, que la formación de hueso es regulada hasta un punto significativo por el intestino.", señala el Doctor Karenty.

Mientras tanto, la ciencia está alcanzando lentamente la filosofía de la medicina natural, la cual dice que hay un vínculo definitivo entre la nutrición, salud intestinal y desarrollo del esqueleto.

Recuerde, no todas las bacterias son bacterias malas

La conclusión es que, aunque consuma los alimentos apropiados para su Tipo Metabólico® o requisito genético, y tome los suplementos adecuados, otra cosa es que esos alimentos y suplementos sean absorbidos por su organismo. En otras palabras, que un alimento baje por su esófago, no significa que los nutrientes llegarán a sus células. Primero, la digestión debe preparar los alimentos para permitirles penetrar la pared de sus intestinos. Pero, si los alimentos no encuentran el ácido adecuado, las enzimas y bacterias beneficiosas, no serán digeridos y de ese modo no serán absorbidos, causando desnutrición y convirtiendo su organismo en campo fértil para el desarrollo de las enfermedades degenerativas.

De hecho, investigaciones han ahora demostrado que el tipo de bacteria que tiene en su sistema digestivo también afecta la manera en que eficientemente (o ineficientemente) usted asimila los alimentos. Más impresionante es la evidencia que prueba que la causa nutricional de muchas enfermedades está relacionada a un desequilibrio de bacteria en su intestino, un problema que fácilmente se soluciona comiendo adecuadamente de acuerdo a su Tipo Metabólico®, tomando un pro-biótico de alta calidad y agregándole alimentos fermentados a su dieta.

La investigación del Doctor Price es consecuente con la investigación del Doctor Francis Marion Pottenger, médico y autor de "Pottenger's Cats" ("Los Gatos de Pottenger"). En sus experimentos clásicos en la alimentación de gatos, más de 900 gatos fueron estudiados a lo largo de 10 años, el Doctor Pottenger demostró que el consumo de leche pasteurizada o carne cocida producía un desarrollo rápido de enfermedad y deformación del cuerpo. El Doctor Pottenger halló que solo las dietas que contenían leche y carne cruda producían salud óptima: buena estructura y densidad de hueso, paladares anchos con bastante espacio para los dientes, pelaje brillante, nada de parásitos o enfermedad y facilidad y mansedumbre reproductiva.

Sus observaciones clínicas sugieren que un proceso similar también sucede en los humanos. La implicación es profunda para la civilización occidental, obsesionada como está con alimentos de conveniencia refinados y altamente endulzados, y artículos bajos en grasa. Basado en sus conclusiones, el Doctor Pottenger indicó que "La nutrición se convierte en uno de los elementos más importantes en la medicina preventiva."

En otras palabras, mas allá de cual proceso de enfermedad se esté estudiando, el vínculo entre la mala nutrición y le enfermedad, incluso la escoliosis, existe claramente en investigaciones y en mis propias observaciones clínicas de cientos de pacientes.

Relatos personales: curación desde adentro

"Me enteré por primera vez que mi columna tenía una curva lateral hace ocho años, cuando fui a recibir un masaje de cuerpo completo. La masajista trazó la curva con su dedo. Lo descarté, pensando que era una anomalía con la que había nacido y lo olvidé, ya que no tenía dolores en ninguna parte. Sin embargo, durante los últimos años, sufrí de hombros tensos y baja energía.

Hace unos meses, comencé a preguntarme si mis síntomas estaban conectados a mi escoliosis. El Doctor Kevin Lau llevó a cabo una evaluación visual y ordenó radiografías, las que confirmaron que tenía escoliosis torácica en forma de "C" a la derecha de 36 grados, desde el cuello hasta la media espalda. El programa de corrección de escoliosis del Doctor Lau me enseñó cómo hacer ciertos ejercicios para estirar y fortalecer los músculos de mi columna. El tratamiento también incluyó ejercicios y terapia de descompresión en cada sesión.

Aparte de los ejercicios y la manipulación espinal, el Doctor Lau colocó énfasis sobre la importancia de suministrarle a nuestros músculos, coyunturas y huesos, los nutrientes necesarios para mejorarnos. Él también nos ánima a librar nuestros cuerpos de organismos no deseados (bacterias malas) y de preparar nuestros propios bióticos para mejorar nuestros sistemas digestivos. Con más probióticos en nuestros sistemas digestivos, nuestras células podrán absorber más los nutrientes que les estamos enviando y estar más saludables.

Luego de un periodo de seis meses, las radiografías de los primeros pacientes fueron muy alentadoras. A todos los pacientes tratados por el Doctor Kevin Lau se les disminuyeron las desviaciones de la columna vertebral. Había una niña de 15 años, que mejoró de 45 grados a 28 grados, y una señora de 70 años, que mejoró de 16 grados a 4 grados. Mi columna mostró una corrección de 10 grados, de 43 grados a 33 grados, y me siento mucho más relajado. El Doctor Lau se apasiona por curar a sus pacientes."

— *June T. (34 años de edad)*

CAPITULO 7

Introducción a los alimentos fermentados

Todas las enfermedades comienzan en el intestino

— **Hippocrates (460-370 BC)**

Sabía usted que...

- En todas las dietas tradicionales se consumen a diario comidas y bebidas saludables fermentadas de manera láctica, para ayudar a mantener el sistema digestivo equilibrado.

- El proceso de fermentación aumenta el valor nutritivo de los alimentos que comemos y hace más fácil la digestión.

- Los alimentos fermentados vuelven a colonizar su sistema digestivo con bacterias beneficiosas y ayudan a quien padece de escoliosis para que pueda asimilar sus alimentos.

- Las bacterias beneficiosas en los alimentos fermentados son considerablemente menos caras que los probióticos y se pueden encontrar en mayores cantidades, que las que se encuentran típicamente presentes en cualquier píldora o suplemento.

- Los vegetales fermentados son maravillosos para controlar el deseo de azúcar.

- Los productos fermentados son una gran fuente de aminoácidos, vitaminas y minerales.

- Por último, pero no por ello menos importante, los productos fermentados pueden matar la helicobacter pylori (la bacteria que causa la úlcera péptica) y otros agentes biológicos patógenos.

Aunque el término "fermentado" suene un poco desagradable, los resultados, de esta antigua técnica de preparación y conservación, - la cual supone el catabolismo de carbohidratos y proteínas por parte de microorganismos, como las bacterias, levaduras y mohos - son en realidad deliciosos. Estos alimentos han existido por miles de años, pero nunca los hemos necesitado tanto como ahora.

Los marineros Holandeses llevaban consigo chucrut (repollo fermentado) en los viajes largos para evitar el escorbuto. Durante siglos, los chinos han consumido repollo fermentado durante largos meses de invierno para tener una fuente segura de vegetales verdes a través del invierno. El kéfir, una bebida láctea fermentada de Tíbet (o de las montañas del Cáucaso) y el Natto, de Japón (elaborado con soja fermentada), son consumidos con frecuencia por algunas de las sociedades más longevas en el mundo. ¿Coincidencia? Lo dudo.

Estos alimentos fermentados son tan nutritivos que algunos son ahora considerados como "alimentos funcionales", los cuales fomentan el crecimiento de la bacteria intestinal beneficiosa, que ayuda a

Seamos activos con los probióticos

¿Creería que investigaciones recientes realizadas por un grupo de científicos Finlandeses indican que los tipos de bacteria presentes en el intestino de un bebe pueden determinar su riesgo de sufrir de obesidad?

Después de analizar muestras fecales de 49 bebes, 25 de los cuales ya estaban obesos a la edad de 7 años, ellos descubrieron que los bebes con altas cifras de bacterias bifidobacterium, bajas cifras de bacterias staphylococcus aureus, parecían estar protegidos contra el aumento excesivo de peso. Además, descubrieron que los bebes amamantados estaban en menor riesgo de convertirse en obesos, ya que las bacterias bifidobacterium crecen bien en los intestinos de bebes amamantados.

Fuente: "American Journal of Clinical Nutrition" ("Revista Americana de Nutrición Clínica") Marzo del 2008, Volumen 87, Número 3, Páginas 534-538

la digestión y apoya la función inmune, produciendo vitaminas B (incluso vitamina B12), vitamina K, enzimas digestivas, ácido láctico y otros químicos para la función inmune, que es rechazada por bacterias dañinas y células cancerígenas de nuestros cuerpos.

La fermentación tradicional no se encuentra en un supermercado

La frase clave que debe buscar en las etiquetas de los alimentos, si desea obtener los asombrosos beneficios para la salud de los alimentos fermentados, es: "elaborado con Fermentación Láctica Tradicional" o similar, ya que no todos estos sabrosos condimentos del supermercado son creados iguales.

La fermentación es un proceso inconstante - más un arte que una ciencia - por lo tanto, son usadas técnicas comerciales de procesamiento de alimentos para obtener producciones más constantes.

Técnicamente, cualquier alimento que ha sido "encurtido" se considera fermentado, pero allí termina la semejanza, ya que cada tipo de alimento fermentado tiene requisitos y métodos de producción específicos y únicos.

La refrigeración, pasteurización de alta temperatura, y el PH ácido del vinagre disminuyen o detienen los procesos enzimáticos que estimulan la salud.

Por ejemplo, si deja un tarro de pepinos en vinagre fermentándose a temperatura ambiente en la cocina, el gas producido por las bacterias vivas probablemente cause que la tapa del recipiente explote. ¿Se imagina el problema que causaría esto en el estante de un supermercado? Esta es la razón de por que todos los encurtidos tienen que ser pasteurizados, y carecen de las bacterias beneficiosas.

Puede que le sorprenda conocer que nuestras dietas primitivas y tradicionales siempre incluían un alto contenido de enzimas alimenticias y bacterias beneficiosas, provenientes de vegetales, frutas, bebidas, productos lácteos, carnes y condimentos, fermentados de manera láctica. Cuando son remojados, germinados y fermentados, las semillas, granos y nueces neutralizan anti-nutrientes que se producen naturalmente, como inhibidores de enzimas, taninos y ácido fítico.

Las personas con escoliosis, normalmente, tienen deficiencias de varias vitaminas y minerales debido a que el uso de estos compuestos en su organismo depende de niveles adecuados de bacterias beneficiosas en el tracto intestinal. Cuando se incluyen en su dieta alimentos fermentados tradicionalmente, su cuerpo pronto estará poblado por cantidades de estas bacterias.

Hace cuatro años, la Organización Mundial de la Salud informó que los Japoneses, quienes consumen grandes cantidades de alimentos de soja fermentada como el natto y el miso, junto con té verde, jengibre y algas marinas, gozan de la mayor longevidad en el mundo.

En el mismo estudio, las culturas modernizadas, como la de E.U. ni siquiera llegaban a los primeros 20 lugares. ¿Puede ser debido a lo que comen y a su estilo de vida sedentario?

Una dieta típica occidental, como todos sabemos, está en su mayoría compuesta de comidas rápidas, procesadas y alteradas genéticamente. ¿Es de extrañar que problemas como la cardiopatía, la obesidad, el autismo y la escoliosis aumenten allí a un ritmo constante?

En pocas palabras, los alimentos fermentados son esenciales para la salud ya que ayudan a normalizar el colesterol, fortalecer la digestión y el sistema inmune, y activamente ayudan a combatir todo tipo de enfermedades, incluso la escoliosis.

Fermentación para la era moderna

Desafortunadamente, el arte de elaborar productos fermentados se ha perdido, debido al tiempo y esfuerzo que requiere. Por eso yo utilizo (y recomiendo encarecidamente a mis pacientes) un cultivo starter de alta calidad, el cual suministra las bacterias beneficiosas a los alimentos que está fermentando. Tradicionalmente, estos cultivos starter no eran necesarios, ya que estas bacterias eran pasadas de una generación a la siguiente, tal como en la forma de "granos" de kéfir. Hoy en día estos son difíciles de obtener y el arte de la fermentación está casi extinto.

Utilizar un producto de cultivo starter, sin embargo, es una forma muy fácil de elaborar vegetales fermentados, yogures y hasta crema agria (es decir, alimentos fermentados tradicionalmente, no las versiones impostoras malas para la salud visibles en casi todos los estantes de supermercado.) El agregar un cultivo starter asegura que sus alimentos comiencen a fermentar con una variedad fuerte de bacteria beneficiosa. El cultivo starter contiene una bacteria prebiótica, muy robusta, que conserva nutrientes, vitaminas y antioxidantes, mientras que elimina componentes tóxicos de los alimentos y destruye gran cantidad de posibles agentes biológicos patógenos en el intestino.

Yo les recomiendo a mis pacientes que experimenten y elijan unos alimentos fermentados que les agraden y paulatinamente los agreguen a sus dietas diarias.

Algunos de los súper alimentos fermentados que vamos a tratar en esta sección incluyen:

- Kéfir
- Chucrut
- Kimchi
- Natto

¿Qué es el Kéfir?

La palabra Kefir, la cual significa "sentirse bien" en turco, es un antiguo alimento fermentado rico en enzimas y lleno de microorganismos beneficiosos, que ayudan a equilibrar el "ecosistema interno", para mantener la salud óptima y fortalecer la inmunidad.

El mundo de la fermentación láctica es verdaderamente fascinante. Prácticamente toda cultura tiene algún tipo de comida o bebida Fermentada, que puede ser una fuente significativa de aminoácidos, vitaminas y minerales. Estos alimentos producen substancias que Inhiben bacterias dañinas como la salmonella. Pueden erradicar la helicobacter pylori, la bacteria responsable de la mayoría de los casos de úlcera péptica. En estos capítulos, xaminaré algunos de los fermentos con los cuales me he familiarizado a través de los últimos años. Al fin y al cabo, la fermentación no es sólo económica y mejor que tomar una píldora de probióticos, sino también mucho más saludable.

El kéfir es un fermentado lácteo. Los vegetarianos lo consideran la cultura materna de todos los fermentados lácteos. Yo considero los granos de kéfir piedras preciosas probióticas, y su producto fermentado, el kéfir, una "joya". Este punto de vista lo comparte Jordan Rubin en su obra "The Makers Diet" ("La Dieta Makers"), quien se curó de la enfermedad de Crohn, una grave enfermedad intestinal, consumiendo kéfir junto con otros hábitos alimenticios.

A través de la historia, el kéfir se consumía abundantemente en las montañas del Cáucaso. Los pueblos del Cáucaso gozaban de una longevidad de más de cien años. Existe una leyenda que dice que los granos de kéfir fueron un regalo del profeta Mahoma y eran protegidos ferozmente con el temor de que perderían su fuerza si se regalaban o si el secreto de cómo elaborar el kéfir se filtraba. Hasta Marco Polo lo mencionó. Sin embargo las propiedades mágicas del kéfir fueron olvidadas durante siglos hasta que se difundió la noticia de su uso exitoso en el tratamiento de la tuberculosis y enfermedades estomacales e intestinales. Los primeros estudios sobre el kéfir fueron publicados en Rusia al final del siglo XIX.[38]

Tradicionalmente, el kéfir se prepara fermentando leche con granos de kéfir. La palabra "granos", sin embargo, es un término equivocado, ya que tienen la apariencia de pequeños trozos de coliflor y no tienen la menor relación en lo absoluto con granos de cereal. Están compuestos por una masa firme de proteínas, grasas y polisacáridos, similar a un gel y se reproducen en un medio lácteo. Son difíciles de encontrar, ya que son pasados de una personas a otra.

También pueden variar los organismos entre distintos granos de kéfir. En efecto, el cultivo starter es lo que distingue la calidad del kéfir entre "muy buena", "buena" y "normal".

También se encuentran disponibles cultivos starter comerciales en polvo, y estos contienen entre 10-15 organismos, mientras que el kéfir embotellado que se compra en la tienda contiene un máximo de 10 variedades de organismos (junto con mucho azúcar indeseado). La mayoría del kéfir embotellado sólo contiene bacteria, puesto que muchas jurisdicciones no permiten la venta de bebidas que contengan levaduras activas. Si usted desea el kéfir por su valor probiótico, fermente su propio kéfir. Es bastante sencillo hacerlo, toma alrededor de cinco minutos diarios. También es muy sencillo elaborar queso a partir del kéfir.

El kéfir tiene una consistencia cremosa con un sabor levemente agrio, esta segunda característica depende de qué tanto tiempo haya sido fermentado. El que personalmente elaboro es a menudo tan espeso como el yogur. La mayoría de las personas beben el kéfir después de fermentarlo por 24 horas y colarlo. Sin embargo, al hacer esto se pierden muchos de los beneficios del kéfir; Por ejemplo, el fermentar el kéfir otras 24 horas le aumenta la cantidad de ácido fólico por 116%.

Aparte del importantísimo valor probiótico, el kéfir posee otras propiedades curativas inherentes. Investigaciones efectuadas con ratas alimentadas con granos de kéfir en Japón, han demostrado que los tumores en ellas disminuyeron su tamaño considerablemente. El kéfir también ha demostrando tener propiedades anti-inflamatorias. En el 2003, el efecto anti inflamatorio del kéfir fue investigado y correlacionado científicamente, entre otros investigadores, por el Profesor José M. Schneedorf. Otras investigaciones indican que beber kéfir regularmente puede reducir la presión sanguínea, curar el estreñimiento y controlar el nivel de azúcar en la sangre.

El sabor ácido y refrescante del kéfir es similar al yogur líquido; contiene levadura y bacteria probiótica, igualmente beneficiosa como la que se encuentra en el yogur. Cuando se usa regularmente, la bacteria y la levadura natural en el kéfir efectúan una simbiosis apropiada para ayudar a equilibrar la flora intestinal y fortalecer su sistema inmunológico en el organismo humano. Entre sus múltiples beneficios, el kéfir:

- Brinda nutrición suplementaria a las mujeres embarazadas y lactantes.
- Contribuye a un sistema inmunológico saludable.
- Fomenta un efecto relajante sobre el sistema nervioso y es beneficioso para muchos que buscan una buena noche de sueño.
- Apoya el funcionamiento normal de su tracto intestinal. Promueve la evacuación intestinal y un sistema digestivo saludable, y también es beneficioso después de tomar antibióticos para restaurar el equilibrio del tracto digestivo.
- Inhibe la incorporación de alimentos malsanos a través de de un nutrido y equilibrado organismo.

Mientras que el kéfir se desarrolla en toda clase de leche, incluso de leche en polvo, se genera mejor cuando hay un poco de grasa presente. Muchos expertos recomiendan leche biológica (también conocida, como orgánica o ecológica) fresca de vacas o cabras alimentadas con pasto. Si no puede obtener leche biológica, intente encontrar leche que esté libre de hormonas o antibióticos. Sobre todo, evite las leches ultra pasteurizadas o en polvo, ya que esas técnicas son las más dañinas para la estructura de las proteínas en la leche, lo que la hace difícil de digerir. Sin embargo, reitero, los granos de kéfir o los cultivos starter hacen su magia con cualquier clase de leche.

Si usted es intolerante a la lactosa, el periodo inicial de 24 horas de fermentación elimina alrededor del 50% de la lactosa, la cual es alimento para los organismos del kéfir. La maduración del kéfir durante 24 horas adicionales a temperatura ambiente, después de colarlo durante varios días en el refrigerador, elimina casi toda la lactosa.

Un estudio menor publicado en el número Mayo 2003 "Journal of the American Dietetic Association" ("Revista de la Asociación Dietética Estadounidense") mostró que consumir kéfir eliminó, o por lo menos redujo dramáticamente, los síntomas de intolerancia de lactosa en 15 participantes adultos:

Investigadores de la Universidad Estatal de Ohio en Estados Unidos hicieron pruebas con kéfir de sabor común, kéfir de sabor a frambuesa, yogur de sabor común y yogur de sabor a frambuesa y leche baja en grasa; después de ayunar por 12 horas, el grupo de 15 participantes debían registrar cualquier síntoma de intolerancia de lactosa después de consumir cada alimento. Reportaron pocos o ningún síntoma después de ingerir ambos tipos de kéfir y yogur.

Aunque ambos, el kéfir y el yogur, son productos lácteos fermentados, contienen diferentes tipos de bacterias beneficiosas para el organismo. Por un lado, el yogur contiene bacterias favorables o "transitorias" que mantienen su sistema digestivo limpio y le suministran alimento a las bacterias beneficiosas que están ya presentes. Y, el kéfir, en efecto, ayuda a colonizar su tracto digestivo; una hazaña que el yogur no puede igualar.

El Kéfir vs. el Yogur

Adicionalmente, el kéfir contiene diversas variedades importantes de bacterias beneficiosas que no se encuentran comúnmente en el yogur: Lactobacillus caucasus, Leuconostoc y géneros Acetobacter y Streptococcus. También contiene levaduras beneficiosas, tal como Saccharomyces, kéfir y Torula kéfir; las cuales ayudan a equilibrar la flora intestinal, incluyendo el fomento de la levadura beneficiosa a través de penetrar la membrana mucosa. Forman efectivamente un equipo de ataque que limpia el sistema digestivo y ayuda a fortalecer los intestinos.

La levadura activa y la bacteria del kéfir pueden brindar más valor nutritivo que el yogur, esto, al ayudar a digerir alimentos que usted come y al mantener el entorno del colon limpio y saludable. El espesor de la cuajada de kéfir es más delgado que el del yogur, de manera que es más fácil de digerir y hace de éste a un alimento ideal para los bebes, los ancianos y cualquier persona con problemas de la salud digestiva.

¿Sabía Usted?

Un adulto saludable en promedio carga entre 1.5 y 2 kilos de bacteria en sus intestinos. Afortunadamente, toda esa bacteria no es mala. Alguna es verdaderamente buena y beneficiosa para nuestra salud. Su beneficio es tal, que si nuestros intestinos fuesen esterilizados por completo ¡hasta podríamos morir!

Kéfir: una potencia nutricional para los huesos

El excepcional contenido nutricional del kéfir ofrece una abundancia de beneficios para la salud de las personas con cualquier tipo de condición, especialmente a los pacientes de escoliosis. Más que sólo la bacteria beneficiosa, el kéfir contiene minerales y aminoácidos esenciales que le ayudan a su organismo a acceder a sus poderes de curación naturales y funciones de mantenimiento. Las proteínas completas en el kéfir están ya parcialmente digeridas y, por lo tanto, son utilizadas más fácilmente por el organismo.

El triptófano es un medicamento que se convierte en serotonina, el químico en el cerebro que brinda la sensación de bienestar y el cual abunda en el kéfir. Conocido también por sus efectos relajantes en el sistema nervioso y su importancia en la formación de los huesos. El kéfir también ofrece gran cantidad de fósforo, calcio, y magnesio; los cuales son todos esenciales para el crecimiento y el desarrollo del aparato locomotor humano. En cualquier caso, quienes padecen de escoliosis se beneficiarán enormemente al incorporar el kéfir en sus hábitos alimenticios diarios.

Elabore su propio Kéfir

Ingredientes

- 50 gramos de granos de kéfir o cultivo starter de kéfir
- 500 mililitros de leche fresca

Preparación

- Extraer los granos de kéfir de la tanda de starter previa, utilizando un colador o escurridor.
- Sacudir los granos de kéfir para quitar el kéfir excedente. No es necesario enjuagarlos, pero si lo prefiere, enjuáguelos con leche fresca.
- Disponga los granos de kéfir en una jarra de vidrio con la leche fresca. Mantenga una proporción de granos de kéfir a leche de 1:10.
- Guarde la mezcla para su fermentación a temperatura ambiente por hasta 24 horas.

Nota: El kéfir sin leche puede elaborarse con agua azucarada, jugo de frutas, agua de coco, leche de arroz o leche de soya. No obstante, los granos de kéfir dejan de crecer en esos líquidos, entonces es mejor sólo utilizar granos de kéfir excedentes o cultivo starter de kéfir en polvo.

Relatos personales: un padre encuentra el Kéfir beneficioso para la escoliosis

"Desde que mis dos hijas comenzaron a tomar leche de kéfir, hemos visto tremenda mejoría en su salud general. Ambas eran antes muy enfermizas; mi hija menor sufría de alergias y asma y mi hija mayor sufría de escoliosis.

Estoy absolutamente seguro que, desde que ellas comenzaron a tomar kéfir, no han estado enfermas excepto con un algún resfriado esporádico que solo dura un par de días en vez del ataque normal que duraba por semanas, con viajes al hospital y todo tipo de antibióticos y esteroides.

Después de solo un mes de tomar leche de kéfir inmediatamente notamos cambios en nuestras hijas. Los ataques de asma de mi hija menor se estaban haciendo menos frecuentes. Anteriormente, ella solía visitar al médico casi cada dos semanas por su asma. A la fecha, ¡a ella no le ha dado un ataque de asma en más de veinte meses!

Ahora cuando recuerdo, después de leer acerca de los efectos negativos a largo plazo que pueden tener los antibióticos y esteroides en el blog del Doctor Kevin Lau, no puedo evitar preguntarme si tenían algo que ver con la escoliosis de mi hija mayor. Después de tomar tantas clases distintas de medicamentos, ella se mejoraba durante alrededor de máximo tres semanas y después se enfermaba de nuevo y el ciclo simplemente se repetía de nuevo. Es de tanto alivio el ver a mis hijas disfrutando una vida saludable ahora gracias a la leche de kéfir. Es verdad que la prevención es definitivamente el mejor remedio, y una buena alimentación es una alternativa más económica y saludable."

— *Edgar D. (46 años de edad)*

Vegetales fermentados

Ahora les presento otro "súper" alimento que puede contribuir enormemente a curar y edificar su sistema digestivo.

Vegetales crudos fermentados han existido por miles de años, aunque jamás los hemos necesitado tanto como el hoy en día. Ricos en Lactobacillus, enzimas y cargados de vitaminas, son un alimento ideal que se puede y debe ser consumido con cada comida.

Los beneficios de los vegetales fermentados

Vegetales crudos fermentados ayudan a restablecer su ecosistema interior. Las bacterias beneficiosas en los vegetales crudos fermentados son una alternativa menos costosa a los probióticos.

- Mejoran la digestión
- Aumentan la longevidad

Usted puede considerar a las bacterias beneficiosas en los vegetales crudos fermentados como pequeñas potencias de enzimas. Al comer estos vegetales, usted conservará su propia reserva de enzimas y las utilizará para eliminar las toxinas, rejuvenecer sus células y fortalecer su sistema inmunológico. La suma de todo equivale a una vida más larga y saludable. Adicionalmente:

- Controlan la ansiedad de comer de más.
- Son ideales para las mujeres embarazadas y lactantes
- Los vegetales crudos fermentados son alcalinos y altamente purificadores

Mientras tanto, los vegetales fermentados también ayudan a restaurar el equilibrio, esto, si su organismo se encuentra en un estado tóxico y ácido. Debido a que activan la purificación en el cuerpo. Puede que inicialmente se aumente la cantidad de gas intestinal a medida que los vegetales remueven desechos y toxinas en el tracto intestinal. Prontamente, sin embargo, notará una mejoría en sus deposiciones.

Aunque no lo crea, científicos recientemente también han descubierto una cura para la mortífera gripe aviaria en los vegetales fermentados.

El profesor Kang Sa-ouk de la Universidad Nacional de Seúl, Corea del Sur, dijo en una entrevista con la agencia de noticias Associated Press que Corea del Sur había comenzado a vender un extracto del kimchi para tratar el brote de gripe aviaria. Este producto es muy utilizado en el mundo entero y es maravilloso que un extracto natural pueda ser la clave para tratar esa mortífera enfermedad. Pero si las personas desean regresar a sus raíces y empezar a consumir vegetales tradicionalmente fermentados, no hay necesidad de un extracto costoso.

Dos recetas de vegetales fermentados

1. Chucrut Tradicional

Ingredientes:

- Un repollo fresco rojo o verde de tamaño mediano
- Agua sin tratar con cloro (filtrada)
- "Cultivo starter" vegetal

Preparación:

- Corte el repollo en tiras delgadas, sea a mano o con un procesador de alimentos.
- Coloque el repollo en un tazón grande.
- Machaque el repollo.
- Mezcle un paquete de cultivo starter vegetal en agua filtrada.
- Coloque el repollo machacado y sus jugos en una jarra de vidrio de tamaño mediano.
- Hunda firmemente el repollo en la jarra mientras vierte el agua con el cultivo de inicio, hasta que el repollo este completamente sumergido. La mezcla debe estar a por lo menos dos centímetros y medio del borde de la jarra.
- Cubra la jarra y déjela reposar entre 3 y 7 días a temperatura ambiente.
- Cuando esté fermentado, guárdelo en el refrigerador.

Ya en el refrigerador, puede durar entre dos y tres meses debido al método de conservación utilizado. Vegetales como las zanahorias, coliflor, wakame (un alga comestible), pimientos chile y jengibre se le pueden agregar para hacerlo más llamativo.

2. Kimchi (Chucrut Coreano)

Ingredientes:

- Un repollo sin corazón y cortado en tiras.
- Un ramillete de cebolla larga de verdeo picada
- 1 taza de zanahorias ralladas
- Media taza de rábano "daikon" (rábano chino) rallado (opcional)

- 1 cucharada de jengibre recién rallado
- 3 dientes de ajo pelados, machacados y bien picados
- Media cucharadita de pimiento chile en polvo (pimienta roja)
- 1 cucharada de sal marina
- 1 paquete de cultivo starter vegetal

Preparación:

- Coloque los vegetales, el jengibre, pimiento chile en polvo. La sal marina y el agua con el cultivo starter en un tazón
- y machaque todo con un mazo de madera para sacar los jugos.
- Coloque todo en un recipiente de boca ancha con una tapa de cierre ajustado.
- Hunda firmemente todo con el mazo hasta que los jugos suban hasta la parte superior de la mezcla. El jugo debe cubrir los vegetales completamente y la mezcla debe estar a por lo menos dos centímetros y medio del borde del recipiente, para permitir que se expanda.
- Enrosque bien la tapa y deje reposar a temperatura ambiente (entre 20 y 25 grados centígrados) durante 3 días (72 horas).
- Después de 3 días, debe guardarse en el refrigerador u otro lugar frío.

Qué es el Natto?

A menudo comparado con el queso debido a su aroma acre, el Natto está conformado por granos de soya cocidos al vapor que son fermentados hasta que adquieren un sabor a nueces. El Natto tiene una pasta resbaladiza y pegajosa en su superficie y una vez mezclada, la pasta resbaladiza aumenta en volumen, formando hilos parecidos a la tela de una araña. Debido a que es un gusto que se adquiere con el tiempo, es probable que a las personas que les agrada el queso azul les encante el Natto.

El Natto ha sido un alimento Japonés tradicional por más de mil años. De acuerdo al folclor de este país, el famoso guerrero

Yoshiie Minamoto fue quien llevó el Natto a la región noroeste de Japón. Los antiguos Samurái consumían Natto a diario, y hasta alimentaban sus caballos con él para darles más velocidad y fuerza. Durante la época Edo (1603 - 1867) se le daba Natto a las mujeres embarazadas para asegurar la buena salud de los recién nacidos.

El Natto se elabora con un proceso de fermentación agregandose Bacillus natto, una bacteria beneficiosa, a granos de soya cocidos al vapor. Durante siglos, se elaboraba fácilmente en casa, los granos de soya se enterraban en tierra con paja (la cual contiene Bacillus natto natural) durante una semana. Hoy en día, el Natto se elabora inyectando la bacteria. El Bacillus natto actúa sobre los granos de soya, lo que produce la enzima nattokinase. Otros alimentos de soya contienen enzimas, pero sólo el Natto específicamente contiene la enzima nattokinase.

Cuando se compara con granos de soya solos, el Natto contiene más calorías, fibra, calcio, potasio y vitamina B2. El Natto tiene sólo un poco menos de proteína que la carne de res, pero contiene más fibra, hierro y casi el doble de calcio y vitamina E.

El Natto es alimento para sus huesos

El Natto es rico en calcio, vitaminas B, e isoflavona de soy., Aunque los verdaderos beneficios del Natto provienen directamente de ser una fuente abundante de vitamina K. Esta vitamina es absolutamente esencial para desarrollar huesos fuertes y también ayuda a fomentar la salud del corazón. Durante muchos años, evidencia contundente ha mostrado que la mayoría de las personas no consumen suficiente vitamina K en su dieta para proteger su salud.

Los vegetales verdes de hoja suministran casi la mitad de la vitamina K que requieren la mayoría de Estadounidenses. Se ha descubierto que la mayoría de alimentos considerados ricos en vitamina K contienen menos de ésta vitamina de lo que se pensaba. Por esto, es muy importante tener en cuenta que la mayoría de los multivitamínicos no contienen vitamina K alguna, y los que la contienen no contienen suficiente.

Hay investigaciones recientes que avalan los beneficios de la vitamina K en el desarrollo de los huesos y la salud del corazón, siendo demasiado numerosas para ignorarlas. Sin embargo, muy pocos consumidores conscientes de su salud comprenden la importancia del consumir la vitamina K.

Mientras que otros nutrientes son importantes para mantener la salud de los huesos, aumenta las evidencias que indican el papel significativo de la vitamina K en el metabolismo y el crecimiento sano de los huesos. Recientes investigaciones también han vinculado a la vitamina K con la salud de las articulaciones y cartílagos. La insuficiencia de vitamina K en el organismo ha sido relacionada con la artrosis y puede resultar en mineralización inadecuada de los huesos y cartílagos. El estudio descubrió que las personas con altos niveles de vitamina K eran menos propensas a desarrollar osteófitos, articulaciones angostas y artrosis. Este estudio señala que el consumir una dieta rica en vitamina K puede ayudar a reducir o hasta frenar el avance de la artrosis.[39]

La vitamina K ha sido vinculada a las células que generan el tejido óseo y producen una proteína particular que actúa como una especie de pegante que ayuda a incorporar el calcio en los huesos. La vitamina K2 es necesaria para producir esta proteína.

Estudios muestran que la vitamina K controla el calcio en los huesos y arterias, fomentando la salud del corazón y los huesos al mismo tiempo. La vitamina K parece lograr lo imposible, cumpliendo con las necesidades de ambos, huesos y arterias.

Aquí está una explicación simple: las proteínas que no reciben suficiente vitamina K no pueden aferrarse a suficiente calcio. Sin una proteína en funcionamiento para controlarlo, el calcio se despega de sus huesos y entra a las arterias y otros tejidos blandos. La vitamina K suavemente dirige el calcio "perdido" de nuevo al "banco" en los huesos.

Un estudio pionero observó el cambio en la circulación de las concentraciones de vitamina K y Gla osteocalcina (utilizado para la mineralización de los huesos) en individuos normales mediante el consumo de Natto. Los voluntarios fueron separados en tres grupo: Un grupo recibió Natto común, mientras que a los otros dos grupos se les dio Natto fortificado con dos concentraciones distintas de vitamina K.

Entre el grupo del experimento se descubrió que los nutrientes en los huesos eran significativamente más altos a los siete, diez y catorce días de comenzar a consumir el Natto fortificado. No se observaron efectos beneficiosos similares en el caso de los voluntarios que consumían el Natto común, aunque se observó que los niveles de vitamina K se elevaron significativamente.

Estos hallazgos sugieren que, aunque el Natto común es también eficaz, el Natto fortificado con mayor de contenido MK-7 sería justo el alimento que los pacientes de escoliosis necesitan para la salud de sus huesos. Trataremos el tema del consumo de cantidades adecuadas de vitamina K con detalle más adelante.

El Natto es más difícil de elaborar en casa y toma más tiempo. Sin embargo, para personas muy ocupadas, el Natto comercial está disponible en la sección de alimentos congelados japoneses en algunos supermercados asiáticos. Normalmente se vende en conjuntos de tres o cuatro paquetes de 50 gramos. Les comparto la receta a seguir, pero es importante advertir que a las personas que no lo conocen perciben un mal olor, y es un gusto que se adquiere con el tiempo. Quienes desean obtener los beneficios de la vitamina K sin la molestia que puede ser el Natto, pueden tomar el suplemento señalado en el capítulo 11.

Natto casero

Ingredientes:

- Dos tazas de granos de soya secos
- Agua
- Un paquete de Natto comercial o un paquete de cultivo starter de Bacillus natto

Preparación:

- Remoje los granos de soya de un día para otro en diez tazas de agua.
- Coloque los granos de soya en una canasta o colador de acero inoxidable y recúbralos con una tela un poco más grande que la canasta o el colador.
- Cocínelos en una olla a presión con tres tazas de agua durante quince minutos.
- Mientras tanto, tenga listo el paquete de Natto comercial o el paquete de cultivo starter de Bacillus natto.
- Destape la olla a presión, haga a un lado la tela, agréguele rápidamente a los granos dos cucharadas del Natto comercial o cultivo starter y mezcle con la cuchara. Recubra de nuevo con la tela.
- Cierre la olla a presión y retire la válvula de escape.
- Coloque una plancha calentadora eléctrica sobre la olla a presión y permita que se fermente la mezcla entre 24 y 48 horas, esto depende de la temperatura de la plancha calentadora.

Carbohidratos esenciales

> *Les doy píldoras amargas cubiertas con azúcar.*
> *Las píldoras no son dañinas: el veneno está en el azúcar.*
>
> — **Stanislaw Jerzy Lec**

En la búsqueda por crear la dieta perfecta, los carbohidratos son a menudo señalados como los enemigos de la buena alimentación saludable. Estos carbohidratos son conocidos popularmente como la fuente de energía que comen los seres humanos y los animales. La "energía" proviene de un aumento en el metabolismo ocasionado por consumir carbohidratos, los cuales, consisten en: almidones, azúcares, celulosas y gelatinas. Los carbohidratos vienen en dos formas: simples y complejos. Los carbohidratos simples se encuentran en alimentos tales como los confites, frutas y alimentos horneados; mientras que los complejos se encuentran en comidas con almidón tales como los vegetales, frijoles, cereales integrales y nueces.

La cultura mundial se ha vuelto muy dependiente de alimentos tales como las patatas, cereales, arroz y otros; lo cual ha permitido alimentar y desarrollar una población grande. Un caso es el de China, pero el problema es la cantidad de carbohidratos que consume un individuo. El inconveniente con los carbohidratos es que se convierten en glucosa, lo que produce una buena sensación al principio, mientras el metabolismo aumenta. Sin embargo, esto también libera insulina, adrenalina e hidrocortisona, siendo éstos compuestos la causa de enfermedades como la cardiopatía, diabetes, cáncer, ataque cerebral y coágulos de sangre. Al igual que enfermedades de otros órganos como los ojos, riñones, venas y nervios.

Y en la actualidad estamos descubriendo los efectos dañinos que pueden tener sobre la salud de la columna vertebral y la escoliosis.

Los especialistas en nutrición, tales como el Doctor Loren Cordain, sugieren que entre dos y tres porciones de cereal diarias por persona sería beneficioso. Aunque los carbohidratos no son esenciales para sobrevivir, es importante darle al organismo proteína, grasa, agua y minerales que carbohidratos.

La historia muestra que los seres humanos no fueron hechos para digerir alimentos altos en carbohidratos, sino más bien alimentos altos en proteína de fuente animal, producto de la caza. En el comienzo de la época de la agricultura, existieron indudablemente muchos beneficios a raíz del comercio de alimentos con otros países, ayudándole a comunidades permanentes a sobrevivir y a establecerse como civilización. Los fósiles indican que los primeros agricultores, en comparación a sus predecesores cazadores-recolectores, tuvieron una característica reducción en altura; un aumento en mortalidad infantil, una reducción en longevidad, un aumento en la incidencia de enfermedades infecciosas, un aumento en la anemia causada por la deficiencia de hierro, en la incidencia de ablandamiento de los huesos, osteoporosis y otras afecciones minerales del hueso, y un aumento en el número de caries dentales y defectos del esmalte dental.

El Doctor Joseph Brasco, un médico e investigador señala que:

> "En una reseña de 51 referencias que examinan las poblaciones humanas alrededor del mundo durante cronologías distintas, hablan de la medida que pasaron cazadores-recolectores a ser agricultores. Un investigador concluye que se presentó una reducción general en la calidad y la cantidad de vida de estos grupos humanos."

Existe ahora suficiente evidencia empírica y clínica para indicar que muchos de estos cambios perjudiciales están directamente relacionados con las dietas predominantes, basadas en cereales de estos agricultores primitivos. En vista de que el 99.99% de nuestros genes se formaron antes del desarrollo de la agricultura, desde una perspectiva biológica, todavía somos cazadores-recolectores."

La agricultura primitiva no causó un aumento en la salud, más bien causó lo contrario. Sólo ha sido aproximadamente durante los últimos 100 años, con la llegada de la agricultura y crianza de ganado mecanizadas, que esta tendencia ha cambiado.

Peligros de los carbohidratos en exceso

Hace siglos la gente cazaba y recolectaba sus alimentos. Los alimentos a los que tenían acceso eran carnes magras, mariscos y vegetales que no sufrían los estragos de los pesticidas, como sucede en efecto con nuestros vegetales hoy en día. Su dieta era alta en proteína, baja en carbohidrato y en grasas saturadas.

Con el fin de hallar y recolectar alimentos, los cazadores-recolectores tenían que estar en excelente estado físico. La cantidad de ejercicio físico que practicaban, estimulaba sus cuerpos para aumentar el número de células musculares y la cifra de mitocondria (los "generadores de energía" de las células) dentro de les células musculares. Los cazadores-recolectores no estaban sujetos a convertirse en personas obesas, como la gente de hoy.

En tiempos modernos también forrajeamos en búsqueda de los alimentos, pero solo hasta el punto de venta de comida rápida o supermercado más cercano, llenos de alimentos empacados y procesados. Nuestras dietas se han tornado altas en azúcar y carbohidratos refinados. Comemos altas cantidades de grasas saturadas y ácidos grasos trans, pero consumimos poco de lo que son proteínas de calidad, vitaminas y minerales. Nuestras comidas son por lo general altas en calorías y bajas en nutrición.

Cuando consumimos grandes cantidades de calorías de carbohidrato vacías, el resultado son altos niveles de glucosa en nuestro organismo. A su vez estimula la liberación de insulina. Esta es una hormona cuyo propósito es mover el azúcar dentro de nuestras células para suministrar energía a las exigencias del organismo. La insulina, sin embargo, tiene otras funciones aparte de suministrar azúcar a nuestras células para obtener energía, también se relaciona con nuestros genes y células más allá del metabolismo del azúcar. Altos niveles de insulina estimulan la acumulación de grasa alrededor de la cintura, estimulan nuestro apetito y aumentan el riesgo de cardiopatía, cáncer y hasta escoliosis. La insulina también aumenta los niveles de hidrocortisona, una hormona del estrés que acelera en el envejecimiento y aumenta la producción de la proteína C-reactiva; lo cual, también acelera el envejecimiento y fomenta la inflamación. Un hecho poco conocido es el control de la cantidad de calcio y magnesio que se almacena en el organismo por efecto de la insulina. Si los niveles de insulina son muy altos, el organismo pierde calcio y magnesio que se excretan en la orina; circulan por el cuerpo sin dirigirse a las partes que los necesitan como los músculos y los huesos. Por lo tanto, mantener los niveles de insulina bajos es esencial para la buena salud de la columna vertebral. Seguir las recomendaciones alimenticias en este capítulo le pueden ayudar a lograr un nivel de insulina en ayunas bajo 12 mcIU por mililitro de sangre, lo cual es considerado ideal. Algunos científicos recomiendan el mantener sus niveles de insulina tan bajos como 8 mcIU por mililitro de sangre.

Azúcar: veneno dulce

Además del maíz la mayoría de las personas son adictas al azúcar y, junto con la adicción a los cereales, el consumo excesivo de azúcar agregado es uno de los mayores problemas de salud que enfrentan todas las sociedades modernas hoy en día. Los azúcares son carbohidratos simples procesados por el organismo de la misma manera que los cereales. Es decir, todo azúcar remanente en el organismo se convierte en grasa por la insulina - igual que los cereales, estamos consumiendo una cantidad excesiva de azúcar.

Yo clasifico el azúcar refinado como una especie de veneno, ya que ha sido despojado de energía viva, vitaminas y minerales. Lo que queda del proceso de refinación no es más que carbohidratos. El organismo no puede utilizar ese almidón refinado y los carbohidratos, a menos que las proteínas, las vitaminas y los minerales despojados también estén presentes en conjunto. Su organismo, simplemente, no sería capaz de metabolizar esos carbohidratos solos. Y si pudiera, se presentarían efectos secundarios debido a la presencia excesiva de esos carbohidratos.

El metabolismo excesivo de carbohidratos incompletos comienza a generar acido pirúvico, comenzando a acumular en el cerebro, otros lugares del sistema nervioso y las células rojas causando gran daño. Estas metabolizaciones tóxicas pueden interferir con la respiración de las células, sin oxígeno las células comienzan a morir paulatinamente.

Esa es la razón por la cual los médicos consideran el azúcar refinado como "letal". Le suministra a usted nada más que calorías "vacías" o "desnudas". Carece de los minerales naturales presentes en la caña de azúcar o la remolacha azucarera.

Además, el azúcar filtra y le saca a su organismo otras vitaminas y minerales útiles que en sí mismo exige. Éstos incluyen minerales importantes como: el sodio (de la sal), potasio y el magnesio (de los vegetales) y calcio (de los huesos).

Cuídese de los azúcares y los cereales

Un reporte reciente de la Agencia de Noticias Francesa France-Presse señala a India y a China como las capitales mundiales de la diabetes, y se espera que las cifras de quienes la padecen alrededor del mundo se aumenten por más del 50% para el año 2025.

Paul Zimmet, un investigador pionero de la diabetes y director de "The International Diabetes Institute" ("Instituto Internacional de la Diabetes") de Melbourne en Australia, le comentó al reporte AFB40 que espera el aumento de la cifra de personas con diabetes Tipo 2 de 250 millones el año pasado a 380 millones para el año 2025.

La causa más común de diabetes Tipo 2 y obesidad es la pésima alimentación y la falta de ejercicio. Estas enfermedades se ha desenfrenado en los países desarrollados y subdesarrollados, debido a que las dietas tradicionales han sido abandonadas a favor de alimentos procesados "comida chatarra" y porque la gente hace menos ejercicio. En China, donde hay más de 40 millones de personas con diabetes Tipo 2 o su precursor, la prevención se ha convertido en una prioridad nacional en materia de salud.

Si sólo elimina por completo, o rebaja mucho los cereales y azúcares en su dieta, es muy probable que su salud mejore rápidamente y dentro de unos días comience a bajar de peso. No obstante, cualquiera que sea su condición de salud o Tipo Metabólico®, le aconsejo encarecidamente que elimine o restrinja su consumo de cereales y azúcares; particularmente los cereales y azúcares procesados. Prescindir de los cereales es necesario para aquellos que son Tipo Proteico y tienden a ser genéticamente predispuestos a alimentos pre-agriculturales. Las personas Tipo Carbohidrato y Tipo Mixto pueden estar saludables consumiendo una cantidad limitada de cereales integrales, ya que están mejor adaptadas genéticamente a los cereales, legumbres y especialmente a los productos de harina que fueron creados debido a la agricultura moderna. En todos los casos, cualquier cereal que usted consuma debe ser integral (el 95% de los cereales consumidos en E.U. son procesados. Los tratamientos despojan a los cereales el poco valor nutricional que tienen).

Principalmente la respuesta del organismo al consumo excesivo de cereales y azúcares, no su consumo de grasa, lo que causa el sobrepeso. Consumir azúcar también lleva a una acumulación de bacteria mala, los hongos comienzan a proliferar en su sistema digestivo y deterioran la función de sus glóbulos blancos. De tal modo que disminuyen su sistema inmunológico y lo hace a usted más vulnerable a enfermedades de todo tipo. Su organismo tiene una capacidad limitada para almacenar los carbohidratos, pero puede convertir fácilmente esos carbohidratos excedentes, a través de la insulina, en grasa corporal. Lo que significa que entre más carbohidratos excedentes consuma, más grasa corporal almacenará.

Las grasas vs. los carbohidratos

La grasa en la dieta, sea o no saturada, no es la causa de la obesidad. La cardiopatía o cualquier otra enfermedad crónica de la civilización, donde el problema son los carbohidratos en la dieta, es el efecto en la secreción de insulina, y, por lo tanto, la regulación hormonal en el organismo humano. Entre más fácil se digiere y sean refinados los carbohidratos, más grande su efecto sobre nuestra salud, peso y bienestar.

Maíz: el cereal olvidado

La mayoría de las personas pueden fácilmente nombrar cereales comunes como: el arroz, trigo, avena, cebada y el centeno. Pero se olvida que el maíz también pertenece a esa categoría; ya que perciben al maíz como un vegetal. El maíz es un cereal y es relativamente alto en azúcar, esta, es una de las razones principales por las cuales es el cultivo número uno de E.U. Consume más de 80 millones de acres de tierra estadounidense y se escabulle dentro de un gigantesco conjunto de productos alimenticios entre otros. En su estado sin procesar o "entero", el maíz ofrece mínimos beneficios a la salud. El maíz dulce, por ejemplo, contiene vitamina C. Lo mejor para usted es evitar el maíz en su estado procesado.

Los alimentos con etiquetas que nombran los derivados del maíz tales como: jarabe de maíz, fructosa, jarabe de maíz alto en fructosa, aceite de maíz, harina de maíz, almidón de maíz, glucosa, glutamato monosódico, goma xantana y maltodextrina, no tienen lugar en su canasta de mercado. Los endulzantes de maíz son en la actualidad los endulzantes más producidos de todos, siendo de maíz el 55% de los endulzantes en el mercado. Esa cifra pertenece en su mayoría al jarabe de maíz alto en fructosa y es el ingrediente principal en las sodas, galletas, confites y otros productos populares de supermercado. El consumo de jarabe de maíz alto en fructosa aumentó de cero en 1966 a un asombroso 62.6 libras por persona en el 2001, y es un culpable principal de la epidemia de diabetes y obesidad.

Los carbohidratos en exceso son malos para los huesos

La salud del hueso depende en gran medida del consumo controlado de hidratos de carbono en el cuerpo. El organismo humano reacciona en gran medida al aumento o disminución de los hidratos de carbono en el sistema. Los episodios de hipoglucemia pueden ser causados por el aumento de secreción de insulina en el torrente sanguíneo, a través de una proporción extrema de carbohidratos sobre las proteínas. Cuando los carbohidratos son digeridos por el organismo en un nivel mayor, mientras que se disminuye el consumo de proteína, la proporción ocasiona un nivel mayor de insulina en el organismo; debido a que el sistema regulador del nivel de sangre en el organismo está combatiendo para mantener los niveles de sangre normales. Cuando se involucran las glándulas adrenales en el proceso comienzan a producir hidrocortisona y adrenalina. La hidrocortisona excesiva ocasiona muchas reacciones indeseables en el organismo tales como el bajo uso de glucosa por las células, la síntesis reducida de proteína, la desmineralización de los huesos que puede resultar en osteoporosis, números y funciones disminuidas de linfocitos, alergias posibles, infecciones y enfermedades degenerativas debido a la baja secreción de anticuerpos; el azúcar en la sangre aumenta junto con el catabolismo de la proteína lo que causa desgaste muscular, y la regeneración de la piel y curación del organismo se ven afectadas.

Los minerales de los huesos son expulsados de nuestro organismo al consumir abundantes carbohidratos. Este proceso sucede a medida que la composición mineral en el organismo es separada del organismo, extrayendo de los huesos fibras colágenas de alta tracción a causa de altos niveles de hidrocortisona. Esto también debilita los tejidos conectivos en las coyunturas. La osteoporosis y enfermedad degenerativa del disco intervertebral se encuentran a menudo donde el cuerpo ha creado demasiada hidrocortisona a través del consumo excesivo de carbohidratos e inadecuado de proteína. Dos centímetros y medio de altura se pueden perder en un año. Los huesos se tornan más quebradizos y se pueden quebrar fácilmente, al igual que aumentar la posibilidad de fracturas de cadera.

A las mujeres se les ha recomendado durante años que aumenten su consumo de calcio para proteger sus huesos, a través del consumo de leche y yogur. Esta receta para la buena salud de los huesos no funcionará, porque los carbohidratos ya son altos en el organismo por la lactosa en la leche y el yogur, junto con las frutas y el azúcar, lo cual fomenta la pérdida de minerales del hueso en vez de la absorción de ellos. El yogur es normalmente comprado en supermercados y es alto en azúcar. Esto se soluciona elaborando sus propios fermentados, como el kéfir o el yogur.

Si usted verdaderamente necesita azúcar, la stevia es un buen substituto; ya que es el endulzante más seguro que se puede utilizar. Es una hierba natural de origen sudamericano que ha sido utilizada por 1.500 años, mostrando ser muy segura. Es más, es cien veces más dulce que el azúcar. De manera que no se necesita gran cantidad, pero lo importante es que no eleva la insulina ni afecta adversamente el desarrollo de su columna.

La única forma de tener una dieta equilibrada y prevenir la pérdida de minerales en los huesos es minimizar la cantidad de carbohidratos simples y consumir carbohidratos complejos apropiados para su Tipo Metabólico®.

Carbohidratos saludables para consumir

No existe un grupo alimenticio más denso en vitaminas, minerales, antioxidantes y flavonoides que el grupo de los vegetales. Esto es particularmente cierto para los vegetales que crecen sobre tierra. Los vegetales suministran los carbohidratos beneficiosos que usted necesita y mucho más. Los Tipos Proteína deben, idealmente, obtener la mayoría de sus carbohidratos de los vegetales y prácticamente ningún cereal refinado o alimento con azúcar agregado lo posee. Los Tipo Carbohidrato ganan la mayoría de sus carbohidratos de los vegetales, pero también les es favorable el obtener cerca del 15% de sus carbohidratos de cereales integrales saludables. Los Tipo Mixto, como lo dice el nombre, están entre los dos anteriores.

El índice glicémico es una medida de qué tan rápido los alimentos se metabolizan en glucosa. Debido a que los vegetales son altos en fibra y bajos en el índice glicémico y están llenos de valor nutricional, los vegetales son una forma ideal de cumplir con sus requisitos diarios de carbohidratos.

Directrices para elegir los vegetales

Las zanahorias y el maíz son los dos vegetales más frecuentados por el consumidor. Sin embargo, otro estudio descubrió que las patatas fritas son más de la tercera parte de la dieta de los niños. Con un consumo de vegetales como ese, es posible comprender por qué tantos niños están enfermos.

Para fines de la salud, hagamos de cuenta que las papas no son un vegetal sino más bien un cereal. La razón para esto es que tienen alto contenido de carbohidratos simples y actúan sobre su organismo de manera similar que los cereales y azúcares, fomentando el aumento de peso y la enfermedad. Las patatas fritas son un doble peligro, altas en grasas trans perjudiciales: debe evitarlas por completo.

Limite el consumo de otros vegetales de raíz, como los rábanos y las zanahorias. Ya que éstos tienen mayor cantidad de carbohidratos que los vegetales que crecen sobre tierra. Si los consume, cómalos crudos, dado que al cocerlos se eleva el índice glicémico.

Aunque es cierto que los vegetales son una parte saludable de cualquier dieta equilibrada, ya que contienen valiosos nutrientes, minerales y vitaminas; algunos vegetales son mejores que otros.

Si está intentando aumentar el consumo de vegetales, elija sabiamente. Por ejemplo, la lechuga beluga casi no tiene valor nutritivo, siendo compuesta más que todo de agua. Una opción mucho mejor es la lechuga romana o la espinaca, la cual tiene alto contenido de hierro.

Si elije consumir vegetales biológicos (también conocidos como orgánicos o ecológicos) busque los más frescos disponibles. Por ejemplo, los que son cultivados localmente en huertas. Si no puede encontrar vegetales biológicos cerca, los vegetales frescos son siempre una mejor opción que los vegetales enlatados o congelados. Los vegetales frescos siempre deben ser lavados para retirarles pesticidas peligrosos.

Las frutas no son tan saludables como muchos dicen

Las frutas no son el alimento saludable que muchos dicen. Las frutas son más que todo azúcar fructosa con algunas vitaminas, minerales y otros nutrientes. Esas vitaminas y nutrientes se pueden obtener fácilmente en vegetales sin almidón y carnes, ambos sin fructosa. El organismo procesa la fructosa de la fruta, de la misma forma que procesa la fructosa de las sodas y bebidas dulces procesadas. No existe diferencia alguna. La fructosa es fructosa, no importa cuál sea su fuente. La fructosa causa resistencia a la insulina, como han comprobado estudios científicos; es altamente adictiva y la mayoría de las personas sencillamente se rehúsan a dejar las frutas, sin importar que tanto se enfermen. Esto es idéntico en pacientes de cáncer de pulmón que continúan fumando cigarrillos.

¿Cuánto carbohidrato se debe consumir?

¿Entonces cómo sabe una persona si puede tolerar más carbohidratos en la forma de cereales? ¿Cómo se sabe cuáles son más adecuados para una persona?

Aquí es donde la clasificación de Tipo Metabólico® nos ayuda. El determinar su Tipo Metabólico® le informará qué tanto su organismo puede procesar los carbohidratos. A la mayoría de las personas no les beneficia cuando el consumo total de calorías de cereales se acerca al 70%, incluso el Tipo Carbohidrato. Para algunas de estas personas esto significa reducir el consumo de carbohidratos a menos del 40%, a veces hasta el 20%. Moderando el consumo de carbohidratos puede aumentar la quema de grasa, lo cual es una fuente óptima y eficiente de energía casi ilimitada.

Yo sospecho que para la mayoría de las personas un examen subjetivo, sencillo, puede reducir la cantidad de cereales en su dieta y se reemplazan con más vegetales, carnes, mariscos y una cantidad moderada de frutas basado en el Tipo Metabólico®.

CAPITULO 9

Proteínas: las unidades estructurales del organismo

La mejor y más eficiente farmacia está dentro de su propio organismo.

— **Robert C. Peale**

A de las recomendaciones proporcionadas por dietas de moda, usted necesita cierta cantidad de carbohidratos, proteína y grasa en su alimentación diaria. Ningunode de estos compuestos son tan nocivos como afirman algunos "expertos". La clave es, primero, reconocer y elegir sólo los tipos más saludables de cada uno de estos elementos y, segundo, consumir la cantidad adecuada para su Tipo Metabólico® personal.

Las proteínas son las "unidades estructurales" del organismo, las cuales, se requieren para la nutrición, el crecimiento y la reparación; afectando una gran cantidad de procesos metabólicos, de enzimas y químicos que ocurren dentro del organismo.

La proteína en realidad consiste en unidades más pequeñas llamadas aminoácidos. Estos enlazan una variedad de combinaciones distintas para cumplir funciones únicas. Algunas cadenas de aminoácidos son creadas por el organismo, pero algunos (los aminoácidos esenciales) provienen de fuentes exteriores, es decir, de los alimentos que comemos. Aunque todas las células animales y vegetales contienen algo de proteína, la cantidad y la calidad de la proteína varían considerablemente.

Los vegetales contienen la mayoría de los micronutrientes (vitaminas, minerales, fibra y fotoquímicos) que su organismo necesita. Sin embargo, existen macronutrientes esenciales que los vegetales no pueden suministrar en cantidades suficientes. Incluso la proteína con todos los ocho aminoácidos esenciales, encontrándose sólo en productos provenientes de animales y ciertas grasas como el omega-3, con ácidos grasos eicosapentanóicos y docosapentanóicos. Los vegetales también contienen una gran variedad de nutrientes esenciales que no se encuentran o se replican en otros tipos de alimentos, y mucho menos en alguna píldora o suplemento.

Si usted no tiene problemas de insulina o es un Tipo Carbohidrato, entonces las legumbres en moderación pueden ser una fuente de alimento nutritiva, son ricas en fibra y minerales. Las legumbres también contienen un alto nivel de proteína vegetal, pero tenga en cuenta que la proteína de esta es incompleta, ya que no contiene los ocho aminoácidos esenciales que su organismo necesita. La proteína animal del pescado, las carnes, los huevos y los productos lácteos son la única fuente de proteína completa y por lo tanto los vegetarianos deben consumir algo de proteína animal como la de los productos lácteos, el pescado no tóxico o los huevos para prevenir la deficiencia de proteína.

Todas las personas, independientemente de su Tipo Metabólico®, necesitan buena proteína. Las personas de Tipo Carbohidrato un poco, las de Tipo Mixto más, y las de Tipo Proteico considerablemente más que los anteriores. La mejor fuente de proteína son las carnes. ¿Significa esto que los vegetarianos no deben serlo? No. Pero si es vegetariano asegúrese de ser un Tipo Carbohidrato e incluya productos lácteos, huevos y pescado en su dieta ya que sólo las proteínas animales suministran todos los aminoácidos esenciales y micronutrientes que su organismo necesita para funcionar a su mejor nivel.

Hablando de las carnes rojas que usted puede consumir con confianza, la carne de reses alimentadas con pasto es un excelente aporte para la salud, y, conforme a la opinión de muchas personas, es increíblemente sabrosa.

La verdadera carne de res es alimentada con pasto

La gran mayoría de las reses eran criadas en praderas y alimentadas con una dieta de pastos nativos hasta mediados del siglo XX. Ese no es el caso en la actualidad: la industria ganadera rápidamente descubrió que los animales alimentados con grano cereal se engordan más rápido permitiendo llevarlos al mercado en 14 o 15 meses en vez de 4 o 5 años. Este ciclo acelerado de mercado se convirtió en ganancias y la industria ganadera mundial siguió adelante con esta práctica.

Pero existe un gran problema. Las vacas no pueden digerir maíz. Así como los seres humanos se enferman al comer demasiados cereales y azúcares, lo mismo sucede con los ovinos. .

Las vacas, como otros animales de pastoreo, son rumiantes. Esto significa que tienen un rumen o estómago con una capacidad de 45 galones que fermenta el pasto, convirtiéndolo en proteína y grasas. Los rumiantes no están equipados físicamente para digerir el grano. Al cambiar la dieta de una res de pasto a grano cereal se abren las puertas a una gran variedad de graves enfermedades, incluso la presencia del E. coli, lo que sólo una dieta constante de antibióticos puede comenzar a contrarrestar.

En la res criada con una dieta adecuada de pasto, la carne tiende a ser más magra que la de una res alimentada con grano cereal. De hecho, la carne de reses alimentadas con grano cereal puede tener una proporción de omega 6:3 más alto que 20:1.42 Esa cantidad excede ampliamente la proporción de 4:1 en la cual problemas de salud aparecen debido al desequilibrio de la grasa esencial. Además, la carne de reses alimentadas con grano cereal puede tener más del 50% de su grasa total en forma de grasa saturada, la cual es mucho menos saludable.

La carne de reses alimentadas con pasto tiene una proporción de omega 6:3 de 0.16 a 1. Esta es la proporción que la ciencia sugiere como ideal para nuestra dieta. Esta es casi la misma proporción que tiene el pescado. La carne de reses alimentadas con pasto normalmente tiene menos del 10% de grasa saturada. Si usted está embarazada o es una madre lactante el omega 3 adicional de la carne de reses alimentadas con pasto le brindará beneficios nutricionales increíbles a su niño.

En resumen, se ha comprobado que la carne de reses alimentadas con pasto, a diferencia de la carne de reses alimentadas con grano cereal, es:

- Una fuente natural de grasas omega 3
- Alta en ácido linoleico conjugado
- Alta en beta caroteno
- Contiene 400% más vitaminas A y E
- Prácticamente libre del riesgo de la enfermedad de las vacas locas

Además, la carne de reses alimentadas con pasto está también cargada de otras vitaminas y minerales naturales. Y por último, es una gran fuente de ácido linoleico conjugado, una grasa que reduce el riesgo de cáncer, obesidad, diabetes y muchas afecciones inmunológicas.

Cuídese de la carne de res alimentada con granos cereales biológicos (también conocidos como orgánicos o ecológicos). Aunque puede que sean alimentadas de forma biológica esas reses, se les está alimentando con granos cereales y NO es el alimento adecuado para los ovinos.

Pescado seguro para consumir

Aunque, la mayoría del pescado que se encuentra en supermercados y restaurantes probablemente sean de granja. No es sorprendente que la crianza de peces, una industria multimillonaria, se haya convertido en uno de los sectores de más rápido crecimiento en el mercado de producción de alimentos.

Lo que muchas personas no saben es que los peces criados en granja se enfrentan a muchos de los mismos problemas de salud que otros animales criados en fábricas. Para poder ser lucrativas las granjas de peces deben criar grandes cantidades de pescado en áreas cerradas y el hacinamiento causa enfermedades y lesiones en estos animales de agua. A los peces se les dan antibióticos y químicos para los parásitos como los piojos marinos y para infecciones de piel y agallas, al igual que otras enfermedades que los afectan usualmente.

A los peces también se les suministran drogas y hormonas, y a veces son también modificados genéticamente para acelerar su crecimiento y cambiar su comportamiento reproductivo.

A los salmones criados también se les suministran químicos como cantaxantina y astaxantina para que la carne tenga color rosado y sea más comerciable. Los salmones silvestres se alimentan con camarones y eufausiáceos que contienen químicos naturales y hacen que la carne del salmón sea rosada. Los salmones criados no tienen una dieta natural, entonces, la carne de estos sería gris si no se les suministraran los aditivos necesarios.

Si usted consume pescado criado procure limitarlo a solo unas cuantas comidas por mes, e intente solo elegir de entre las seis siguientes especies de pescado más seguras para el consumo: salmón del pacifico, pargo, lubina, sardina, eglefino y halibut.

Consuma huevos

Hay un grupo de personas que evitan los huevos. Esto es, en mi opinión, una tendencia peligrosa. Lo que puede que no sepan estas personas es que los huevos no causan un aumento de colesterol en el organismo. Tampoco aumentan el riesgo de cardiopatía.

Los huevos son considerados uno de los alimentos imprescindibles de la naturaleza, ya que contienen todos los nutrientes conocidos excepto la vitamina C.

Son una buena fuente de vitaminas solubles en grasa A y D, las cuales protegen contra los radicales libres y son importantes para el crecimiento y desarrollo de un niño. Cuando sea posible, compre siempre huevos que provengan de gallinas que se les permite andar libremente y alimentarse con una dieta natural. Existe una gran diferencia entre los niveles nutritivos de huevos puestos por gallinas criadas en pradera libre y los de gallinas criadas comercialmente en granjas.

Preferiblemente cuando consuma huevos, las yemas deben comerse crudas, ya que el calor daña muchos de los nutrientes altamente perecederos en la yema. Además, la yema contiene colesterol que puede oxidarse con temperaturas altas, especialmente cuando entra en contacto con el hierro en la clara y es cocida, tal como en la preparación de huevos revueltos.

Preparando la proteína perfecta

Los alimentos altos en proteína, tal como el pescado, pollo, carnes magras y huevos son metabolizados y convertidos en aminoácidos durante la digestión. Estos aminoácidos son transportados donde los necesita el organismo; particularmente en los genes brinda los planos de ejecución para combinar de nuevo estos aminoácidos en sustancias específicas que su organismo necesita para poder funcionar correctamente.

Los alimentos ricos en proteína tal como los mencionados anteriormente, también contienen altos niveles de vitaminas B6 y B12 y se necesitan para fabricar y reparar el ADN de nuestras células.

Los alimentos ricos en proteína de fuentes animales son su mejor opción, porque contienen proteínas completas y contienen los ocho aminoácidos esenciales. Es probable que la proteína de vegetales y otras fuentes sea incompleta, pueden tener altas cantidades de componentes indeseables tal como los carbohidratos. Estas fuentes de proteína pueden no ser su mejor opción si está procurando mantener su peso actual o perder peso.

Las grasas omega 3ausentes en la dieta de la mayoría de las personas se encuentran en los huevos, el pavo, carne de res magra, carne de cerdo y en el pollo. La carne de los animales que han sido alimentados con pasto o criados en pradera libre tendrá más altos niveles de grasas omega 3 y niveles bajos de grasas saturadas, algo que usted debe tener en mente cuando elija sus fuentes de proteína.

Por lo general los métodos de cocer rápidos y ligeros como el freír en poco aceite, son preferibles porque producen menos productos de la glicación avanzada, los cuales pueden ser dañinos para el organismo en cantidades excesivas. Asimismo, cocinar en un líquido, tal como el hervir el pescado en agua, limita la producción de PGA. Por lo tanto, cocer al vapor, hervir y freír en poco aceite es mejor que asar en parrilla y hornear. Sin embargo, el hornear la comida en un caldo o darle una capa de aceite de oliva antes de hornear reduce la formación de PGAs.

Relatos personales: aprendiendo a ser activo con mi escoliosis

"Tenía once años de edad cuando, en un examen rutinario en el colegio, descubrí que tengo escoliosis. Mi desviación estaba entre 10 y 20 grados y no fue considerada lo suficientemente significativa como para requerir corsé ortopédico o cirugía. Los médicos continuaron revisándome cada seis meses y no se presentó deterioro visible. Tuve suerte al no verme obligada a ponerme un corsé. Ya cuando pasé por la pubertad finalmente se me dio de alta y se informó que la condición de mi columna se había estabilizado. En ese momento no sufría de dolor o incomodidad.

Años después cuando comencé a trabajar, comencé a padecer de dolores de espalda después de estar sentada o de pie por tiempos prolongados. Busqué tratamiento en un hospital local y se me recetó glucosamina. El médico le atribuyó el dolor a la presión sobre la columna debido a las curvas, y se me aconsejó no practicar deportes de alto impacto como el trotar o jugar baloncesto. Como esos eran mis ejercicios principales, de repente sentí que no podía ya volver a hacer ejercicio. Sencillamente dejé de ser activa por miedo al dolor.

Para esa época mi desviación había avanzado a 39 grados. Mi médico me tomaba radiografías cada año para monitorear el deterioro y se me informó que si la desviación superaba los 45 grados, entonces la cirugía era la única opción disponible. Plagada por los dolores de espalda temía intentar hacer ejercicio, así fuese recetado por el médico. Dos años después probé varias terapias para aliviar el dolor. Aunque ayudaron a darme alivio, no hicieron nada por corregir la desviación. No noté alivio alguno de la glucosamina. Sinceramente sentí que sería inevitable que con el tiempo necesitara la cirugía. Me sentía impotente y con poca esperanza de alguna solución.

Me siento muy agradecida por haber conocido al Doctor Kevin Lau antes de que mi columna se deteriorara más de lo que ya se había deteriorado. Él restauró mi esperanza con sus ejercicios e información alimenticia. Además, a medida que llevaba a cabo los ejercicios, mis músculos centrales adquirieron una fuerza tremenda, lo que fortaleció mi columna. Mi desviación disminuyó de 39 grados a 30 grados y la desviación izquierda pasó de 28 grados a 27 grados. El dolor de espalda y rigidez disminuyeron significativamente lo que permitió mejorar mi nivel de actividad. Ya no vivo con miedo de movimientos que antes me causaban un dolor terrible. Siento que finalmente puedo ser activa en relación con mi escoliosis, en vez de permanecer sentada revisando los cambios y esperando la cirugía.

El Doctor Lau restauró mi esperanza en la vida y ya no veo la necesidad de cirugía en mi futuro."

— *Isabel C. (34 años de edad)*

La verdad acerca de las grasas

"
Alimentarse es una necesidad, pero alimentarse de manera inteligente es un arte. "

— *La Rochefoucauld*

Para empezar, derribemos algunos mitos relacionados con las grasas:

Mito 1: La cardiopatía es causada por el consumo de colesterol y grasas saturadas de productos provenientes de animales, mientras que una dieta baja en grasas y colesterol es más saludable para la gente.

La Verdad: Durante el periodo de aumento rápido de cardiopatía (1920-1960), el consumo Estadounidense de grasas animales disminuyó, pero el consumo de grasas vegetales hidrogenadas y procesadas industrialmente aumentó dramáticamente (*USDA-HNIS*).

El Framington Heart Study ("Estudio Cardiovascular Framington") es a menudo mencionado como prueba de este mito. En ese estudio los habitantes de Flamington, Massachusetts, E.U., quienes consumían más grasas saturadas, colesterol y calorías tenían los más bajos niveles de serum de colesterol.

Mito 2: Las grasas saturadas obstruyen las arterias.

La Verdad: Estudios han mostrado que los ácidos grasos hallados en las obstrucciones arteriales son más que todo no saturados (74%), de los cuales el 41% son poliinsaturados (Lancet 1994 344:1195) y no las grasas saturadas de animales o plantas como el coco.

Mito 3: Las grasas animales causan cáncer y cardiopatía.

La Verdad: Las estadísticas dicen lo contrario. El temor de la mantequilla y grasa animal ha causado que se disminuya su consumo durante el último siglo, pero el índice de cardiopatía y cáncer se ha disparado a las nubes. Las grasas animales contienen muchos nutrientes que protegen contra el cáncer y la cardiopatía, índices elevados de estas patologías están relacionados al consumo de grandes cantidades de aceite vegetal (Fuente: Federation Proceedings Julio 1978 37:2215)

Mito 4: Los niños se benefician de una dieta baja en grasa.

La Verdad: Los niños alimentados con dietas bajas en grasa sufren problemas de crecimiento, falta de desarrollo y discapacidades de aprendizaje (Fuente: Food Chemistry News 3/10/1994).

Mito 5: Una dieta baja en grasa lo hará "sentir mejor...y usted gozará más de la vida."

La Verdad: Las dietas bajas en grasa están asociadas con índices elevados de depresión, problemas sicológicos, cansancio, violencia y suicidio (*Fuente: Lancet 3/21/92 Vol 339*).

Mito 6: Para evitar la cardiopatía, debemos consumir margarina en vez de mantequilla.

La Verdad: Las personas que comen margarina tienen un índice de cardiopatía dos veces más alto que las personas consumidoras de mantequilla (Fuente: Nutrition Week 22/3/1991 21:12).

Mito 7: Los Asiáticos no consumen suficiente ácido graso esencial (AGE).

La Verdad: Los Asiáticos consumen demasiado AGE de un tipo (el omega 6 presente en la mayoría de aceites vegetales poliinsaturados) más no suficiente de otro tipo de AGE (el omega 3 presente en el pescado, aceites de pescado, huevos de gallinas criadas en pradera, vegetales y hierbas de color verde oscuro, aceites de ciertas semillas tales como el lino, chia y nueces como la de nogal y en pequeñas cantidades de todos los cereales integrales) (Fuente: American Journal of Clinical Nutrition 1991 54:438-63).

Mito 8: La dieta de los "cavernícolas" o "cazadores-recolectores" era baja en grasa.

La Verdad: A través de la historia la gente primitiva buscaba y consumía grasa de peces y mariscos, aves acuáticas, mamíferos marinos, aves terrestres, insectos, cerdos, reses, ovejas, cabras, animales silvestres de caza, huevos, nueces y productos lácteos (Abrams, Food & Evolution 1987).

El hecho es que algunas grasas pueden verdaderamente ayudarle a mantenerse delgado, mejorar su metabolismo y mejorar su sistema inmunológico no importa cuál sea su Tipo Metabólico®.

Grasas nocivas que se deben evitar

Sin embargo, no obstante cual sea su Tipo Metabólico®, las siguientes grasas de última moda pueden causar cáncer, cardiopatía, disfunción del sistema inmunológico, esterilidad reproductiva, discapacidades de aprendizaje, problemas de crecimiento y osteoporosis:

- Todos los aceites hidrogenados o parcialmente hidrogenados
- Aceites procesados industrialmente tal como los de soya, maíz, cártamo, semilla de algodón y canola.
- Grasas y aceites (especialmente aceites vegetales) calentados a altas temperaturas cuando son procesados o cuando se fritan alimentos con ellos.

Ácido graso Trans

Una substancia mala para la salud, también conocida como grasa trans, es elaborada a través del proceso químico de hidrogenar los aceites. La hidrogenación solidifica y aumenta el periodo de duración de almacenamiento de los aceites y estabiliza el sabor de los alimentos que los contienen. La grasa trans se encuentra en mantecas vegetales, algunas margarinas, galletas, refrigerios y otros alimentos.

Las grasas trans también se encuentran en abundancia en las patatas fritas. Para hacer que los aceites vegetales sean aptos para fritar los aceites son hidrogenados, lo que crea las grasas trans. Investigaciones sugieren que ciertas cantidades de esta grasa tienen correlación con enfermedades circulatorias tal como la ateroesclerosis y cardiopatía coronaria y se debe evitar su consumo.

Aceites vegetales

Mito: "Utilice más los aceites vegetales."

La Verdad: Los poliinsaturados en grandes cantidades contribuyen al cáncer, la cardiopatía, enfermedades autoinmunes, discapacidades de aprendizaje, problemas intestinales y envejecimiento prematuro. El exceso de grasas polisaturadas es nuevo en la dieta humana debido al uso moderno de aceites vegetales comerciales. Hasta el aceite de oliva, un aceite monoinsaturado benéfico para la salud, puede causar desequilibrios a nivel celular si se consume en grandes cantidades.

La verdad acerca de la grasa saturada

Las grasas saturadas, tal como la mantequilla, la grasa de las carnes, los aceites de coco y palma tienden a ser sólidas a temperatura ambiente. Según la sabiduría convencional, estas grasas tradicionales tienen la culpa de la mayoría de enfermedades modernas: la cardiopatía, cáncer, obesidad, diabetes, función anormal de la membrana celular y hasta trastornos del sistema nervioso tal como la esclerosis múltiple.

Sin embargo, muchos estudios científicos indican que son el aceite vegetal procesado cargado de radicales libres producto de su elaboración, y el aceite vegetal artificialmente endurecido llamado grasa trans, los culpables de las enfermedades modernas, no las grasas saturadas naturales.

Los seres humanos necesitamos de grasas saturadas porque somos de sangre caliente. Nuestro organismo no funciona a temperatura ambiente sino a una temperatura tropical. Las grasas saturadas suministran la rigidez y la estructura adecuada para las membranas celulares y tejidos. Cuando consumimos muchos aceites no saturados nuestras membranas celulares no tienen la integridad estructural para funcionar adecuadamente y se convierten demasiado flexibles, y cuando consumimos mucha grasa trans, la cual no es tan suave como las grasas saturadas a temperatura ambiente, nuestras membranas celulares se tornan muy rígidas.

Al contrario de la opinión general, la cual no está basada en la ciencia, las grasas saturadas no obstruyen las arterias o causan cardiopatía. De hecho, el alimento preferido para el corazón es la grasa saturada, y las grasas saturadas reducen una substancia llamada lipoproteína(a), siendo un indicador muy preciso de la propensión a la cardiopatía.

"Las grasas han sido satanizadas en los E.U." dice el Doctor Eric Dewailly profesor de medicina preventiva en la universidad Laval en Quebec, Canadá. La alimentación tradicional de los esquimales contiene más de un 50% de calorías provenientes de grasas. No obstante, ellos no mueren de infartos cardíacos en índices cercanos a otros canadienses o estadounidenses, señala el Doctor Dewailly.

Más importante aún, las grasas provienen de animales salvajes nativos y no de animales criados en granjas. Los animales criados en granja, encerrados y rellenados con granos agrícolas (carbohidratos), típicamente contienen grandes cantidades de grasas malas para la salud, que no se ven naturalmente en animales salvajes. Muchos de nuestros alimentos procesados también están plagados de grasas trans tales como los aceites y grasas vegetales creados por la ingeniería alimentaria, y contrabandeados en alimentos horneados y refrigerios.

Las grasas saturadas juegan muchos papeles importantes en la química del organismo: Fortalecen el sistema inmunológico y están involucradas en la comunicación intercelular, lo cual significa que nos protegen contra el cáncer; Le ayudan a los receptores en las membranas de nuestras células a funcionar bien, incluso los receptores para la insulina, de ese modo protegiéndonos contra la diabetes; Los pulmones no pueden funcionar sin las grasas saturadas, por eso es que los niños a quienes se les brinda mantequilla y leche completa con grasa tienen menores índices de asma que los niños a quienes se les brinda leche con grasa reducida y margarina; y por último, también están involucradas en la función de los riñones y la producción de hormonas.

Las grasas saturadas son necesarias para que el sistema nervioso funcione bien, y más cuando la mitad de la grasa en el cerebro es saturada. Este tipo de grasas también ayudan a suprimir la inflamación. Finalmente, las grasas saturadas provenientes de animales contienen las valiosas vitaminas solubles en agua A, D, y K2, las cuales necesitamos en grandes cantidades para ser saludables.

Los seres humanos han estado consumiendo grasas saturadas provenientes de productos animales, productos de leche y aceites tropicales durante miles de años. De manera que, la llegada de los aceites vegetales procesados modernos son los que están relacionados con la epidemia de enfermedades modernas degenerativas, no el consumo de grasas saturadas.

Curando con cocos

Los cocos tienen un alto contenido de grasa saturada que, al contrario de la creencia generalizada, es una grasa necesaria para una nutrición óptima. Existen tres diferentes tipos de grasas saturadas, y los cocos contienen el tipo más saludable con ácidos grasos de media cadena, que en realidad le ayudarán a bajar de peso mientras aumentan su salud.

Puesto que el aceite de coco contiene una alta proporción de grasas saturadas, algunos médicos pueden concluir que es malo para su corazón. Sin embargo, estudios realizados al aceite de coco han descubierto que de hecho es bueno para el corazón.

Un estudio en la edición del 2004 de "Clinical Biochemistry" (Bioquímica Clínica) descubrió que el aceite de coco, especialmente el aceite de coco virgen, reduce el colesterol, especialmente el LDL (el malo), mientras aumenta el colesterol HDL (el bueno).

Asimismo, un estudio epidemiológico publicado por "The American Journal of Clinical Nutrition" (Revista Americana de Nutrición Clínica) examinó dos poblaciones indígenas cuya fuente de energía alimenticia provenía en un 63% y 34% de cocos, y no encontró riesgo elevado de enfermedad vascular.

Los ácidos grasos de media cadena que abundan en los cocos son digeridos más fácilmente y utilizados de manera diferente por el organismo que otras grasas, mientras que otras son almacenadas en las células del organismo. El ácido graso de media cadena en el aceite de coco se envía directamente al hígado donde es convertido de inmediato en energía. Entonces, cuando usted consume coco y el aceite proveniente de él, su organismo los utiliza inmediatamente para generar energía en vez de almacenarlos en forma de grasa corporal. Debido a que esta rápida absorción reduce el estrés al páncreas, hígado y sistema digestivo, el aceite en los cocos "calienta" su sistema metabólico lo que causará que este queme más calorías en el día, contribuyendo a la reducción de peso y al tener más energía.

Vitaminas solubles en grasa para el crecimiento

El quid de la investigación del Doctor Price tiene que ver con lo que él denominó los "activadores solubles en grasa", siendo éstas las vitaminas halladas en las grasas y vísceras de animales alimentados con pasto, y en ciertos alimentos de mar tal como los huevos de pescado, mariscos, pescado graso (también conocido como pescado azul) y aceite de hígado de bacalao o tiburón. Los tres activadores solubles en grasa son: la vitamina A, vitamina D y vitamina K2 y la forma animal de la vitamina K. En las dietas tradicionales, los niveles de estos nutrientes claves eran alrededor de diez veces más altos que en las dietas basadas en los alimentos del comercio moderno, los cuales contienen azúcar, harina de trigo blanca y aceite vegetal. El Doctor Price se refirió a estas vitaminas como activadores porque sirven como los catalizadores para la absorción de minerales. Sin ellos los minerales no pueden ser utilizados por el cuerpo, aunque sean abundantes en la dieta.

Investigaciones modernas validan las conclusiones del Doctor Price. Sabemos ahora que la vitamina A es vital para el metabolismo mineral y proteínico, la prevención de defectos y enfermedades congénitas, el desarrollo óptimo de bebes y niños, la protección contra las infecciones, la producción de hormonas de estrés y sexuales, la función de la tiroides, al igual que la salud de ojos, piel y huesos. La vitamina A es agotada por el estrés, la infección, la fiebre, el ejercicio pesado, exposición a los pesticidas y químicos industriales, al igual que el consumo excesivo de proteína.

Investigaciones modernas también han revelado los cuantiosos papeles que juega la vitamina D, que es imprescindible para el metabolismo de los minerales, los huesos y el sistema nervioso para que sean saludables; el buen tono muscular, salud reproductiva, producción de insulina, protección contra la depresión y protección contra enfermedades crónicas como el cáncer y la cardiopatía.

La vitamina K juega un papel importante en el crecimiento y el desarrollo del esqueleto, reproducción normal, desarrollo de huesos y dientes saludables, protección contra la calcificación e inflamación de las arterias, síntesis de mielina y capacidad de aprendizaje.

Las vitaminas A, D y K trabajan de manera sinérgica. Las vitaminas A y D le dicen a las células que fabriquen ciertas proteínas; después de que las enzimas celulares fabrican esas proteínas, éstas son activadas por la vitamina K. Esta sinergia explica los reportes de toxicidad por la ingesta de las vitaminas A, D o K de manera aislada, de manera que es mejor tomar estas de fuentes alimenticias integralmente. Estos tres nutrientes deben acoplarse en la dieta, o el organismo desarrollará deficiencias de los activadores ausentes.

El papel vital de estas vitaminas solubles en grasa y los altos niveles hallados en las dietas de gente tradicional saludable, confirman la importancia de alimentar el ganado y otros animales de granja en pradera. Si los animales domésticos no están consumiendo pasto verde, las vitaminas A y K estarán en gran parte ausentes de la grasa de su carne, las vísceras, la grasa de la mantequilla de su leche y de las yemas de los huevos. Si los animales no son criados a la luz del sol, la vitamina D estará en gran parte ausente de los alimentos que provienen de estos.

Consumidos abundantemente durante el embarazo, la lactancia y el periodo de crecimiento, estos nutrientes aseguran el desarrollo físico y mental óptimo en los niños. Consumidos por los adultos, estos nutrientes protegen contra las enfermedades agudas y crónicas.

Las vitaminas A, D, y K2 para una columna recta

Desarrollo de los huesos

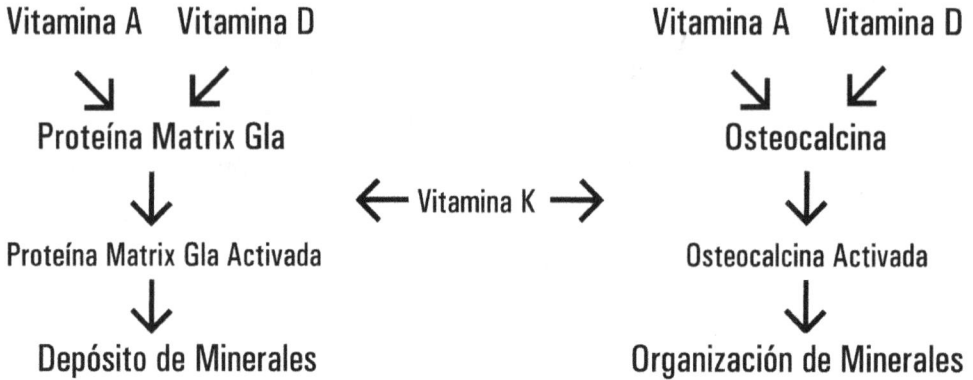

Vitamina A   Vitamina D

Proteína Matrix Gla

← Vitamina K →

Proteína Matrix Gla Activada

Depósito de Minerales

Vitamina A   Vitamina D

Osteocalcina

Osteocalcina Activada

Organización de Minerales

CRECIMIENTO DE LOS HUESOS

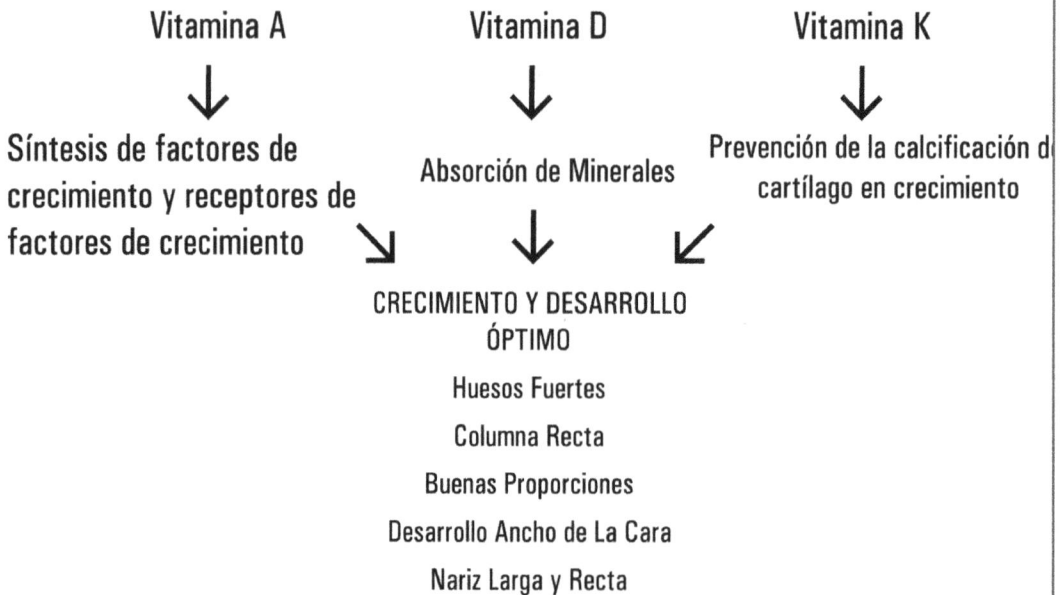

Vitamina A

Síntesis de factores de
crecimiento y receptores de
factores de crecimiento

Vitamina D

Absorción de Minerales

Vitamina K

Prevención de la calcificación d[
cartílago en crecimiento

CRECIMIENTO Y DESARROLLO
ÓPTIMO

Huesos Fuertes

Columna Recta

Buenas Proporciones

Desarrollo Ancho de La Cara

Nariz Larga y Recta

The image shows a logo with text "ScolioLife™" at the top.

Fuentes de Vitaminas Solubles en Grasa

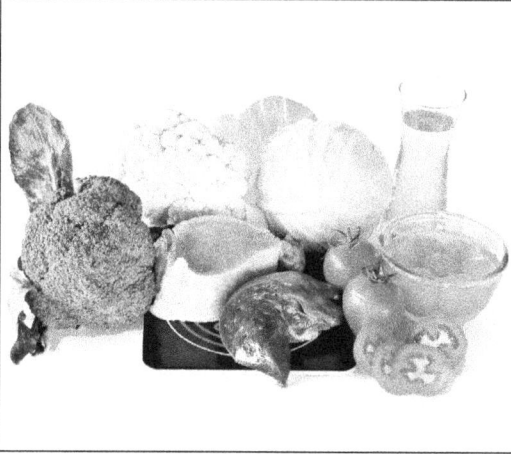

Vitamina A

La Vitamina A se encuentra en fuentes animales como el hígado de res/ternero, pescado graso (caballa), aceite de hígado de bacalao, yema de huevo y productos lácteos. El beta caroteno, un precursor de la vitamina A, se encuentra en vegetales verdes de hoja, al igual que frutas y vegetales de colores vivos.

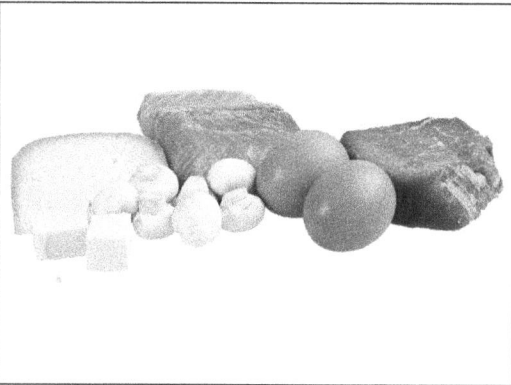

Vitamina D

La vitamina D se fabrica en el organismo cuando este se expone al sol. Alimentos como el queso, la mantequilla, la leche, el aceite de hígado de bacalao y el pescado graso (caballa, sardinas y arenque).

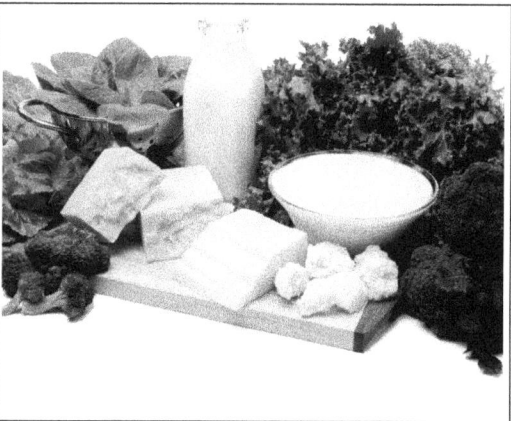

Vitamina K

La vitamina K es fabricada por las bacterias benéficas en los intestinos, por lo tanto, las comidas y bebidas fermentadas, como el Natto y el Kéfir son buenas fuentes alimenticias. La vitamina K se incluye en el repollo, coliflor, espinaca, brócoli, los vegetales verdes de hoja y el queso.

CAPITULO II

Nutrientes para la salud de articulaciones y huesos

" *El médico del futuro ya no tratará el cuerpo humano con medicamentos, sino más bien curará y prevendrá la enfermedad con nutrición.* "

— Thomas Edison

Parece ser que todos los días estamos siendo bombardeados con ridículas dietas novedosas, complementos, píldoras o programas que nos prometen el sol, las estrellas y la eternidad; pero, a menudo, no entregan nada más que una polvareda.

Es comprensible que se sienta escéptico con respecto a este criterio, pero merece saber el plan y la información incluida en este libro para mejorar su salud y su vida.

Para empezar, es importante saber que no necesita consumir una bolsa de mercado llena de complementos alimenticios, porque las recetas saludables y alimentos recomendados en libros de salud le suministrarán la mayor información sobre los nutrientes que usted necesita, siempre y cuando se atenga a escoger sus alimentos con base en su Tipo Metabólico®.

Las únicas excepciones pueden ser:

- Los pocos complementos que casi todas las personas necesitan, como el aceite de pescado con omega-3
- Complementación específica para aquellos con retos especiales de salud.

La verdad sobre los complementos

Le puede sorprender saber que China es en realidad uno de los más grandes exportadores de muchas drogas y vitaminas. Alrededor del 90 por ciento de toda la vitamina C que se vende en E.U. proviene de China. Ellos también producen el 50 por ciento del ácido acetilsalicílico (Aspirina®) del mundo y el 35 por ciento de todo el paracetamol (acetaminofén). Esto también es cierto en relación a la exportación de las vitaminas A, B-12 y E.

Debido a los escándalos por alimentos envenenados para mascotas, la leche envenenada con melamina y los casos reportados de alimentos y crema dental tóxicos, todas las miradas están girando alarmadas en el mercado chino de vitaminas y complementos, poniendo en duda su seguridad.

De esta manera, aunque los complementos pueden ser algunas veces útiles, su mejor alternativa sería el procurar obtener la mayoría de sus vitaminas y minerales de los alimentos que usted come. Los alimentos procesados carecen gravemente de nutrientes, pero el comer bastantes alimentos biológicos (también conocidos como orgánicos o ecológicos) crudos, cultivados localmente (o lo más cerca posible) y los alimentos fermentados discutidos en secciones previas de este libro, pueden satisfacer la mayoría de sus necesidades nutricionales.

Nuevas investigaciones sugieren que las naranjas suministran mejor protección antioxidante que las tabletas de vitamina C. Las frutas ricas de esta vitamina son poderosos antioxidantes que pueden proteger el ADN celular contra el daño.

Un equipo de investigación le brindó a sujetos de experimento un vaso lleno de jugo de naranja sanguina (naranja roja) y a otro grupo una cantidad equivalente de agua fortalecida con vitamina C o agua con azúcar (sin vitamina C). Los niveles de vitamina C en el plasma sanguíneo se dispararon dramáticamente en ambos grupos de sujetos, que bebieron el jugo y el agua fortalecida, pero cuando sus muestras sanguíneas fueron después expuestas a peróxido de hidrógeno, una substancia que se sabe que causa daño al ADN, el daño fue significativamente menor en las muestras tomadas de aquellos que bebieron jugo de naranja natural.

La vitamina en las frutas existe en una matriz de otras substancias beneficiosas, todas ellas pueden interactuar las unas con las otras para producir efectos favorables. La naturaleza es infinitamente más compleja e inteligente que cualquier cosa empacada en un producto fabricado por la mente humana y el laboratorio.

Una idea comúnmente errónea sobre la nutrición es pensar que usted sólo tiene que tomar una píldora multivitamínica al día y entonces quedara bien para continuar con sus actividades cotidianas. La gente suele pensar: "Bueno, tengo las vitaminas y minerales que necesito este día, porque tomé esta sola píldora." Esto, en verdad, no llega tan lejos. Sin embargo, las píldoras multivitamínicas pueden ayudar de alguna manera mínima, pero no le suministran suficiente nutrición para la salud plena o la prevención de enfermedades y, en el proceso, omiten muchos nutrientes que no han sido todavía descubiertos. **Por lo tanto, para la complementación óptima evite aislados sintéticos y, si tiene que hacerlo, consuma solamente alimentos o complementos que provienen de alimentos naturales.**

Mi opinión sobre los complementos

Algunas personas piensan que ser saludable requiere gastar una fortuna en hierbas y complementos, pero ese no es el caso. Aunque la complementación es una de las estrategias presentadas aquí, no cuesta tanto como piensa, si usted es sabio en relación en el lugar donde compra sus complementos nutricionales. Por lo general, muchos de estos hábitos de salud son altamente eficaces y lo importante es que la mayoría son gratis. Los cinco hábitos de la transformación de la salud son, lo que yo considero las cinco estrategias más eficaces en este cuadrante:

1. Luz solar
2. Agua
3. Reducción del estrés
4. Ejercicio físico
5. Alimentos integrales naturales

Complementos recomendados para la escoliosis

1. Multivitaminas de alimentos integrales

Cuando se trata de multivitaminas sintéticas existen montones de investigaciones - investigaciones que explican en detalle cómo su organismo sólo puede absorber un pequeño porcentaje de los nutrientes (y potencialmente utilizar hasta menos)-. De acuerdo a esos estudios su organismo absorberá mayores cantidades de nutrientes si el multivitamínico viene en forma de alimento integral natural no sintético.

Entonces, al recomendar un multivitamínico de alta calidad recuerde que estos complementos nutricionales mejoran los alimentos que usted consume. Ellos no reemplazan una dieta saludable con alimentos biológicos (también conocidos como orgánicos o ecológicos) sin procesar.

Puede que su programa o labor diaria le impida cocinar comidas integrales y saludables, obligándolo a comer "comidas rápidas o chatarra", pero esto puede a largo plazo ser perjudicial para su salud y la de su familia. Un número de estudios cuidadosamente controlados indican que, cuando una comida "rápida" llega a su mesa, una cantidad importante de contenido nutritivo ya se ha perdido. ¡Algunos estudios calculan aproximadamente que es hasta un 50%!

Esa pérdida puede ser atribuida en parte a los métodos convencionales de cultivo, los cuales dependen fuertemente del uso de fertilizantes y pesticidas químicos. En otros casos, la cocción de los alimentos también puede quitarle bastante de su valor nutritivo. Entonces, sabiendo que no siempre puede obtener los alimentos integrales sin procesar que necesita, agregue a los alimentos que adquiera un buen multivitamínico compuesto de alimentos integrales, esto complementará su dieta y será una decisión acertada.

2. Caldo de hueso

¿Ha escuchado el refrán sudamericano que dice "un buen caldo resucita a un muerto"?

Nada supera en valor nutritivo al caldo casero: rico en sabor, aromático y brillante con gotitas de grasa dorada. El caldo de hueso casero ofrece tal profundidad en sabor, que su versión de supermercado jamás podrá igualarla. Usted lo puede utilizar como base para sopas, salsas, salsas de carne, y también suministra un medio de cocción para granos y vegetales.

A medida que los huesos se cocinan en agua, especialmente si esa agua se ha hecho un poco ácida con vinagre de manzana, son liberados minerales y otros nutrientes de los huesos, que hacen que el caldo sea rico en calcio, magnesio, fósforo y otros oligominerales. Es más, el caldo de hueso hasta contiene glucosamina y condroitina, que ayuda a contrarrestar la artritis y el dolor en las articulaciones. Lo mejor de todo es que los caldos caseros son ricos en gelatina, una fuente barata de proteína complementaria. (Véase en el Apéndice B una lista de todas las enfermedades que puede curar el caldo de hueso).

¿De qué está compuesto el caldo de hueso?

Los dos componentes importantes del caldo casero de hueso son la prolina y la glicina. Ambos componentes juegan un papel significativo en la formación de tejido óseo. Los huesos están hechos de fibras colágenas compuestas de moléculas gigantescas de proteína que contienen cerca de 1.000 aminoácidos cada una. La glicina contribuye un tercio de los aminoácidos. Los otros aminoácidos que se destacan en los huesos son la prolina y la hidroxiprolina.[43]

Aquí esta una breve descripción de la prolina y la glicina:

Prolina

Investigaciones recientes muestran que los niveles de plasma caen por un 20% a 30% cuando a una persona de salud promedio se le brinda una dieta deficiente en prolina.[44] Esto da a entender que la prolina debe ser clasificada como un aminoácido "esencial". El organismo no puede producir prolina en cantidades suficientes sin asistencia dietética.

Glicina

El organismo humano requiere de grandes cantidades de glicina para la desintoxicación después de ser expuesto a químicos. La glicina también ayuda a la digestión, mejorando la secreción de ácido gástrico.

¿Cuál es la mejor fuente natural de Prolina y Glicina?

Investigaciones indican que la gelatina es la mejor fuente de prolina e hidroxiprolina que conoce la humanidad. Contiene alrededor de 15.5 gramos de prolina y 13.3 de hidroxiprolina por cada 100 gramos. Además, contiene 27.2 gramos de glicina por cada 100 gramos de proteína pura. La lisina e hidroxilisina necesarias para la síntesis de colágeno también están presentes aunque en menores cantidades: 4.4 y 0.8 gramos por cada 100 gramos de proteína pura.

¿Creería usted esto? Un estudio Italiano en 1907 demostró que las inyecciones de gelatina podían aumentar el calcio de la sangre en circulación, de ese modo estimula la creación de hueso.[45] Estudios recientes continúan apoyando la valides de ese efecto. En una publicación Japonesa , por ejemplo, un grupo de control de ratones fue alimentado 10 semanas con una dieta baja en proteína que contenía un 10% de caseína, mientras que el grupo de experimento fue alimentado con una combinación de 6% caseína y 4% gelatina. ¿El resultado?

El contenido mineral óseo y la densidad mineral ósea del fémur fueron ambos significativamente más altos en el grupo experimental que en el grupo de control.[46] Y este efecto fue más evidente que el registrado con la prolina, excepto cuando los dos se combinan , tal como lo muestra un estudio alemán de 1999.[47]

Asimismo, en el año 2000, mientras reseñaba literatura acerca del colágeno hidrolizado (la gelatina) en el tratamiento de la osteoporosis y la artrosis, el Doctor Roland W. Moskowitz de la Universidad Case Western Reserve (E.U.) descubrió que 10 gramos de colágeno hidrolizado de calidad farmacéutica por día eran suficientes para reducir el dolor en pacientes con artrosis de la rodilla o articulación coxofemoral (cadera) y lo más relevante es que la gelatina mantuvo una ventaja significativa de tratamiento sobre el placebo.[48]

¿Convencido? Continuemos.

Lo único que hay que tener en cuenta es que cualquier forma de gelatina que finalmente utilice, NUNCA debe ser preparada en un microondas. De acuerdo a una carta publicada en la revista médica Británica "The Lancet", calentar la gelatina en un horno microondas convierte la l-prolina en d-prolina[49] lo cual puede ser peligroso. En otras palabras, la gelatina en el caldo casero puede conceder beneficios maravillosos, pero si calienta en el microondas se vuelve toxica para el hígado, los riñones y el sistema nervioso.

El papel de la gelatina en fomentar la salud intestinal y ósea

Reconocidos escritores de la salud , incluso Adelle Davis y Linda Clark, han identificado problemas severos relacionados con los huesos causados por deficiencias generalizadas de ácido hidroclórico, especialmente después de la edad de 40. Como señala Davis: "una cantidad insuficiente de ácido hidroclórico perjudica la digestión de la proteína y la absorción de vitamina C, permite que sean destruidas las vitaminas B e impide que los minerales lleguen a la sangre, hasta el punto que la anemia se puede desarrollar y los huesos se desmoronan."[50]

Otro investigador, Carl Voit, halló que la gelatina ayuda a la digestión por su habilidad para normalizar ambos casos: la deficiencia y el exceso de ácido hidroclórico. También que pertenece a la clase de substancias que ayudan a la digestión favoreciendo el flujo de jugo gástrico en el estómago.[51]

La reputación tradicional de la gelatina como un restaurador de la salud ha dependido fundamentalmente de su habilidad para calmar el tracto gastrointestinal. "La gelatina cubre la membrana mucosa del tracto intestinal y protege contra la acción perjudicial adicional por parte de los alimentos ingeridos" escribió Erich Cohn, de la Policlínica Médica de la Universidad de Bonn (Alemania) en 1905.

Asimismo, el Doctor Francis Marion Pottenger descubrió que si la gelatina se incluye como parte de una comida, la acción digestiva se distribuye a través de la masa de alimentos, y la digestión de todos los componentes procede de manera suave.[52]

La gelatina y el hígado

Reuben Ottenberg, Doctor en Medicina, escribió en el Journal of the American Medical Association ("Revista de la Asociación Médica Americana"): "Se ha sugerido que la administración de cantidades extras de proteínas que contienen abundante glicina (tal como la gelatina) pueden mejorar el metabolismo del hígado."[53] Ottenberg recomienda que los pacientes con ictericia y otros problemas del hígado tomen entre 5 y 10 gramos de gelatina por día, sea en forma de alimento o complemento medicinal en polvo.

En resumen...

El caldo de hueso es el antídoto perfecto para las personas con escoliosis y también para las siguientes enfermedades: artritis, enfermedad inflamatoria intestinal (enfermedad de Crohn y colitis ulcerosa), cáncer, estados de sistema inmunológico debilitado y desnutrición. La gelatina es el ingrediente clave en el caldo, aunque también contiene varios otros nutrientes y minerales (por ejemplo: calcio, fosforo, magnesio, sodio, potasio, sulfato y fluoruro) esenciales para la salud de los huesos y aparato digestivo.

Piense para la salud de sus huesos un complemento de proteína y calcio. Los ingredientes químicos extraídos del caldo son la glicina y la prolina (colágeno/gelatina) calcio y fosforo (minerales), ácido hialurónico y sulfato de condroitina (glucosaminaglicanos/ mucopolisacáridos) y otros minerales, aminoácidos y glucosamina-glicanos/mucopolisacáridos en cantidades menores. El famoso libro de cocina estadounidense "The All New Joy of Cooking" ("La Nueva Alegría del Cocinar") describe el caldo como un calmante intrínseco , reconfortante y reconstructivo para nuestro espíritu y vigor.[54]

Yo recomiendo utilizar el caldo de hueso en las sopas con regularidad durante todas las etapas de la escoliosis y más importante aún, durante el estirón de crecimiento de un niño. Mientras que tradicionalmente la sopa se sirve en el almuerzo o en la cena, yo la recomiendo ampliamente en el desayuno también, porque tiene un alto contenido de agua y minerales. Por la mañana es ideal porque en ese momento es cuando el organismo está deshidratado y en ayunas debido a varias horas de sueño. Usted puede utilizar el caldo de hueso para preparar cualquier sopa que usted quiera, siempre y cuando se asegure de seguir las siguientes instrucciones:

Yo recomiendo utilizar el caldo de hueso en las sopas con regularidad durante todas las etapas de la escoliosis y más importante aún durante el estirón de crecimiento de un niño. Mientras que tradicionalmente la sopa se sirve en el almuerzo o la cena, yo la recomiendo ampliamente en el desayuno también porque tiene un alto contenido de agua y minerales los cual es ideal en la mañana, cuando el organismo está deshidratado y en ayunas debido a varias horas de sueño. Usted puede utilizar el caldo de hueso para preparar cualquier sopa que usted quiera siempre y cuando se asegure de seguir las instrucciones siguientes.

Como preparar su propio caldo de hueso en casa

Ingredientes claves

1. Huesos - de aves, pescado, mariscos, res o cordero.

- Restos cocidos de una comida anterior, con o sin piel y carne.
- Huesos crudos, con o sin piel y carne.
- Utilice una ave completa o solo partes (buenas opciones incluyen las patas, costillas, pescuezo y pezuñas de cerdo, res o de cordero).
- No olvide las conchas de los mariscos, pescados enteros (con cabezas) o pequeños camarones secos.

2. Agua - comience con agua fría filtrada

- Suficiente para apenas cubrir los huesos o 2 tasas por cada libra de huesos.

3. Vinagre - sidra de manzana, vino tinto o blanco, vinagre de arroz o vinagre balsámico

- Una salpicadura.
- Dos cucharadas por cada litro de agua o por cada dos libras de huesos.

- El jugo de limón puede sustituir el vinagre (ácido cítrico en vez de ácido acético).

4. Vegetales (opcional) - peladuras y sobras como puntas, coronas, cascaras o el vegetal entero.

- Apio, zanahoria, cebolla, ajo y perejil son los más utilizados tradicionalmente, pero cualquiera sirve.
- Recuerde que si usted agrega éstos ingredientes hacia el final de la cocción el contenido mineral en el caldo será más alto.

Método

Agregue los huesos triturados en pedazos grandes, agua y vinagre a una olla. Déjelos reposar entre 30 minutos y una hora. Ahora caliente la mezcla en fuego bajo hasta que el agua hierva lentamente y retire cualquier capa de suciedad que haya subido a la superficie. Disminuya el fuego y permita que hierva en fuego lento de nuevo (entre 6-48 horas para huesos de pollo, o 12-72 horas para huesos de res). Si desea, agregue los vegetales en la última media hora de cocción. Cuele el caldo y deseche los huesos. El caldo frío se convertirá en gel cuando suficiente gelatina esté presente. El caldo puede ser congelado durante meses o refrigerado durante alrededor de 5 días sin llegar estropearse.

3. La luz del sol y la salud

Para una persona de China o de la India sería difícil de creer que una nueva ley del estado de California (E.U.) prohíbe que los niños menores de 14 años de edad se apliquen bronceados químicos, y que en 27 estados de E.U. los adolescentes por ley necesiten permiso de sus padres para broncearse al aire libre. La preocupación proviene del hecho que, la sobreexposición a la luz solar, puede permitir que rayos ultravioleta invadan la piel, lo que genera un daño al ADN y finalmente conduce al cáncer de piel.

Si usted recuerda lo que mencioné anteriormente en este libro, el alimento de una persona puede ser el veneno de otra y viceversa.

Reportes alarmantes de los efectos nocivos de la exposición continua de los rayos del sol sobre nuestra piel y organismos, se difunden por los medios de comunicación occidentales porque la tez clara no tiene suficiente pigmentación (melatonina) para protegerlos contra los efectos nocivos de la luz ultravioleta presente en los rayos del sol.

En contraste, la misma luz del sol puede sustentar la vida de personas de piel oscura africanas y asiáticas. No es por nada que algunas civilizaciones orientales antiguas manifestaron que "el sol alimenta los músculos."

Hasta los romanos ponían en práctica la técnica de entrenamiento de asolear a sus gladiadores con el fin de fortalecer y aumentar el tamaño de sus músculos para el combate. Los atletas olímpicos también lo hacían, y a lo largo del golfo de Vizcaya, la gente todavía cree que la luz del sol cura el reumatismo. Muchas personas que sufren de dolor de artritis declaran que sienten menos dolencia durante el verano que durante el invierno; si por casualidad viven en países con un clima invernal severo.

Mi creencia personal en el asunto es que tal vez no existe una sola célula en nuestro organismo que no se beneficia directa o indirectamente de la luz del sol. De la misma manera que las plantas no podrían llevar a cabo fotosíntesis alguna y sobrevivir sin el sol, los seres humanos también necesitan la luz del sol para sintetizar nueva vida.

El aventurero Dan Buettner visitó cuatro lugares en el planeta donde la gente vivía bien entrados a los 90 y 100 años de edad, y rigurosamente analizó cómo ellos logran muchos años de vida de buena calidad en su libro: "The Blue Zones" ("Las Zonas Azules").

Después de visitar esos lugares, el autor llegó a la conclusión de que el exponerse al sol, una fuente de vitamina D, es común en las "zonas azules" donde las sociedades con mayor longevidad existen.

En una sección del libro el señor Buettner escribe: "no nos debemos quemar, no nos debemos fritar. Pero 20 minutos al día, en los climas y latitudes que tienen luz del sol de calidad, es probablemente un buen punto para recordar."

La Vitamina D es un jugador clave en su salud general

Es relevante enfatizar que la vitamina D, que fue una vez vinculada solo a enfermedades óseas tales como el raquitismo y la osteoporosis, es ahora reconocida como un jugador principal en la salud general humana.

Un artículo publicado en el número de Diciembre, 2008 de la "American Journal of Clinical Nutrition" ("Revista Estadounidense de Nutrición Clínica"), Anthony Norman, un experto internacional sobre la vitamina D, identifica la contribución potencial de la vitamina D para la buena salud de los sistemas inmunitarios adaptativo e innato la secreción y regulación de insulina en el páncreas, la regulación del corazón y la presión sanguínea, fuerza muscular y la actividad cerebral. Con el acceso a cantidades adecuadas de vitamina D se cree que es beneficioso para reducir el riesgo de cáncer.[55]

Norman también hace una lista de 36 tejidos de órganos en el organismo cuyas células responden biológicamente a la vitamina D, incluso la médula ósea, senos, colon, intestino, riñón, pulmón, próstata, retina, piel, estomago y los tejidos del útero. Todos los órganos y células de su organismo tienen receptores para la vitamina D, lo que significa que esta vitamina se comunica alrededor de todo su organismo. Las células utilizan la vitamina D para regular directamente sus genes, haciendo a éste uno de los compuestos más poderosos para la salud humana. ¡Canadá hasta ha convertido en ley para que en algunas provincias a todos los habitantes de las residencias de ancianos se les brinden complementos de vitamina D!

En un reporte publicado el 19 de Junio de 2009, en la revista "Osteoporosis International" ("Osteoporosis Internacional") el grupo de trabajo experto en nutrición de la "International Osteoporosis Foundation" ("Fundación Internacional de la Osteoporosis") reveló el alcance global de la insuficiencia de vitamina D. Ellos hallaron que niveles por debajo de lo óptimo de vitamina D son comunes en la mayoría de las zonas del mundo, cuya carencia parece estar en aumento. Los autores reseñaron literatura publicada acerca de los niveles de vitamina D en la gente que vive en Asia, Europa, Latinoamérica, el Medio Oriente y África, Norteamérica y Oceanía. Lo que descubrieron fue que la deficiencia de vitamina D está extendida en el Sudeste Asiático y Medio Oriente donde mayor urbanización y el uso de ropa que cubre la mayoría de la piel son contribuyentes mayores.

Un estudio reciente que vincula niveles bajos de vitamina D a afecciones óseas ha sido llevado a cabo por un equipo de científicos en el "All India Institute of Medical Sciences" ("Instituto de Ciencias Médicas Toda India " "AIIMS" por sus siglas en Inglés) en Nueva Delhi, India.[56] La investigación, liderada por Ravinder Goswami del departamento de endocrinología y metabolismo del AIIMS, le da crédito al hecho que la deficiencia de vitamina D puede resultar en emergencias que ponen en riesgo la vida en poblaciones jóvenes que no han desarrollado adaptación biológica con el paso del tiempo.

Después de su primer estudio sistemático de suero sanguíneo en el 2000, el cual mostró que más del 75% de la gente saludable analizada en el norte de la India tenían deficiencia de vitamina D, este grupo de investigadores reveló que aunque nuestra piel se ha oscurecido para adaptarse al clima tropical, no existe adaptación biológica para esa deficiencia. En otras palabras, la piel oscura, que impide que se forme vitamina D mediada por rayos ultravioletas en el organismo, no resulta en una sobre expresión del receptor de vitamina D, una hormona que regula los niveles de calcio en el organismo.

Como resultado, dicen los investigadores, ellos sufren de afecciones óseas como el raquitismo en adultos y niños, y la osteoporosis ampliamente extendida en países subtropicales.

Sus dos nuevos estudios fueron publicados recientemente en la "British Journal of Nutrition" ("Revista Británica de Nutrición") y la "European Journal of Clinical Nutrition" ("Revista Europea de Nutrición Clínica").

Uno de los estudios se amplía en la fase temprana de la deficiencia de vitamina D, dado que nuestro organismo se adapta aumentando la hormona paratiroidea en la sangre, lo cual ayuda a mantener niveles normales de calcio y, por consiguiente, la deficiencia no es fácil de detectar. A largo plazo, sin embargo, esto resulta en la reabsorción ósea (el hueso cataboliza y libra calcio en la sangre) y la osteoporosis (la reducción en densidad mineral ósea, lo cual aumenta los riesgos de fractura).

Todo esto es un llamado a una política nacional de fortificación de los alimentos con vitamina D, de la misma forma que es común en occidente. La afirmación general a favor de la fortificación proviene del otro estudio de Ravinder Goswami, que muestra que 60.000 unidades (Unidad Internacional) de vitamina D tomadas una vez por semana durante ocho semanas; junto con 1 gramo de calcio puro todos los días(es decir, el contenido neto de calcio puro dentro de un compuesto que contiene calcio. Los complementos de calcio de buena calidad indican cuánto calcio puro contiene cada píldora), restauraron el nivel inicial de vitamina D. No obstante , los niveles se desplomaron un año después de detenerse los complementos de vitamina D.

Por eso, exponerse directamente al sol por lo menos durante media hora diaria, es lo que los investigadores sugieren para la ingestión adecuada de vitamina D durante los meses cálidos, o centros de bronceado (solarios) en los meses fríos.

Lo único que genera preocupación en relación con una dosis óptima, es que demasiado de algo bueno puede ser también malo. Se debe tener cuidado para no quemar la piel. Muy poco, en vez de demasiado, debe ser la norma. Comience el baño de sol exponiendo el cuerpo completo entre seis y diez minutos por día, y paulatinamente aumente la duración de la exposición hasta media hora o un poco más. Exponga la parte delantera del cuerpo entre tres y cinco minutos, y después exponga la parte posterior entre tres y cinco minutos.

Al principio de la temporada cálida comience a salir paulatinamente, tal vez algo como diez minutos al día. Progresivamente aumente su tiempo bajo el sol, de tal forma que en unas cuantas semanas pueda recibir una exposición solar adecuada con poco riesgo de desarrollar cáncer en la piel. Desafortunadamente, los niveles de deficiencia crónicos de vitamina D no pueden ser contrarrestados de la noche a la mañana, y pueden tomar meses, ingiriendo complementos y recibiendo luz solar, reconstruir los huesos y el sistema nervioso del organismo.

La vitamina D para sus huesos articulaciones y dientes

Cuando se trata de salud ósea la vitamina D y el calcio van de la mano, dado que el primero ayuda a la absorción del segundo. La ingestión alimenticia corriente es de 307 a 340 miligramos en poblaciones urbanas, y de 263 a 280 miligramos en poblaciones rurales; lo cual es menos de un tercio del calcio necesario (1 gramo por día). Como consecuencia, aunque estas personas vivan en las zonas más soleadas del planeta, permanecen deficientes en vitamina D.

La vitamina D no es sólo importante para la formación de los huesos y el crecimiento, desde la concepción y durante la infancia, también es necesaria para regular la renovación de los huesos a través de toda la vida. Es importante para la salud de los dientes y aumenta la fuerza, masa y coordinación muscular.

La alimentación tiene un impacto significativo sobre la manera en que la vitamina D trabaja en el organismo. La proteína es necesaria para el mantenimiento de los huesos y la masa muscular, y el magnesio junto con las grasas Omega-3, hacen más lenta la renovación de los huesos. Alimentos que estimulan la acidosis, como el queso, la sal y los cereales drenan el calcio, el magnesio y la proteína de los huesos y músculos, y trabajan en contra de la vitamina D. Los vegetales verdes de hoja son esenciales para la salud de los huesos, músculos y para equilibrar la reacción ácido-base en el organismo.

Siendo la dieta típica estadounidense alta en alimentos que producen ácido y baja en vegetales verdes de hoja y otros vegetales, no es de extrañar que la causa principal de discapacidades en esa población sean enfermedades relacionadas con los músculos, huesos y coyunturas; la lumbalgia es la causa número uno. Casos de artrosis, enfermedad gotosa y condrocalcinosis, hasta problemas de fuerza y coordinación, pueden ser todos vinculados a niveles bajos de vitamina D; se mejoran cuando estos son elevados a niveles dentro de los rangos normales.

Las personas padecen un riesgo mayor de fracturas a medida que envejecen, el cual es causado por la enfermedad del esqueleto: la artrosis. Aunque afecta a generaciones mayores, la propensión a desarrollarla se establece en una edad temprana. Durante la infancia, entre menos proteína, calcio, magnesio y fósforo sea integrado en el esqueleto, más alto el riesgo con los años. Como en los adultos, entre más bajos sus niveles de vitamina D, más alto su riesgo de fractura debido a una masa ósea menor. Debido a esto es importante mantener niveles normales de vitamina D durante el embarazo. Los niños deben recibir una cantidad suficiente de esa vitamina a través de la luz del sol o los complementos y la alimentación, completa con proteína adecuada y grasas Omega-3. Los padres, por su parte, deben asegurarse que sus niños practiquen suficiente ejercicio, que involucre levantar peso, como el trepar árboles, practicar deportes o montar en bicicleta para garantizar huesos saludables.

Estudios han demostrado conexiones directas entre las caries, pérdida de dientes, gingivitis, periodontitis y el desarrollo de cardiopatía y esclerosis múltiple. La salud dental es un buen indicador externo de lo que está sucediendo con los huesos internamente. Lo más probable es que las personas que padecen de pérdida considerable de los dientes no solo carecen de masa ósea, sino, también, tienen serias deficiencias de vitamina D. Complementar vitamina D con calcio, puede reducir la velocidad con que se pierden los dientes y ayudar a los huesos también.

Seguir las recomendaciones de tratamiento con vitamina D puede reducir el riesgo de artritis en un 50%, y es igual con el riesgo de debilidad muscular, perdida de coordinación y las caídas relacionadas con el envejecimiento. Aquellos con niveles de vitamina D más altos muestran una reducción del 26% en osteoporosis, pero si la alimentación y la vitamina D se han mantenido desde la concepción, se puede esperar una reducción del 50% del riesgo.

Estudios han demostrado conexiones directas entre las caries, pérdida de dientes, gingivitis, periodontitis y el desarrollo de cardiopatía y esclerosis múltiple. La salud dental es un buen indicador externo de lo que está sucediendo con los huesos internamente. Lo más probable es que las personas que padecen de pérdida considerable de los dientes no solo carecen de masa ósea, pero también son gravemente deficientes en vitamina D. Complementar vitamina D con calcio, puede reducir la velocidad con que se pierden los dientes y ayudar a los huesos también.

Seguir las recomendaciones de la cura con vitamina D puede reducir el riesgo de artritis por un 50%, y es igual con el riesgo de debilidad muscular, perdida de coordinación y las caídas relacionadas con el envejecimiento. Aquellos con niveles de vitamina D más altos muestran una reducción del 26% en osteoporosis, pero si la alimentación y vitamina D se han mantenido desde la concepción, se puede esperar una reducción del 50% del riesgo.

Hasta los médicos tienen deficiencia de vitamina D

Si las personas obtienen su vitamina D del sol, mediante suplementos vitamínicos, alimentos ricos en vitamina D o a través de la combinación de esas fuentes, no existe una buena razón para que esas personas ignoren la necesidad del organismo sobre este nutriente vital. Además, las personas no deben esperar a que el médico les sugiera un examen del nivel de vitamina D. Como concluyó el Doctor Michael Hollick, autor del libro: "UV Advantage" ("Ventaja UV"), después de conducir un estudio en el "Boston Medical Center" ("Centro Médico de Boston" E.U.) en el 2002 (como fue reportado por el sitio Web medicalconsumers. org) se descubrió que el 32% de los alumnos y médicos entre 18 y 29 años de edad tenían deficiencia de vitamina D.

¿Y qué del aceite de hígado de bacalao?

El aceite de hígado de bacalao es un complemento ampliamente recomendado debido a la riqueza de vitaminas A, D y Omega-3. Estos tres nutrientes son todos necesarios para el crecimiento y desarrollo adecuado, especialmente para los niños.

Estudios adicionales, plantean que el aceite de hígado de bacalao no es tan seguro como se pensó anteriormente. El aceite de hígado de bacalao moderno, procesado, contiene mucha más vitamina A que vitamina D, en niveles más altos a los que se encuentran naturalmente; para algunas personas esto puede ser peligroso, especialmente a medida que aprendemos más sobre cómo estas dos vitaminas aumentan la actividad de la una y de la otra.

Otros nuevos estudios han demostrado que no sólo son importantes ambas vitaminas, sino que, además, la proporción de estas vitaminas la una con la otra es crucial. Tomar demasiada vitamina A puede sabotear los beneficios logrados por el consumo adecuado de vitamina D; sin embargo, si toma una cantidad insuficiente de vitamina A, la vitamina D tampoco puede alcanzar a cumplir su potencial. Una cantidad excesiva o insuficiente de cualquiera de las dos vitaminas puede afectar el balance necesario.

La mayoría del aceite de hígado de bacalao producido hoy en día no suministra estas vitaminas en la proporción adecuada. Desafortunadamente, no sabemos cuál debe ser la mejor proporción o el equilibrio entre las dos, y los fabricantes agregan o quitan estas vitaminas como les place o por capricho.

Dos estudios ayudan a esclarecer esta teoría: el primero mostró que las personas que tomaron suplemento de vitamina A en forma de aceite de hígado de bacalao, en realidad, tuvieron una probabilidad de 16% mayor de morir que las personas que no lo hicieron. El segundo estudio mostró que en países desarrollados (como E.U.) el suplementar con vitamina A no disminuyó el riesgo de las personas de contraer infecciones. De hecho, su riesgo incrementó.

Aquí es donde la cuestión de las proporciones correctas entra en juego. En países del tercer mundo, las personas obtienen la mayoría de sus nutrientes a través de los cereales y tienen, por consiguiente, deficiencia de vitamina A. En países desarrollados como E.U., ese no es el caso, de hecho, aproximadamente el 5% de las personas en E.U. tienen toxicidad de vitamina A.

Un investigador de la Universidad de Harvard (E.U.) supervisó estudios relacionados a la disminución del riesgo de cáncer de colon y encontró lo siguiente: la gente que tenía altos niveles de vitamina A y vitamina D no gozaba de mayores niveles de protección contra el cáncer del colon. De hecho, aquellos con niveles normales de ambas vitaminas tuvieron un riesgo reducido de cáncer de colon. Esto lo llevó a creer que aquellos que no complementaban con vitamina A, disfrutaban el efecto positivo de mayores niveles de vitamina D.

Investigadores creen que cuando usted complementa con vitamina A, impide que la vitamina D, en su forma activa, se adhiera a su ADN, evitando así que la vitamina D regule la expresión de sus genes.

Para clarificar, es la forma en retinol (de fuente animal) de la vitamina A la que causa el problema. El beta caroteno no presenta riesgo, porque es una provitamina A y su organismo sólo convierte lo que necesita mientras esté suficientemente sano. Si tiene deficiencia de vitamina D y complementa con ácido retinoico, tiene mayor probabilidad de acumular niveles tóxicos de vitamina A, lo que conlleva a daño en el hígado.

La mejor manera de obtener la proporción necesaria, entre la vitamina A y la vitamina D, es de forma natural. La vitamina A puede ser obtenida a través de una ingestión adecuada de vegetales coloridos, y la vitamina D mediante la exposición diaria al sol. Si esto no es posible debido a que está ocupado, todo el día en una oficina o en la escuela, entonces puede complementar con vitamina D3 y es suficiente. Si todavía desea complementar con aceite de hígado de bacalao, entonces visite la "Weston A. Price Foundation" ("Fundación Weston A. Price") en su página Web www.westonaprice.org, donde encontrará una lista de marcas recomendadas de aceite de hígado de bacalao.

Complementar con vitamina D3

Es ampliamente reconocido que los niveles de vitamina D son bajos en muchos individuos en nuestra sociedad moderna, dado que la mayoría de la población permanece adentro de sus hogares y oficinas durante la mayor parte del día. Es por esta razón que la vitamina D3 en complemento puede ser una alternativa conveniente en lugar de recibir luz del sol directamente. El gobierno de los E.U., por ejemplo, recomienda niveles de ingestión alimenticia de vitamina D desde los 400 UI (Unidad Internacional) hasta 600 UI a diario; lo que es probablemente insuficiente, si se tiene en cuenta un cuerpo significativo de información científica acerca de la vitamina D. Muchos investigadores de la vitamina D creen que 2000 UI son necesarias a diario, especialmente durante los meses de invierno. Se ha comprobado, mediante exámenes en niños entre los 10 y 17 años, que la ingestión de 2000 UI de vitamina D es segura. De hecho, solo la dosis de 2000 UI fue capaz de restaurar niveles normales de vitamina D en los niños con deficiencia.

En un estudio con niños Afro-Americanos obesos se descubrió que el 57% de quienes estaban obesos carecían de vitamina D, en comparación al 40% del grupo de control. Sin embargo, luego de consumir diariamente, durante un mes, 400 UI de vitamina D, los niveles de vitamina D no alcanzaron un rango normal, lo que indica que las recomendaciones actuales del gobierno son inadecuadas.

Un nuevo estudio con hombres jóvenes sanos encontró que necesitaban entre 700 y 800 UI de vitamina D a diario, durante el invierno, para mantener su salud ósea en óptimas condiciones. Usted se puede pensar que los ancianos, la mayoría de las mujeres o los individuos con condiciones de salud, como la escoliosis, necesitan una cantidad mayor, y así es.

En mi opinión, la cuestión sobre cuánta vitamina D es necesaria, debe estar basada en análisis clínicos o en los síntomas que usted tiene, que indican la probable deficiencia. ¿Qué tanta vitamina D es óptima? No existe forma de saber con certeza, y la respuesta puede depender de varios factores, tales como:

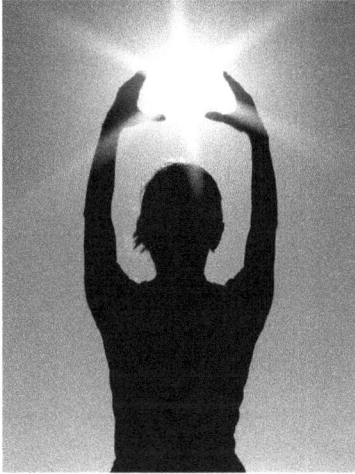

□ Edad

□ Peso

□ Porcentaje de grasa corporal

□ Latitud (donde usted vive)

□ Color de la piel

□ Estación del año (verano versus invierno)

□ El uso de bloqueadores de sol

□ A cuánta luz del sol está expuesto regularmente

□ Su estado de salud

Como regla general, las personas mayores necesitan más vitamina D que las personas jóvenes, las personas grandes más que las pequeñas, las personas pesadas más que las livianas, las personas en el norte más que las personas que viven en el sur del planeta, las personas de tez oscura más que las de tez clara, los usuarios de bloqueadores del sol más que aquellos quienes los evitan, y las personas enfermas más que quienes están en buena salud.

Como puede observar, existen múltiples factores involucrados en la cantidad de vitamina D que es necesaria para cada individuo. No existe una formula estricta, y la necesidad de vitamina D puede cambiar de acuerdo al estado de salud del individuo. Si usted se enferma y sufre de cardiopatía, cáncer o hasta escoliosis, ¿cuánta vitamina D necesitará su cuerpo para ayudarle a mejorarse? Nadie sabe la respuesta a esa pregunta, pero basado en las conclusiones más recientes de investigaciones clínicas de gran escala, yo recomiendo los siguientes rangos:

Rangos de Referencia para Niveles de Vitamina D

Deficiente	Óptimo	Tratar Cánceres	Exceso
< 50 nano-gramos por mililitro	50 – 65 nano-gramos por mililitro	65 – 90 nano-gramos por mililitro	> 100 nano-gramos por mililitro

Analizando Niveles de Vitamina D

Antes de considerar si consumir suplementos con vitamina D sería sabio examinar su nivel de vitamina D. Esto se hace mejor a través de un médico orientado hacia la nutrición. Es muy importante que ordene el examen correcto, ya que existen dos exámenes de vitamina D - el 1,25(OH) D y el 25(OH) D.

El 25(OH) D es el mejor indicador del estado general de la vitamina D. Es este el indicador que está más fuertemente asociado con la salud general.

También denominado 25-hidroxicolecalciferol o calcifediol.

Si se realiza el examen anterior, por favor considere que muchos laboratorios comerciales utilizan rangos de referencia antiguos y obsoletos.57 Los valores anteriores son los más recientes, basados en conclusiones de investigaciones clínicas de gran escala. Por propósitos de seguridad, es aconsejable optimizar sus niveles de vitamina D sólo con la ayuda de un profesional de la salud capacitado. Idealmente, la mejor fuente para obtener su vitamina D es mediante la exposición a la luz ultravioleta UV-B, que está en la luz del sol normal.

4. Omega-3

Un nutriente que es esencial para la salud es el omega-3, el cual tiende a faltar gravemente en los alimentos modernos de todos los días y en todas las sociedades. Los ácidos grasos omega-3 son esenciales, necesarios desde el momento de la concepción, durante el embarazo, la infancia e indudablemente en el transcurso de la vida.

Generalmente nuestra dieta contiene demasiadas grasas omega-6. Expertos que observan la proporción alimenticia entre los ácidos grasos omega-6 a omega-3 proponen que durante la época primitiva humana, la proporción era alrededor 1:1. Actualmente, la mayoría de la gente consume una proporción alimenticia entre 20:1 y 50:1. La proporción óptima es probablemente más cercana a la proporción original de 1:1. Para la mayoría de nosotros esto significa el reducir enormemente los ácidos grasos omega-6 que consumimos y aumentar la cantidad de ácidos grasos omega-3 en nuestra alimentación.

Existen tres tipos de ácidos grasos omega-3:

- Ácido alfa-linolénico (ALA) (Nota: La sigla "ALA" es también comúnmente utilizada como sigla para el ácido lipoico, pero no es lo mismo.)
- Ácido eicosapentanóico (EPA)
- Ácido docosahexaenoico (DHA)

ALA está disponible en ciertos productos vegetales, como la linaza, nueces de nogal (también conocidas como nueces de Castilla) y algunos otros alimentos; pero los omega-3 más beneficiosos, el EPA y DHA, deben ser obtenidos de fuentes marinas.

Las familias modernas generalmente consumen niveles bajos de ácidos grasos omega-3, una grasa principalmente encontrada en el aceite de pescado (y algunos otros alimentos). Mientras tanto, nuestro consumo de omega-6 es muy alto. Esta grasa es común en el maíz, soya, girasol, margarina y otros aceites vegetales. Aceites aceptables, incluyen aceite de oliva extra virgen de alta calidad, aceite de coco, aguacates y mantequilla orgánica, o, mejor todavía mantequilla orgánica proveniente de reses alimentadas con pasto.

Otra forma de mejorar su proporción entre omega-6 y omega-3 es cambiar el tipo de carne que consume. Puesto que casi todas las reses son alimentadas con granos cereales, lo que hace que la carne de éstas sea alta en omega-6. Si usted consume en su mayoría carne de res de supermercado, criada tradicionalmente, esto empeorará su proporción entre omega-6 y omega-3.

Carne de res alimentada con pasto tiende a tener la misma proporción entre omega-6 y omega-3, de 6:3 como el pescado, el cual tiene una proporción 6:3 de 0.16 a 1. Esta es la proporción que la ciencia sugiere es ideal para nuestra alimentación.

Los ácidos grasos omega-3 son esenciales para fortalecer las membranas celulares de los tejidos que se encuentran en la retina, cerebro y espermatozoides, y actúan para prevenir las nfermedades en el organismo y en la columna vertebral. El omega-3:

- Combate enfermedades de la columna, como la artritis reumatoide, la espondilitis anquilosante y la escoliosis,
- Mantiene una función cardíaca normal
- Tiene propiedades anti-inflamatorias
- Ayuda con el crecimiento y desarrollo normal del sistema nervioso
- Equilibra el colesterol
- Mejora el sistema inmunológico

5. Probióticos

Sabía usted que:

- Cerca del 80% de su sistema inmunológico se encuentra en Su tracto gastrointestinal.
- 500 especies de bacterias viven dentro de usted.
- Alrededor de cien trillones de bacterias viven dentro de usted (*más de DIEZ VECES el número de células que usted tiene en su organismo entero*)
- El peso de esas bacterias constituye alrededor de dos o tres libras.

Lo discutimos en un capítulo anterior, pero no hay nada malo en reiterar que algunas de las bacterias que se encuentran en nuestro organismo son realmente buenas para nuestra salud. El equilibrio ideal entre las bacterias beneficiosas y malas debe ser de 85% buenas y 15% malas.

Los probióticos aumentan la cantidad de bacterias beneficiosas en nuestro organismo. Cuando son ingeridos estos microorganismos vivientes reponen la flora en nuestro tracto intestinal. Este tipo de reabastecimiento puede resultar en un número de funciones que sustentan la salud, incluso un mejor apoyo a la digestión.

Históricamente, la gente utilizó alimentos fermentados como el yogur y al chucrut como conservantes alimenticios para limitar el deterioro, y para apoyar su salud intestinal y general. En la antigua India, era común (y todavía es una costumbre) tomar una bebida basada en yogur llamada "lassi" antes de cada comida. Además, al final de cada comida, ellos consumen una pequeña porción de cuajada. Estas antiguas tradiciones estaban basadas en el principio de utilizar leche agria como sistema de entrega de probióticos.

Asimismo, los Búlgaros son célebres por su longevidad y su alto consumo de leche fermentada y kéfir. En las culturas asiáticas, las fermentaciones en encurtido de repollo, nabos, berenjena, pepinos, cebollas, calabacín y zanahorias todavía son comunes. A menudo me pregunto: "¿cómo o por qué hemos suspendido esas buenas costumbres y bajo la influencia de quién?".

Los alimentos procesados, que ahora son inherentes en nuestra alimentación moderna, pueden trastornar el equilibrio de la bacteria buena. Además, muchos productos alimenticios son pasteurizados o esterilizados, y aunque no sea más que eso, esos procesos destruyen y matan todas las bacterias; de ese modo eliminando la bacteria benéfica, que se encuentra normalmente en alimentos fermentados.

Yo no le aconsejo a la gente que compre "bebidas saludables" caras y repletas de azúcar, las cuales aseveran contener bacteria beneficiosa, puesto que su alto contenido de azúcar (¡algunas marcas contienen una más alta proporción por peso que las bebidas de cola!) agota cualquier nivel de contenido probiótico. No obstante , sí recomiendo que incremente sus niveles con un complemento probiótico de buena calidad si se encuentra demasiado ocupado para elaborar sus propios alimentos fermentados.

Puesto que la bacteria beneficiosa está siendo omitida cada vez más en nuestras dietas modernas, es esencial complementar nuestros alimentos con probióticos. Esto le da al tracto digestivo y al sistema inmunológico una ventaja adicional para maximizar los beneficios de una dieta saludable.

El Kéfir y el cultivo Starter vegetal

Si usted en serio desea aumentar su inmunidad y su energía diaria, entonces es indispensable agregar alimentos fermentados tradicionalmente a su dieta. Aunque no son muy conocidos, los beneficios que ofrecen a la salud estos alimentos son tremendos.

El triptófano, uno de los aminoácidos esenciales que se encuentran en el Kéfir, es conocido por su efecto relajante sobre un sistema nervioso tenso. Debido a que también brinda grandes cantidades de calcio y magnesio, los cuales son relevantes para el sistema nervioso; el kéfir en la alimentación puede tener un efecto especialmente tranquilizante sobre los nervios.

Como se discutió en un capítulo anterior, el Kéfir es rico en vitamina B12, B1 y vitamina K, y es también una fuente excelente de biotin, una vitamina B que le ayuda al organismo a absorber otras vitaminas B (tal como el ácido fólico, ácido pantoténico y la vitamina B12). Las numerosas ventajas de mantener una ingestión adecuada de vitaminas B van desde la regulación de la función normal de los riñones, hígado y sistema nervioso hasta el ayudar a fomentar una piel con apariencia saludable, aumentando la energía y fomentando la longevidad.

Los alimentos fermentados eran un sostén saludable en la dieta de nuestros antepasados. Solo una porción mínima de sus alimentos eran siquiera cocidos, eran alimentos crudos, llenos de enzimas vivas que constituían la mayoría de su dieta. Los métodos "modernos" de pasteurización y el agregado de químicos para acelerar la fermentación de productos como el yogur y el queso, han matado estos alimentos, una vez ricos en enzimas, y los han convertido en venenos que inutilizan nuestra digestión y al final ponen en peligro nuestra salud.

Los alimentos fermentados ayudan a restablecer el equilibrio natural de nuestro sistema digestivo.

A través del antiguo arte de la fermentación, estos alimentos son parcialmente digeridos por enzimas beneficiosas, hongos y bacterias buenas, haciendo que sus nutrientes estén fácilmente disponibles para su organismo. Además de brindar mayor sabor y valor nutritivo, los alimentos fermentados también brindan múltiples recompensas médicas. Cuando usted come vegetales crudos fermentados cargados de enzimas le ofrece a su organismo la oportunidad de crear enzimas para rejuvenecerse a sí mismo, en vez de desperdiciar una gran porción de sus enzimas digiriendo los alimentos.

Usted puede fácilmente elaborar vegetales fermentados picando repollo o una combinación de repollo y otros vegetales, y después empacándolos apretadamente en un recipiente hermético, dejándolos fermentar a temperatura ambiente durante varios días. Durante la fermentación, las bacterias beneficiosas se reproducen rápidamente para convertir azucares y almidones en ácido láctico.

Una vez culmine el proceso inicial, puede disminuir la actividad bacteriana colocando los vegetales fermentados en el refrigerador. El frío reduce mucho la fermentación, pero no la detiene por completo. Aunque los vegetales permanezcan en su refrigerador durante meses no se estropearán; más bien se volverán más apetitosos con el tiempo, similar a un vino de primera calidad.

Además, las bacterias beneficiosas naturalmente presentes en los vegetales rápidamente reducen el nivel de PH, creando un ambiente más acídico para que las bacterias se puedan reproducir. Los vegetales se vuelven suaves, sabrosos y levemente encurtidos. Las enzimas en los vegetales fermentados también ayudan a digerir otros alimentos consumidos con ellos, ayudando al catabolismo de ambos carbohidratos y proteínas.

Hoy en día estos productos tradicionalmente fermentados son más fáciles de elaborar con el uso de cultivos starter los cuales contienen una variedad de bacterias destinadas para Kéfir o vegetales fermentados. Yo recomiendo estos cultivos starter para asegurar que su leche o vegetales comiencen a fermentarse con una variedad fuerte de bacterias beneficiosas, que también eliminan componentes tóxicos de los alimentos y destruyen varios agentes biológicos patógenos durante la fermentación.

6. Vitamina K2: la vitamina olvidada

Se ha demostrado que la vitamina K:

- Previene que se desarrollen enfermedades en los huesos, tales como la escoliosis y la osteoporosis
- Ayuda a prevenir el daño a las articulaciones y cartílago, y puede posiblemente prevenir y tratar la artrosis[58]
- Sirve como un agente aglutinante para el calcio y las osteonas del hueso, "pegándolos" juntos
- Actúa como un preventivo y como un tratamiento para ciertos cánceres[59]
- Ayuda a prevenir la ateroesclerosis (endurecimiento de las arterias) y por extensión, la cardiopatía isquémica y los infartos agudos de miocardio[60]
- Ayuda a mejorar la memoria

La vitamina K es diferente a las otras vitaminas. No se acumula a niveles tóxicos en el organismo (no es posible ingerir "demasiada" vitamina k) y actúa de manera similar a una hormona. La vitamina K es un antioxidante potente y puede ayudar a disminuir los indicios del envejecimiento.

¿Cuál es la dosis recomendada de vitamina K? la opinión experta no ha llegado a un acuerdo, pero las investigaciones sobre esta importante vitamina todavía siguen. La dosis diaria recomendada es todavía desconocida. Lo que se sabe, sin embargo, es que la mayoría de los adultos tienen algún grado de deficiencia. Algunos estudios demuestran que los niños son proclives a ser deficientes porque todavía están creciendo. De hecho, se ha recomendado públicamente que los recién nacidos reciban una inyección intramuscular de vitamina K al nacer para prevenir la deficiencia de esa vitamina . La vitamina K no atraviesa la placenta muy bien, dejando a la mayoría de los bebes deficientes en el útero. Las inyecciones ayudan a fomentar el desarrollo óseo adecuado y a prevenir sangramiento debido a que la vitamina K le ayuda a la sangre a coagularse naturalmente.[61]

También, aquellas personas con disfunción intestinal, pueden tener deficiencias, dado que su flora digestiva produce cantidades inadecuadas de vitamina K.

¿Cuáles son las mejores fuentes de vitamina K? Los vegetales verdes de hoja son una fuente, como también lo es la grasa de animales alimentados con pasto. El Natto, el queso y el hígado de ganso son también ricos en esta imprescindible vitamina.

Aquellos que desean complementar con vitamina K2, a fin de tratar una enfermedad o debido a que no tienen fácil acceso a los alimentos ricos en vitamina K, encontrarán que están disponible dos formas:

- MK-4 (menaquinona-4) — un complemento sintético que es menos caro que el MK-7

- MK-7 (menaquinona-7) — un extracto del Natto

Ningún estudio ha comparado a los dos, por eso no se puede concluir que el uno es mejor que el otro, pero seleccionar el extracto natural en vez de un complemento sintético es generalmente una mejor elección.

Una advertencia: se sabe que la vitamina K afecta las propiedades anticoagulantes de la warfarina (cumarina). Los pacientes que estén tomando este medicamento, sólo deben suplementar con vitamina K bajo el asesoramiento de su médico.

Todas las formas de vitamina K son solubles en grasa, por lo tanto, con el fin de que su organismo absorba la vitamina K, usted debe consumir algo de grasa. Un buen comienzo es una dosis de 45mg por día, puesto que investigaciones muestran un aumento en densidad mineral ósea con esta cantidad.62 Para experimentar beneficios adicionales en la salud ósea y vascular, se aconseja 100mg diarios de vitamina K2 en complemento.

Tercera parte

Ejercicios correctivos para la escoliosis

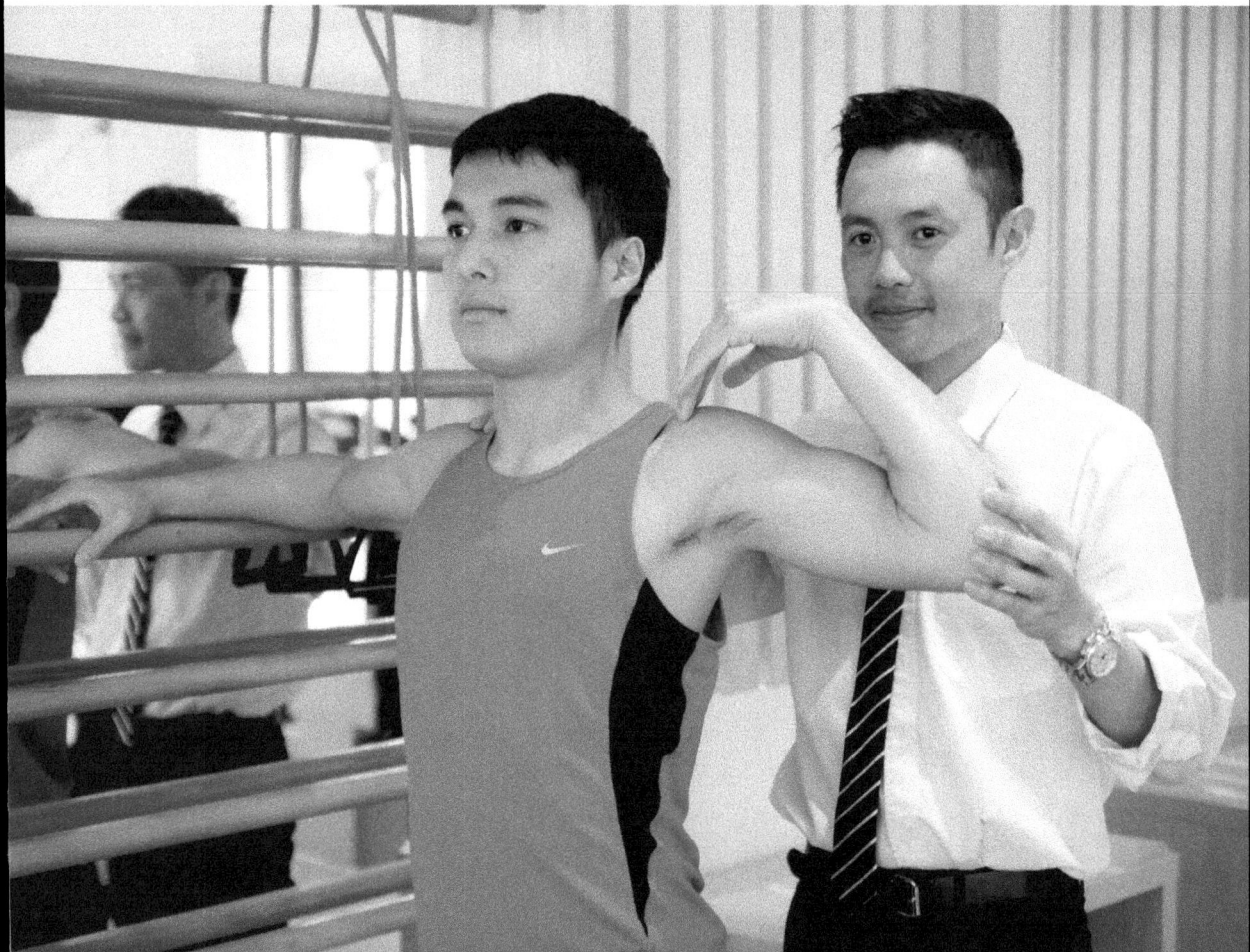

CAPITULO 12

Cómo funciona su columna vertebral

Una onza de acción vale una tonelada de teoría.

— Friedrich Engels

Antes de compartir con usted algunas de las principales herramientas que le ayudarán a diseñar una terapia personalizada de ejercicio, apropiada para la condición específica de su columna vertebral, permítame primero explicar en esta sección cómo funciona su columna vertebral.

- Una columna afectada por la escoliosis es evidentemente diferente en su apariencia externa, y también funciona de otra manera en comparación a una columna normal; ambos aspectos los discutiremos en esta sección.

- Además, también explicaré acerca del papel de la vértebra, los discos intervertebrales, la médula espinal, el hueso sacro, la pelvis y los músculos, dentro de lo que significa mantener su columna alineada normalmente.

- Finalmente, con la ayuda de ilustraciones detalladas, explicaré la biomecánica espinal, es decir, cómo funciona y se regenera su columna vertebral. Por último, no menos importante, la importancia del ejercicio y la buena mecánica corporal en la salud de los huesos, en pacientes quirúrgicos antes y después de la escoliosis.

Recuerde que mi meta aquí es ayudarle a mejorar su postura de la espalda, fomentar la aptitud para el ejercicio aeróbico, maximizar el rango de movimiento y fuerza, y clarificar las formas en que puede manejar exitosamente su escoliosis. El programa de ejercicios que he resumido en esta parte del libro le ayudará paulatinamente a calmar su dolor e inflamación, y a mejorar su movilidad y fuerza; además de ayudarle a llevar a cabo sus actividades cotidianas, como una persona completamente normal. Ejercicios terapéuticos, como los resumidos en este libro, pueden ayudar a maximizar las capacidades físicas de los pacientes, incluso la flexibilidad, estabilización, coordinación y el acondicionamiento físico. En general, este programa incorpora el siguiente conjunto de ejercicios:

Flexibilidad

Los ejercicios de flexibilidad ayudan a crear movimientos seguros. Los músculos apretados causan desequilibrios en los movimientos de la columna, causando por lo tanto lesiones. El estiramiento suave aumenta la flexibilidad, alivia el dolor y disminuye el riesgo de lesiones repetidas.

Estabilización

Los músculos centrales que usted ejercitará están más cerca al centro del cuerpo y actúan como estabilizadores. Estos músculos clave se entrenan para ayudar a ubicar la columna en una posición segura y mantenerla firme mientras se llevan a cabo actividades rutinarias. Estos músculos forman una plataforma estable que le permiten a las extremidades moverse con precisión. Si los estabilizadores no están haciendo su trabajo la columna puede estresarse con las actividades cotidianas.

Coordinación

Los músculos fuertes necesitan ser coordinados. A medida que la fuerza de los músculos de la columna aumenta, resulta importante entrenar estos músculos para que trabajen juntos. Aprender cualquier actividad física requiere de práctica. Los músculos tienen que ser entrenados para que la actividad física esté bajo control. Los músculos de la columna que están entrenados para controlar el movimiento seguro disminuyen el riesgo de lesiones repetidas.

El Acondicionamiento Físico

Mejorar los niveles de un buen estado físico general ayuda al paciente a recuperarse de problemas de la columna. El acondicionamiento físico supone formas seguras de ejercicio aeróbico, incluida la natación, caminar en una trotadora, utilizar una máquina de esquí o utilizar una máquina de escalera.

Entrenamiento Funcional

Los quiroprácticos, a menudo, utilizan el entrenamiento funcional cuando los pacientes necesitan ayuda para llevar a cabo actividades específicas con mayor facilidad y seguridad. Incluyen la postura, la mecánica corporal y la ergonomía.

La Postura

Ser cuidadoso con la postura puede reducir la presión y la tensión sobre las coyunturas y tejidos blandos alrededor de la columna. A medida que la fuerza y el control se ganan con ejercicios de estabilización, la postura adecuada y la alineación serán fáciles de recordar y de aplicar en todas las actividades.

La Mecánica Corporal

Tareas diarias tales como: levantarse de un asiento, pararse de la cama, sacar la basura, colgar ropa a secar y cepillarse los dientes, todas ellas deben ser fáciles y suaves con un entendimiento de la mecánica corporal.

La Ergonomía

Hasta los cambios menores en los muebles que usted utiliza, la silla en que se sienta, el ángulo de los brazos de un sillón y la dirección de la cama en la que usted duerme, pueden aportar mucho para la solución de problemas relacionados con la escoliosis. Todo esto bajo una nueva rama de la ciencia denominada ergonomía.

Para entender la causa de cómo la escoliosis tuerce de derecha a izquierda a la columna, primero se debe ver qué apariencia tiene una columna normalmente.

Para empezar, existen cuatro regiones en su columna:

La Anatomía de Su Columna

La columna cervical: Es el cuello que comienza en la base de su cráneo. Contiene 7 pequeños huesos (vértebras), los cuales los médicos han numerado desde C1 a C7 (la letra "C" se refiere a cervical). Los números de 1 a 7 indican el nivel de la vértebra. C1 es la más cercana al cráneo, mientras que C7 está más cerca del pecho.

La columna torácica: Por la mitad de su espalda están 12 vértebras que son numeradas T1 a T12 (la letra "T" se refiere a torácica). Las vértebras de la columna torácica conectan a sus costillas, haciendo esta parte de su columna relativamente rígida y estable. Su columna torácica no se mueve tanto como otras regiones de su columna, como la columna cervical.

Columna lumbar: En su espalda inferior tiene 5 vértebras que están numeradas de L1 a L5 (La letra "L" significa lumbar). Estas vértebras son las más grandes y las más fuertes responsables de cargar gran parte del peso de su cuerpo. Las vértebras lumbares son también sus últimas "verdaderas" vértebras, más abajo de esta región, sus vértebras están fusionadas. De hecho, la L5 puede hasta estar fusionada con parte de su hueso sacro.

El Hueso Sacro y el Coxis: El hueso sacro tiene 5 vértebras, que usualmente antes de la adultez se fusionan para formar un solo hueso. El coxis (más comúnmente conocido como la rabadilla) tiene 4 (pero a veces 5) vértebras fusionadas.

Su columna vertebral, también llamada espina dorsal, tiene 24 huesos individuales: las vértebras. En medio de ellas están discos intervertebrales que actúan como almohadillas o amortiguadores. Cada disco está compuesto de una banda externa parecida a un neumático (el "anillo fibroso") y una substancia interior similar a un gel (el "núcleo pulposo").

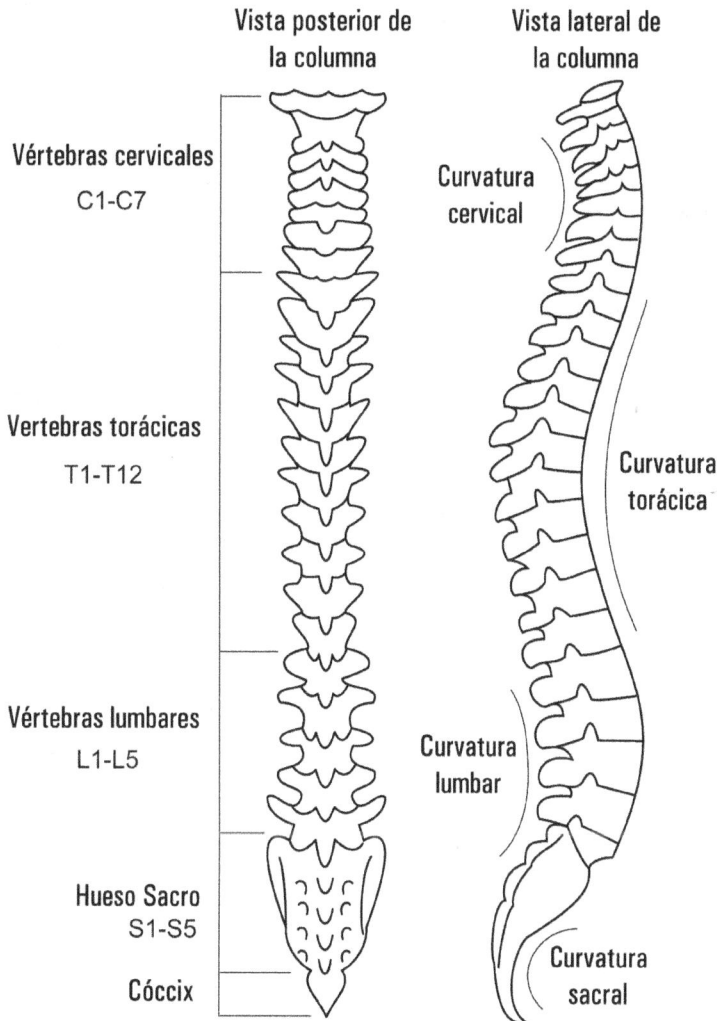

Figura 9: Anatomía de la Columna

De manera conjunta, las vértebras y los discos, brindan un túnel protector ("canal vertebral") a la médula espinal y a los nervios espinales. La medula ósea va desde el cerebro hasta abajo a través de la mayoría de la columna. Los nervios se ramifican desde la medula espinal en intervalos y salen a través de aperturas llamadas foraminas. Desde allí los nervios van hacia varias partes de su cuerpo, ayudándole a moverse y sentir sensaciones, como el calor, frío, dolor y presión.

Además de huesos, nervios y discos que amortiguan y protegen estos huesos, su columna también es apoyada por ligamentos y músculos.

Cambios de músculo y ligamento en la escoliosis

La acción que desempeñan los músculos es la del contraer; en otras palabras, los músculos sólo pueden halar en una dirección únicamente. Si usted se imagina a los músculos como cuerdas, es fácil imaginarse lo que los músculos son capaces de hacer: si usted hala una cuerda, puede apreciar que es fuerte y puede aguantar grandes cantidades de peso. Sin embargo, si usted trata de empujar una cuerda esta simplemente se tuerce. Los músculos tienen la notable capacidad de responder a la tensión con contracción o estiramiento. En la columna escoliótica los músculos en el lado cóncavo de la curva tienden a estar encogidos, mientras que los músculos en el lado convexo están estirados.

Dado que no existen dos escoliosis iguales, tampoco son iguales los distintos músculos que obran sobre la columna para darle una apariencia única. En los ejemplos de las figuras 10 y 11, se muestra la interacción de varios músculos hipertónicos que juegan un papel en desviaciones de formas distintas. Por ejemplo, la figura 10 ilustra una desviación a la derecha en forma de "C". Se puede observar que los músculos romboides, trapecios, deltoides y elevadores de la escápula, actúan sobre la columna halándola hacia la derecha. Los músculos sacroespinal izquierdos, psoas-iliacos, cuadrados lumbares y músculos glúteos actúan sobre la mitad inferior de la columna halándola a una posición de media línea. La acción (y las acciones opuestas) de los músculos le dan a la columna la forma en "C" que caracteriza esta forma de escoliosis.

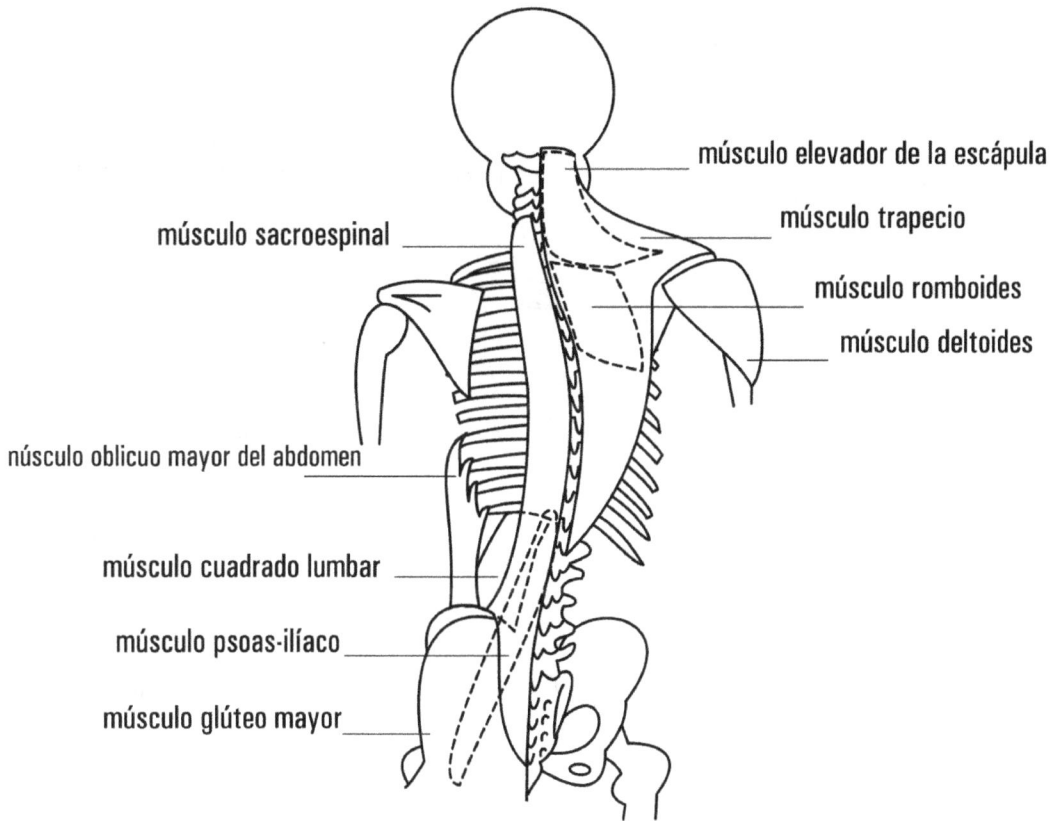

Figura 10: Músculos que tienden a ser sobre activos en la escoliosis con forma de "C"

La figura 11, por otro lado, ilustra una escoliosis en forma de "S" que supone más grupos de músculos, porque existen, en esencia, dos desviaciones distintas. Usted puede ver qué músculos están involucrados dependiendo de la dirección o las desviaciones y la ubicación de la desviación en la columna, por ejemplo, si está en la espalda superior o inferior.

¿Dónde encajan los ligamentos? Primero que todo es importante entender qué son los ligamentos y a qué propósito sirven.

Los ligamentos son tejidos conectivos que mantienen juntos los huesos formando una coyuntura. Están compuestos de tejido fibroso que tiene la capacidad de estirarse. Ellos ayudan a controlar qué cantidad de movimiento tiene una articulación, al mismo tiempo que estabilizan la articulación, de tal forma que los huesos no se pueden mover demasiado por fuera de su justa alineación.

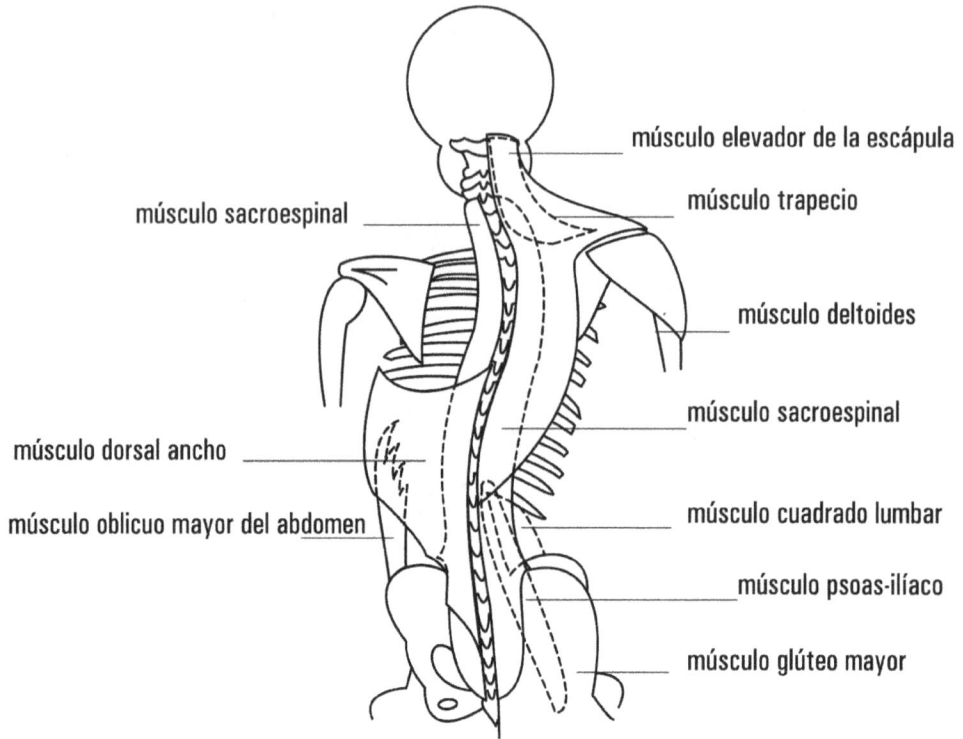

Figura 11: Músculos que tienden a ser sobre activos en la escoliosis con forma de "S"

Los ligamentos generalmente son apretados desde el lado cóncavo de la escoliosis, y menos apretados en el lado convexo de la curva. Los ligamentos juegan un papel muy importante en estabilizar la columna. Junto con los músculos, sus ligamentos obran para mantener la columna en una posición relativamente recta. Si tiene escoliosis, estos ligamentos y músculos deben trabajar el doble para cumplir su propósito, lo cual puede llevar a dolor y tensión en la espalda.

Trazando su escoliosis

Para ser capaz de corregir su escoliosis, primero necesita calcular cuáles son los músculos que siente tensionados, y cuáles están estirados. A continuación, vea un ejemplo de la espalda de una persona con escoliosis en forma de "S" completamente trazada, incluyendo la tensión muscular y las ubicaciones de las desviaciones de la columna. (Figura 12). Siga los siguientes pasos sobre la figura 13 para trazar su propia escoliosis y entender mejor su cuerpo.

Debe proceder de la siguiente forma:

Primero dibuje su escoliosis, basado en sus últimas radiografías, sobre la figura 13. Si usted no tiene radiografías disponibles, pídale a otra persona que pase sus dedos por su columna en busca de las apófisis espinosas (los pequeños bultos que van por su columna).

Después, trace las áreas donde existe tensión muscular con una XXX. Para obtener ayuda con esto, consulte las figuras 10 y 11 para ver donde están típicamente presentes las tensiones musculares en la escoliosis en forma de "S" o "C". La figura 13 será importante para diseñar su propio programa de ejercicio para su columna.

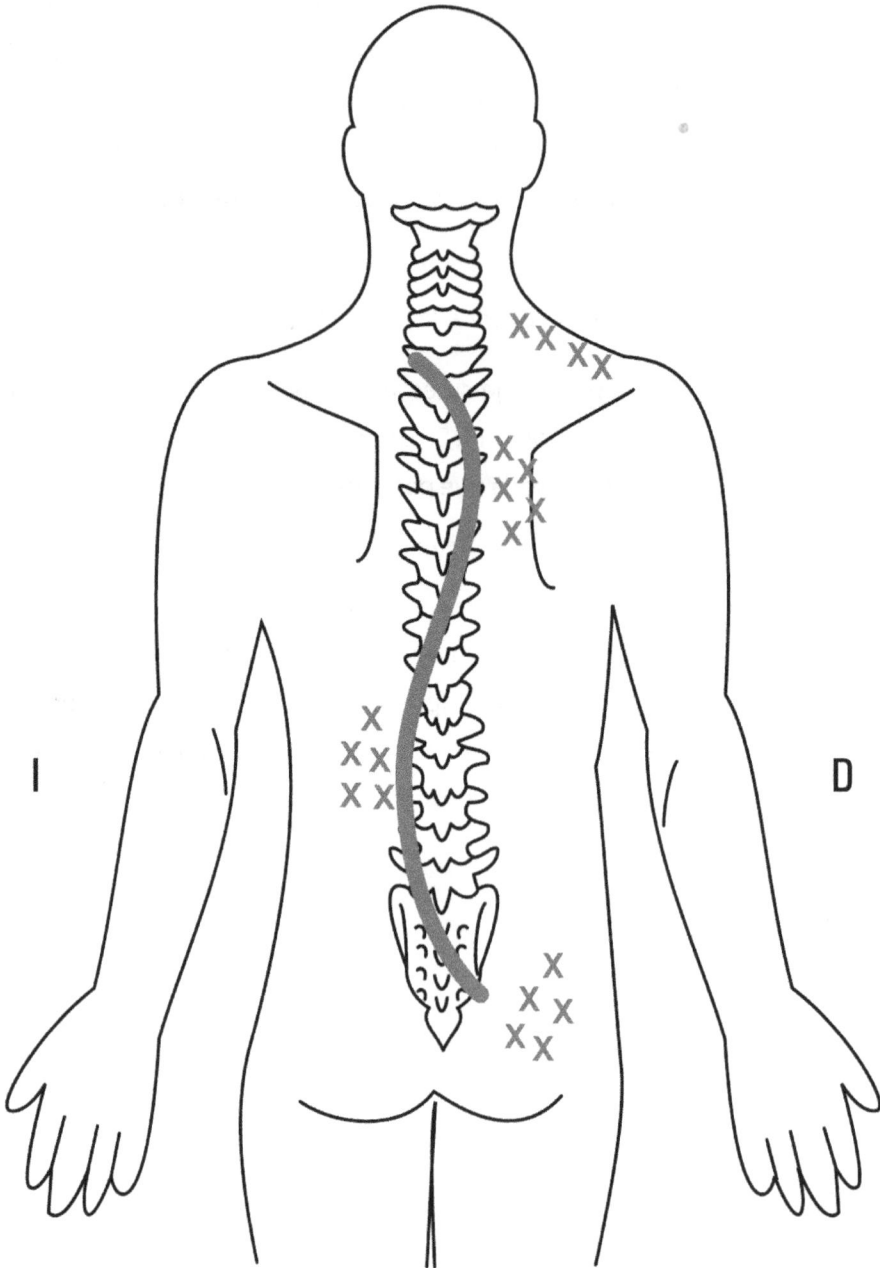

PARTE TRASERA

Figura 12: Ejemplo de un mapa de escoliosis que muestra dónde la persona siente tensión.

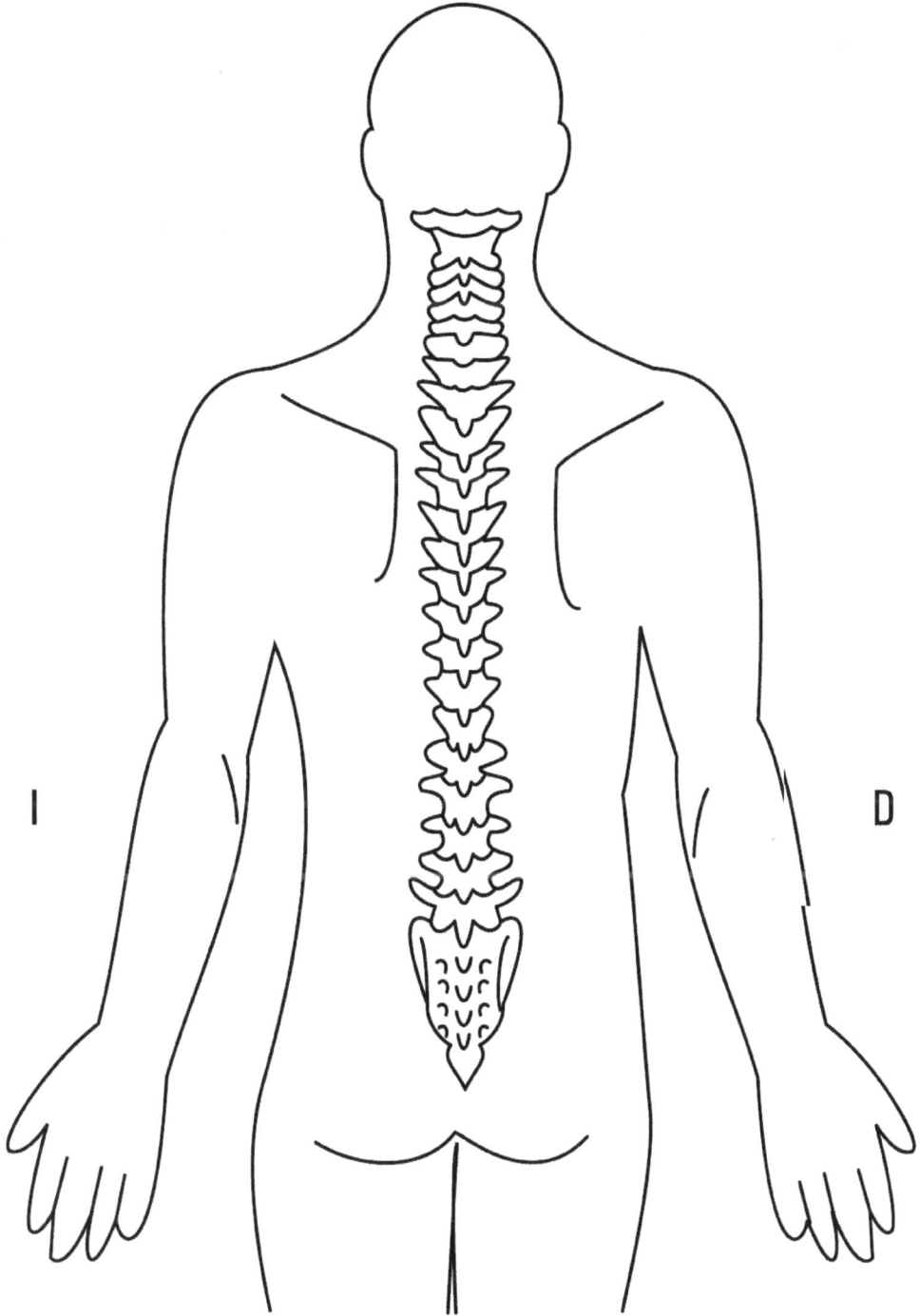

I

D

PARTE TRASERA

Figura 13: Utilizando el diagrama trace su escoliosis.

Trazando los síntomas de su escoliosis

Para poder corregir su escoliosis es necesario determinar cuáles son los músculos afectados e identificar las áreas de su espalda donde regularmente tiene síntomas de dolor, adormecimiento o cosquilleo. Consulte los diagramas suministrados en este libro.

Usted podrá volver a consultar estos diagramas después. Considero pertinente que si sigue una dieta adecuada para su Tipo Metabólico ® y sigue un programa de ejercicio de acuerdo a los principios resumidos en este libro, llegará un día en que estará libre del dolor y la incomodidad que actualmente le pueda afligir.

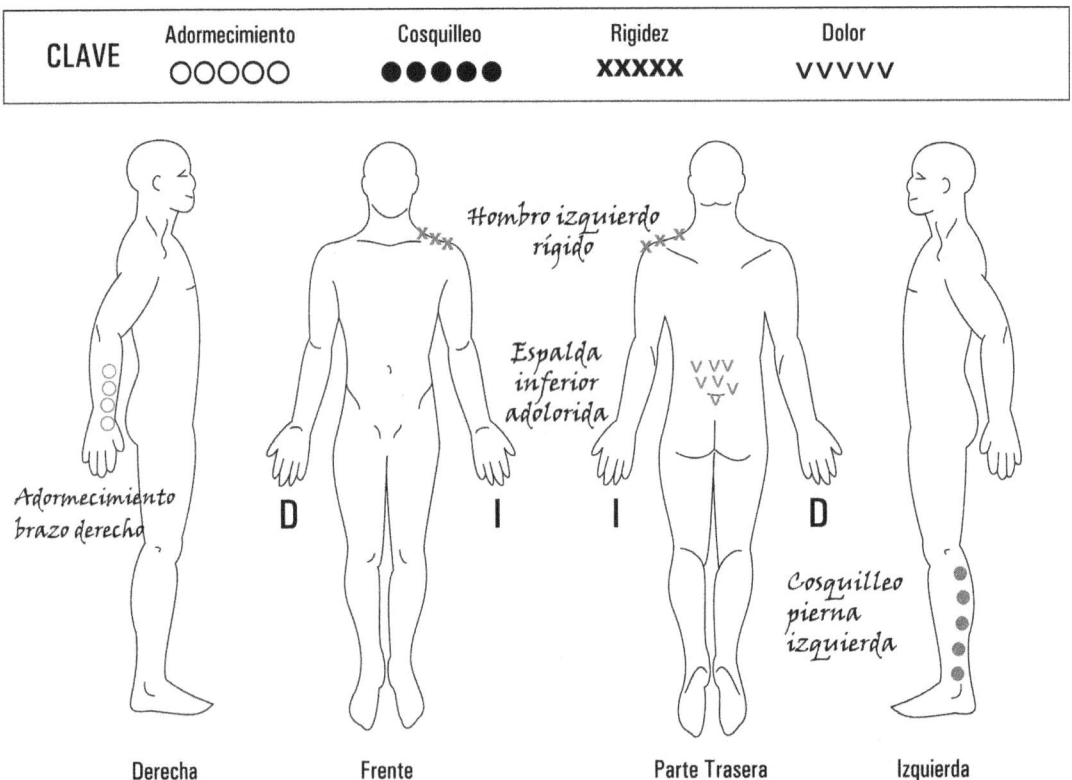

Figura 14: Un ejemplo del trazar sus síntomas

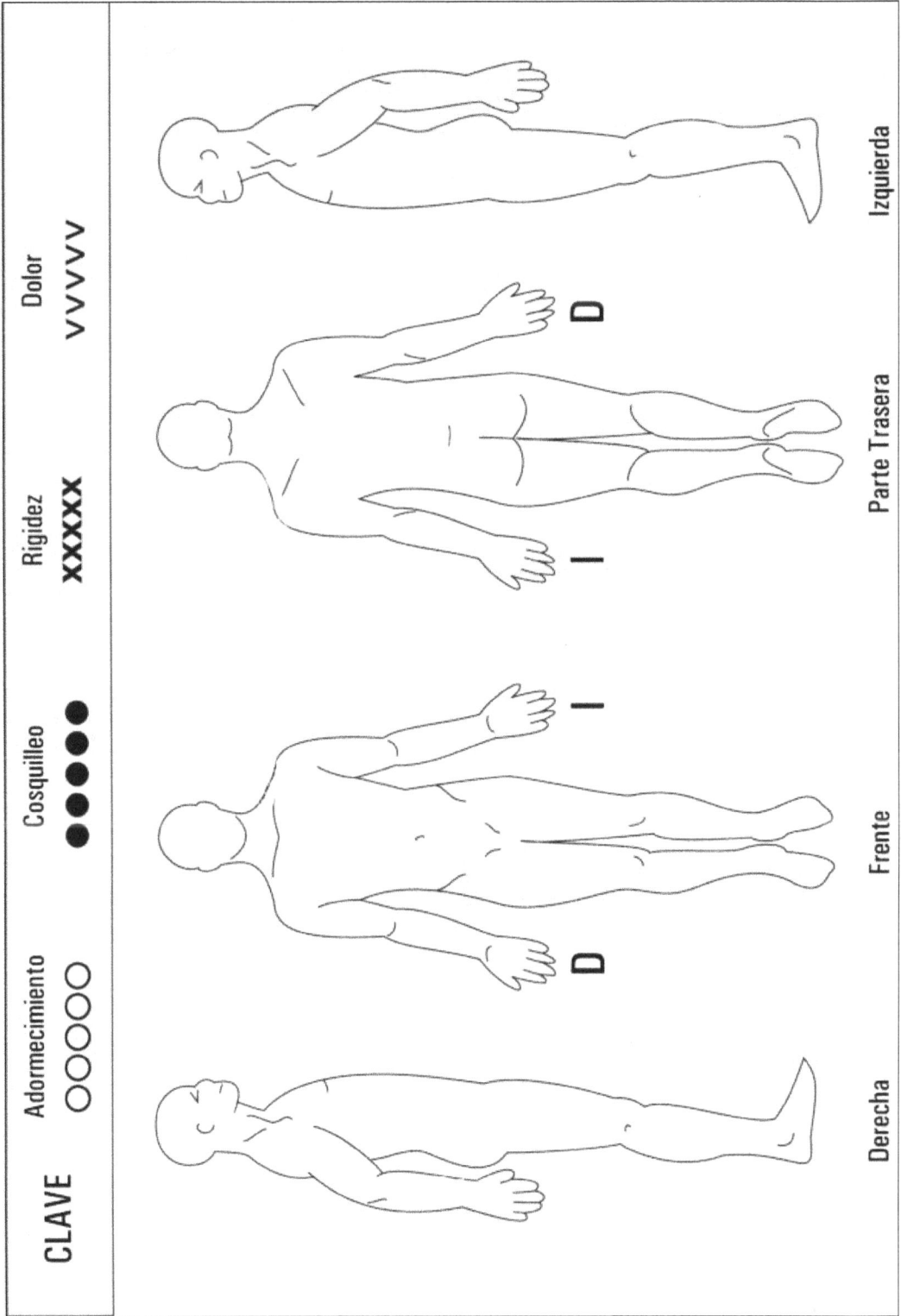

Figura 15: Utilizando el diagrama suministrado trace sus síntomas

¿Puede el ejercicio ayudarme con mi escoliosis?

La respuesta es un resonante "¡SI!". Lo he visto en mi consulta una y otra vez: el fortalecer y estirar juegan un papel importante en la corrección de la escoliosis. En el 2008, una reseña exhaustiva de 19 artículos, los cuales incluían 1.654 pacientes tratados y 688 controles, reveló que: "todos los estudios confirman la eficacia de los ejercicios en la reducción del índice de progresión (principalmente en la pubertad temprana) y/o en la mejora de los ángulos de Cobb (alrededor del fin del crecimiento). Los ejercicios también mostraron ser efectivos en reducir las recetas de corsé ortopédico."[63]

Durante los últimos cinco años, ocho artículos más alrededor del mundo (Asia, E.U., y Europa del Este) han sido publicados, todos atestiguando el valor del ejercicio en el tratamiento de la escoliosis, y mostrando que el interés en el utilizar el ejercicio para tratar la escoliosis no es exclusivo a Europa Occidental. Estos estudios confirman y fortalecen los anteriores. La evidencia, reunida por los estudios a la fecha, muestra que el ejercicio para la escoliosis idiopática adolescente es útil no solo para prevenirla, sino para su corrección.

Revirtiendo la degeneración o lesión de la columna

El mito predominante afirma que, una vez que la columna ha sido dañada, incluso daño a los discos y nervios, usted necesitará cirugía o quedará condenado a vivir con dolor, debilidad u otro mal funcionamiento orgánico por el resto de su vida.

Pero esto está lejos de ser cierto. Al seguir varios de los consejos prácticos que se comparten en este libro e incorporar un plan de ejercicio regular en su vida, usted puede no solo curar su columna, sino, también, a veces, hasta revertir el proceso de daño. ¿Cómo se re-hidratan y regeneran los discos? Los discos de la columna necesitan tres cosas para regenerarse: movimiento, agua y nutrientes. Es un hecho bien conocido y científico que una columna adulta derecha pierde hasta 20 milímetros de altura vertical cada día debido a la pérdida de fluido del disco. Durante el sueño algo de este fluido y la consiguiente altura se recuperan, pero no todo, lo que da como resultado, que cuando una persona cumple sesenta años de edad, puede terminar perdiendo gran cantidad de este fluido de los discos y flexibilidad en los huesos. En efecto, una pérdida de sólo el 12 por ciento del agua de los discos puede reducir la altura de estos hasta el 50%.

Puesto que los discos están compuestos de agua, casi el 88%, la hidratación adecuada es esencial para la alimentación, lubricación y función de todos los cartílagos de las articulaciones, tendones, ligamentos y la nutrición y eliminación de desechos de los discos de la columna.

Sin embargo, a medida que las personas envejecen, a menudo se vuelven en más sedentarias, desarrollando condiciones degenerativas y progresivas de la columna y de la postura, y a la larga perdiendo alguna parte de la flexibilidad natural de su columna. Es entonces cuando los discos comienzan a deshidratarse y a perder altura. Esta es la razón principal por la cual la lumbalgia crónica tiende a ocurrir cuando alguien está sentado por largos periodos de tiempo, en vez de caminando o haciendo ejercicio. Cuando una persona está sentada frente a un PC o televisión durante un periodo de tiempo prolongado, los discos de la columna se deshidratan, lo que conduce que los agujeros por donde salen los nervios de la columna se vuelvan más pequeños y, finalmente, compriman los nervios. Cuando esto sucede, el dolor crónico comienza y pronto avanza a una pérdida de función y sensación muscular más seria, dependiendo con cuál nervio en particular esté el disco relacionado en ese nivel particular de la columna.

Investigaciones han mostrado, que si podemos crear ciclos de carga y descarga en nuestra columna, podemos en realidad "sorber" agua dentro del disco de nuevo y rehidratarlo de manera previsible. Ciclos de carga y descarga no son nada más que movimientos consecutivos y alternos de compresión y tracción, a medida que la columna se mueve. Dicho simplemente, su columna prospera con actividades físicas sean estas el caminar o nadar.

Si usted comienza temprano, cuando la columna esta joven, ágil, flexible y los efectos de la escoliosis no están muy avanzados, los resultados pueden ser más gratificantes. Al hacer esto con los nutrientes correctos y los ejercicios recomendados en este libro, usted podría muy pronto regenerar su columna, y adquirir un grado de corrección y curación.

Caso práctico: tomando control de su columna

Los padres de Cher descubrieron que ella estaba "cojeando" cuando tenía 13 años de edad y se preocuparon. Observaron que su pierna izquierda era más corta que la derecha. Siguiendo el consejo de una enfermera superior, que era amiga de la familia, la adolescente fue llevada a un médico quien le diagnosticó escoliosis. Esa fue la primera vez que sus padres escucharon algo acerca de esta enfermedad afección. Ella tenía una desviación de 38 grados en forma de "C" en su área lumbar. Su espalda permanecía en un corsé ortopédico duro todo el día. Esto le ayudó con su problema de la espalda, pero causó otro inconveniente: afectó seriamente la autoconfianza de la adolescente. Ella odiaba el corsé y las restricciones que le imponía en su estilo de vida y en la variedad de vestidos que podía elegir para ponerse. ¡Tenía que ponerse un uniforme del colegio que era por lo menos dos tallas más grandes que su talla normal y se le veía completamente espantoso! Herida por los comentarios ofensivos de sus compañeros de clase, lentamente comenzó a refugiarse dentro de sí misma. Se volvió extremadamente tímida y retraída.

Además, no podía hacer ni la mitad de los ejercicios que le pedía que hiciera su profesor de educación física, debido a que hacerlos le causaba moretones por los bordes duros del corsé. Tenía que cargar dos mochilas. Tomaba entre tres y seis horas diario ir y volver de la escuela, y todavía recuerda la vergüenza de caminar bajo el sol caliente de la tarde con su cuerpo empapado de sudor. A medida que pasaron los años, ella aprendió a vivir con su columna torcida, a elegir ropa que podía esconder su cuerpo asimétrico y perdió toda esperanza de algún día ser tratada.

En Abril del 2006, ella tuvo un fuerte dolor de espalda y estuvo postrada en cama por casi una semana. Estaba por tomar la decisión de trasladarse a Australia, cuando su hermana le trajo un recorte de prensa acerca de mi seminario. Después de investigar por Internet, decidió aplazar su plan de trasladarse y ensayar mi tratamiento.

La radiografía previa al tratamiento mostraba que su desviación en efecto había empeorado a través de los años, hasta los 55 grados, y que estaba afectando otras áreas, como su cuello. Durante el próximo medio año, a pesar del volumen de trabajo, ella no faltó a ninguna sesión conmigo. El tratamiento inicial fue incómodo, pero dos meses más tarde su cuerpo comenzó a ajustarse a todo el tirar y estirar. Resueltamente, siguió con la terapia, y paulatinamente su cuerpo comenzaba a ceder y a volverse más flexible. Ella se sentía más llena de energía.

Al final de seis meses de tratamiento, su radiografía pos-tratamiento reveló una mejoría en su escoliosis de 15 grados. Al final de la terapia, ella me dijo que su padre le había tomado fotos de la espalda con una cámara digital, e incluso él podía ver la diferencia.

> "Para mí, la experiencia completa de los tratamientos significó mucho más que los 15 grados de corrección en mi columna vertebral. Sentí que de muchas maneras fui bendecida y aprendí a tener fe en que siempre hay una solución en alguna lugar."
>
> — *Cher C. (33 años de edad)*

CAPITULO 13

Reentrenamiento de la postura

> " *La postura es la llave a la vida.* "

— *Mark Twain*

En una ocasión un padre muy preocupado se dirigió a mí: Dr. Lau, mi hija de 14 años fue diagnosticada con escoliosis. Los médicos dicen que nada se puede hacer, que tenemos que "vigilar y esperar", y después, tal vez, considerar cirugía si la desviación en su espalda aumenta. Siente dolor y nos preguntamos qué será lo mejor para ella ¿Nos puede ayudar?"

Lo primero que les dije fue que tenían que ponerle fin a "vigilar y esperar". Ese era, en realidad, la peor decisión. En vez de eso debían ser padres responsables y actuar rápido. Luego, los senté y les relaté la historia de la evolución.

Les traté de explicar en una manera que pudieran entender, que cuando nuestros predecesores caminaban sobre cuatro patas, sus órganos abdominales y órganos torácicos (del pecho) colgaban de su columna. La columna vertebral en ese caso estaba apoyada en la extremidad frontal y posterior.

Sin embargo, a medida que los seres humanos comenzaron a pararse y a caminar erguidos, sus extremidades traseras se convirtieron en un sistema de apoyo fuerte para el resto del cuerpo, y fue en ese instante que todo cambió. La columna tenía todos los órganos de frente, entonces existía la amenaza potencial de que éstos cayeran hacia adelante. Por lo tanto, a través del transcurso de la evolución, los músculos de la espalda se desarrollaron para compensar, actuando como poleas para mantener la columna erguida. Hoy en día, la columna actúa principalmente como una estructura que suministra superficies para que los músculos se adhieran. Cuando la columna gira o se dobla el movimiento es causado por contracción muscular.

Estos mismos músculos de la columna pueden contraerse espasmódicamente como resultado de una mala postura, un trauma ocurrido durante el nacimiento o posteriormente, un estilo de vida sedentario, lumbalgia crónica en un lado de la espalda, desequilibrios nutricionales, deficiencias de minerales, problemas genéticos, malformación de la articulación coxofemoral (en la cadera) y otros diversos factores.

También les expliqué, que la escoliosis a menudo comienza como un espasmo de los músculos de un lado de la columna, esto tiene como consecuencia que la columna se desvié hacia ese lado, como resultado los ligamentos y músculos se endurecen y la columna se encorva. Finalmente, la desviación en forma de "S" se desarrolla cuando otro grupo de músculos de la espalda en la región inferior al lado opuesto entran en espasmo. Las desviaciones superiores e inferiores paulatinamente comienzan a empujarse la una contra la otra, deformando la columna de una manera implacable .

Todo esto implica que, entre más temprano usted se haga tratar la escoliosis, será mejor . Afortunadamente, los padres de esa niña entendieron que el método de "vigilar y esperar" no era el más adecuado, y comenzaron el tratamiento de ella de inmediato y sin más preámbulos.

La escoliosis, la postura y la alineación del cuerpo

La mala postura fue considerada a principios del siglo XIX como un importante factor que contribuye al desarrollo de la escoliosis. En los E.U. el entrenamiento de postura era considerado como muy importante en el tratamiento de esta afección, sin embargo perdió su popularidad cuando el corsé ortopédico y la cirugía se convirtieron en tratamientos más populares.

Debido a mi experiencia en el ejercicio con pacientes, he llegado a entender la importancia de corregir la postura en una persona con escoliosis. Constantemente les enfatizo a mis pacientes la importancia de mantener una postura adecuada y una alineación correcta del cuerpo, similar a los métodos descritos en libros médicos antiguos. Hoy en día tenemos nuevos nombres para estas antiguas técnicas: "ergonomía" y "alineación corporal", pero el fundamento básico sigue siendo el mismo.

Algunos estudios científicos que demuestran un vínculo fuerte entre la escoliosis y la postura afirman :

- Amarrar la columna hacia un lado, causa escoliosis a los conejos.[64]
- En un estudio en Rusia, la bio-rretroalimentación fue utilizada para corregir defectos de postura[65] y enderezar columnas vertebrales.
- Un estudio de 1979 en Polonia descubrió que el entrenamiento de postura y la terapia a base de ejercicios tuvieron un papel importante en la prevención y tratamiento de la escoliosis.[66]
- Un estudio del 2000 en Hong Kong mostró resultados prometedores en el tratamiento de la escoliosis utilizando el entrenamiento de postura.[67] De acuerdo a los autores del estudio "Un control activo y duradero de la columna puede lograrse por medio de los propios músculos de la columna del paciente."
- De acuerdo a un trabajo publicado en la revista médica "Spine" ("Columna"), estudios en Japón y Suecia han mencionado que existe una alteración en el alineamiento de la postura en la escoliosis idiopática.[68] Basándonos en esto , no es entonces sorprendente que, los estudios de Rusia, Polonia y Hong Kong anteriormente mencionados, mostrarán resultados positivos de la corrección de postura para las desviaciones de escoliosis.

Al fin y al cabo, la buena postura mantiene los músculos en equilibrio y el cuerpo bien alineado. La mala postura, por el contrario , le coloca un peso anormal a las estructuras de la columna y sobretensiona los músculos y tendones, resultando a menudo en dolor. Adicionalmente, la mala postura no posiciona adecuadamente los órganos internos, debido a esto la circulación sanguínea se dificulta y se crea una disfunción.

Cuando existe la mala postura, siempre existe la necesidad de un programa de estiramiento para alargar músculos acortados y un programa de ejercicios para ajustar músculos débiles o de bajo tono, en esto nos enfocaremos en la segunda parte de este libro.

¿Cómo se desarrolla la mala postura?

En realidad existen muchos factores que pueden afectar la postura, desde costumbres y actividades diarias hasta la predisposición genética, condiciones subyacentes tales como la escoliosis, la artritis o condiciones que inducen dolor, las cuales causan que la persona adopte malas posiciones habituales de manera crónica.

Sin embargo, teniendo en cuenta la mayoría de la información que contiene este libro, tenemos que regresar a lo fundamental. Éramos cazadores-recolectores y habíamos evolucionado para pasar nuestros días deambulando y llevando a cabo actividades físicas, tal como buscar frutas o perseguir presas, pero ya no estamos haciendo lo que evolucionamos para hacer. No fuimos diseñados para pasar nuestros días sentados sobre nuestros traseros mirando fijamente una pantalla o una carretera, o para cualquier otra de las actividades de nuestra vida moderna que están lejos de nuestros orígenes.

Consejos prácticos para la buena postura

La buena postura significa un alineamiento corporal equilibrado, en el cual el posicionamiento de las estructuras musculares y esqueléticas este centrado de forma que el arrastre de la gravedad quede distribuido uniformemente, implica una posición relajada para todas las articulaciones del cuerpo. Con las articulaciones en posiciones cómodas, los músculos se relajan y las tensiónes no necesarias pueden ser liberadas. La buena postura es el posicionamiento corporal mecánicamente más eficiente para el cuerpo.

En efecto, la buena postura incluye:

- Que sus orejas, hombros, cadera, rodillas y tobillos estén alineados de manera vertical y recta.
- Que la cabeza este centrada.
- Que los hombros, cadera y rodillas estén nivelados.

Algunos de los errores posturales más comunes son:

- La cabeza inclinada hacia adelante.
- Hombros redondeados.
- Espalda inferior arqueada o plana.
- Excesiva inclinación pélvica anterior (trasero sobresaliente).
- Excesiva inclinación pélvica posterior (abdomen y pelvis sobresalientes).

Examine su postura

Para determinar si usted tiene buena postura, tome los siguientes exámenes:

El examen de la pared

Párese con la parte trasera de su cabeza tocando la pared y sus talones a quince centímetros de la base. Con su trasero tocando la pared, coloque su mano entre su espalda inferior y la pared, y después entre su cuello y la pared. Si usted puede acercarse entre 2.5 y 5.0 centímetros en su espalda inferior y a 2.5 centímetros en el cuello, usted está cerca a tener una excelente postura.

El examen del espejo

Usted puede llevar a cabo esta sencilla inspección en frente de un espejo para cuerpo entero o pedirle a su pareja o amigo que lleve a cabo la inspección por usted. Conteste estas preguntas y utilice la figura 16 en la siguiente página para ver si:

1. Su cabeza esta recta   si/no
2. Sus hombros están nivelados   si/no
3. Su cadera esta nivelada   si/no
4. Las rodillas apuntan hacia el frente   si/no
5. Sus tobillos están rectos   si/no

Ahora mírese de lado (o pídale a otra persona que lo revise a usted) y busque lo siguiente:

1. Su cabeza esta recta en vez de caída hacia
   adelante o atrás   si/no
2. Su mentón esta paralelo al piso   si/no
3. Sus hombros están alineados con sus orejas   si/no
4. Sus rodillas están rectas   si/no
5. Existe una curva leve hacia adelante
   en su espalda inferior   si/no

Si usted contestó "no" a 3 o más de estas preguntas, su postura entonces no está en alineamiento ideal.

De nariz a ombligo

Orejas

Hombros

Cadera

Rodillas

Tobillos

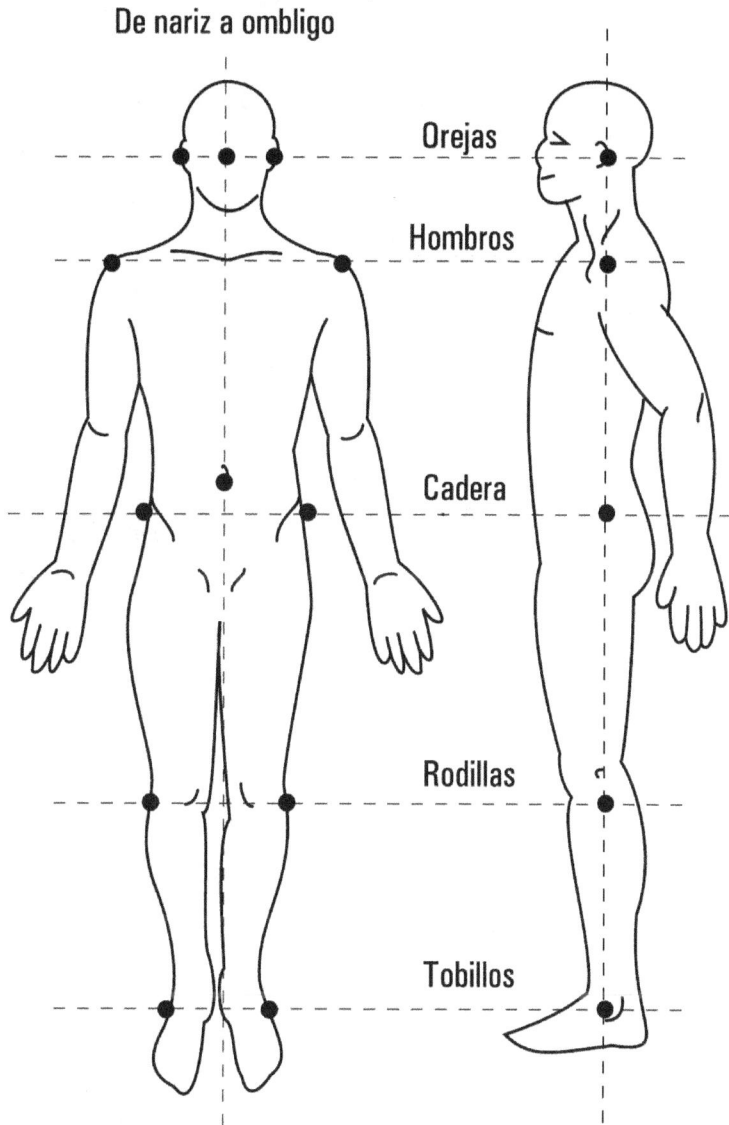

Figura 16: Examine su postura frente a un espejo de cuerpo entero.

Cómo corregir la mala postura

Desalineamientos en la postura del cuerpo pueden indicar un desalineamiento en la columna. Realizar los ejercicios de los siguientes capítulos corregirá cualquier anomalía que usted pueda tener y le ayudará a establecer una buena postura. Aquí están dos consejos prácticos para ayudarle a mejorar su postura de inmediato:

1. Imagine que tiene dos globos pegados a la parte superior de los músculos de su pecho y lo están levantando hacia el firmamento. Eso de inmediato debe mejorar los hombros caídos y hasta la postura caída hacia adelante de la cabeza. Suavemente retraiga su mentón, para que su cuello se alargue un poco.

2. Por último, jale las paletas de sus hombros hacia atrás hacia su columna, y hacia abajo hacia media espalda. La razón por la cual usted hace esto es porque si usted solamente jala sus hombros hacia atrás, entonces lo más seguro es que usted utilice sus músculos trapecios superiores, los cuales elevan los hombros. El problema con esto es que la mayoría de la gente tiene estos músculos tensionados y sobretrabajados porque allí es donde ellos sostienen su estrés. Entonces, no queremos que esos se tensionen más. Jale las paletas de los hombros hacia atrás y hacia abajo para mantener sus hombros relajados y los músculos de su pecho estirados.

Relatos personales: licenciada en derecho con escoliosis

"Se me diagnosticó escoliosis leve en 1994. No ameritaba cirugía, pero de vez en cuando causaba dolores de espalda y cojeaba un poco al caminar. En el 2005, escuché acerca de un tratamiento sin cirugía que se enfoca en corregir la escoliosis, naturalmente dudaba, ya que este tratamiento no era bien conocido en ese entonces, sin embargo, una consulta preliminar con el Dr. Kevin Lau me convenció que valía la pena hacer el intento. A través de varios meses de consultas regulares, mi condición mejoró paulatinamente bajo su cuidado su tratamiento integral incluyó consejos sobre la alimentación y el estilo de vida; algunos consejos parecían radicales y difíciles de aceptar en ese momento, pero los libros y artículos en el periódico prontamente corroboraron de manera independiente su eficacia. El tratamiento del Dr. Lau hace a sus pacientes responsables por su propio bienestar, de manera que los pacientes que son disciplinados, decididos y receptivos a nuevas ideas están en condiciones de beneficiarse al máximo de su tiempo bajo el cuidado de Dr. Lau."

— *Daryl L. (26 años de edad)*

Ejercicios de estiramiento para balancear el cuerpo

> *La vida es como montar en bicicleta. Para mantener el equilibrio uno se debe seguir moviendo.*
>
> — **Albert Einstein**

Nuestros uestros antepasados llevaban una vida mucho más activa que la mayoría de nosotros hoy en día. Desde la revolución industrial hasta el día de hoy, las máquinas se han apoderado más y más de nuestro diario vivir, y nosotros, a cambio, nos hemos hecho más sedentarios. Vamos en auto en vez de caminar, montamos en ascensor en vez de subir y bajar escaleras y nos sentamos frente a escritorios en vez de trabajar en los campos; como resultado, nuestros músculos y huesos se tornan más débiles y mal acondicionados y son por ende más propicios a lesiones y enfermedades.

La mayoría de nosotros somos conscientes de que el ejercicio es vital para la buena salud. Debido a que realizamos muchas menos actividades físicas que en días pasados, es más importante que nunca que aprendamos a estirarnos adecuadamente. El estirarse es el puente entre el mundo sedentario y el mundo activo. Uno no puede pasar de ser sedentario a ser activo sin cruzar ese puente, no por lo menos sin el riesgo de lesionarse. El estirarse mantiene sus músculos flexibles, lo prepara para el movimiento y le ayuda a hacer la transición entre la inactividad y la actividad vigorosa sin causarse daño.

Encontrando la tensión muscular

Comencemos esta sección con un autodiagnóstico. En la figura 13 del capítulo anterior, señale las áreas de su espalda donde usted siente incomodidad cuando se estiran. Para lograr esto, párese erguido con sus manos sobre ambos lados y con los brazos rectos, lentamente muévalos hacia adelante hasta que se encuentren sobre su cabeza manteniendo su espalda recta a medida que lo hace.

¿Se sienten tensionadas ciertas partes? ¿Sintió alguna incomodidad en su espalda inferior? ¿Estaba más tensionado el lado derecho de su espalda inferior que el lado izquierdo? ¿Era más difícil mover su hombro izquierdo que su hombro derecho? ¿Había alguna presión sobre la espalda durante el movimiento?

A continuación siga los ejercicios de estiramiento enumerados al final de esta sección concentrándose en la columna desde su cuello hasta su espalda inferior y sobre las áreas que se sienten más tensionadas. Repita cada conjunto de ejercicios lentamente mientras que aumenta paulatinamente la duración del estiramiento.

La única forma en que el estiramiento y el ejercicio le serán de beneficio a usted y a su condición es si entiende exactamente cómo es que su cuerpo está fuera de alineamiento . Más específicamente, usted necesita saber cuáles grupos musculares están tensionados, cuáles están débiles y cómo estos desequilibrios afectan todo su cuerpo.

Su meta principal debe ser el recobrar en su cuerpo un estado equilibrado para que pueda mejorar su escoliosis. Si un grupo de músculos es demasiado fuerte o está demasiado tensionado, y los huesos son arrastrados fuera de la posición adecuada, finalmente sus articulaciones no funcionarán correctamente y sufrirán desgaste hasta que finalmente todo movimiento se torne doloroso.

Existen más de 600 músculos que le brindan movilidad a su espalda, casi todos ellos juegan algún papel en la salud y en el funcionamiento adecuado de su columna y todos esos músculos deben ser ejercitados de manera frecuente.

También recuerde que los músculos pueden jalar la pelvis en muchas direcciones , si su pelvis está en una posición anormal -tal como cuando un lado de esta parece resaltar (desnivelado)-, su columna podría tener una curvatura anormal. Esta desviación anormal con el tiempo causará que su condición se convierta en más dolorosa y empeore gradualmente .

Al fin y al cabo, no importa su edad, sexo, condición física o peso, recuerde que todos tenemos desequilibrios musculares y todos necesitamos entender que el estiramiento y el ejercicio pueden jugar un papel muy importante en cómo vivimos nuestras vidas y qué tan saludables nos mantenemos a medida que envejecemos. Una vez que usted domine el concepto de los desequilibrios necesitara identificar donde ocurren en su cuerpo. Si usted estira un grupo de músculos que no necesita ser estirado, el desequilibrio jamás se corregirá.

Precauciones para los ejercicios

Existen algunas precauciones las cuales vale la pena mencionar antes de que usted comience a ensayar cualquiera de los ejercicios:

- Trace en el diagrama incluido en este capítulo todos sus músculos tensionados y débiles antes de comenzar.
- Como un atleta, esté completamente consciente de cuáles músculos necesitan ser fortalecidos y cuáles requieren técnicas de estiramiento. Como regla general, sugiero practicar los estiramientos para ambos lados del cuerpo y tomar nota de cuáles músculos se sienten tensionados. Recuerde: nadie es igual a otra persona y ninguna escoliosis es idéntica a la otra.

- Practique técnicas adecuadas de fortalecimiento y estiramiento tal como se explica en esta sección, asegurándose que usted siente que las áreas objetivo están siendo ejercitadas.

Comience incorporando estiramientos que liberen la tensión en todas las áreas de su columna, hasta que ambos lados se sientan nivelados y equilibrados.

Estirar los músculos hamstring es también importante ya que la tensión en estos limita el movimiento de la pelvis, lo que resulta en un desequilibrio que puede aumentar el estrés a través de la espalda inferior. Existe una gran variedad de formas de realizar ejercicios para estirar los músculos hamstring , incluso la que se menciona en este libro, encuentre una con la cual se sienta cómodo.

Actividades como el yoga o pilates incorporan el estiramiento y la relajación, de esta manera reducen tensión en músculos que normalmente cargan estrés. El yoga requiere que la persona mantenga poses suaves durante entre 10 a 60 segundos, durante la pose, ciertos músculos se flexionan mientras que otros se estiran, esto promueve la relajación y el estiramiento en los músculos y las articulaciones . El pilates ayuda a fortalecer y a darle forma a los músculos centrales de su espalda, abdomen y piernas. Ambos son considerados buenos ejercicios que mantienen la columna estable y flexible al mismo tiempo, y yo los recomiendo a menudo para el mantenimiento de la columna después de la corrección. Tenga en cuenta los instructores que estén familiarizados con o se especialicen en la escoliosis.

Cualquier actividad que supone forcejeo excesivo es de alto impacto para la columna vertebral y debe ser evitada. Esto descarta deportes vigorosos como el correr a campo traviesa, el esquí y montar a caballo. Nadar es una actividad física excelente que en algunos pacientes brinda alivio al malestar de la escoliosis; mientras esté en el agua, ensaye uno de los siguientes:

- Practique el remo sea en máquina o en bote.
- Haga movimientos como pedaleando bicicleta con sus piernas.
- Colóquese unas pesas en los tobillos mientras nada.
- Realice elevaciones de pierna estando sobre su costado y sujetando el lado la piscina u otro objeto fijo.

La recomendación general es que se mantenga físicamente activo todos los días, practicando ejercicio aeróbico dos o tres veces por semana (por ejemplo caminar rápido, montar en bicicleta o nadar). Si usted ha llevado una vida sedentaria, deje un día o dos entre sus días de ejercicio.

Nunca haga demasiado ejercicio. El descanso también es una parte importante del proceso de curación ya que es el momento cuando los músculos y el hueso se curan.

El periodo mínimo de tiempo recomendado y más reconocido para hacer ejercicio es el de 20 minutos (lo que no incluye los periodos de calentar y enfriar), el máximo es una hora, esto depende de cuál tipo de ejercicio usted elija, si usted es un principiante, ensaye comenzando con 10 minutos.

Técnica correcta de estiramiento

El estirarse suena fácil, pero cuando se hace incorrectamente, puede causar lesiones. No puedo dejar de resaltar lo crucial que es conocer las técnicas de estiramiento adecuadas , nunca se debe pensar en el estiramiento como una competencia y jamás se debe practicar demasiado. La meta no es estirar hasta que duela, es más bien, reducir la tensión muscular. El estiramiento se debe hacer relajado y con previo calentamiento, esforzarse para ver quién se puede estirar más, nunca debe ser el objetivo, eso sólo causara dolor y lesionará los músculos. En fin, el estirarse, cuando se hace correctamente, debe ser placentero.

En general, elija un plan de ejercicio:

1. **Diseñado específicamente para sus necesidades y cuál le conviene para su estilo de vida.**

   ¿Es usted saludable y físicamente activo? ¿O ha estado usted llevando una vida sedentaria durante los últimos cinco años?

   ¿Es usted un atleta profesional? ¿Se está recuperando de una lesión grave? ¿Sufre usted a menudo de achaques, dolores, rigidez en los músculos y articulaciones en cualquier área de su cuerpo? En todos estos escenarios, el plan de ejercicios tiene que ser diferente y ser especialmente diseñado para sus necesidades y, a su medida.

2. **Realice un examen específico del área o grupo de músculos que necesitan ser estirados.**

   ¿Están listos los múscul s? ¿Hay algún daño en las articulaciones, ligamentos, tendones, etc.? ¿Ha sido lesionada(o) recientemente el área o se está todavía recuperando de una lesión?

   Si el grupo de músculos a estirar no está 100% sano evite por completo estirar esa área; trabaje en la recuperación y rehabilitación de estos antes de continuar con ejercicios específicos de estiramiento.

3. **No se olvide hacer ejercicios de calentamiento antes del estiramiento**

   Al aumentar la temperatura de los músculos usted está ayudando a que los músculos estén sueltos, flexibles y maleables; esto es esencial para asegurar que se obtenga el beneficio máximo del estiramiento.

4. **Estírese suavemente y lentamente (evite el rebotar)**

   El estirarse lentamente y suavemente ayuda a relajar sus músculos, lo cual a su vez hace que el estiramiento sea más placentero y beneficioso, esto también ayudará a evitar desgarros y distensiones musculares causados por movimientos rápidos y bruscos.

5. Estírese SOLO hasta el punto de tensión

El estirarse NO es una actividad que deba ser dolorosa, debe ser placentera, relajante y muy beneficiosa. Muchas personas creen que deben sentir dolor constante para obtener el máximo beneficio de su estiramiento, ese es uno de los errores más grandes que usted puede cometer cuando se está estirando.

6. Respire lentamente y normalmente

Muchas personas inconscientemente contienen la respiración mientras se estiran, esto causa tensión en los músculos, lo cual a su vez hace muy difícil el estirarse; para evitar esto, recuerde respirar lenta y profundamente durante el estiramiento, esto le ayuda a sus músculos a relajarse, promueve el flujo sanguíneo y aumenta la cantidad de oxígeno y nutrientes que llegan a estos.

El reflejo de estiramiento

¿Ha tocado algo caliente en alguna ocasión? Su cuerpo automáticamente, en un abrir y cerrar de ojos, aleja su mano de la fuente del dolor sin que usted tome una decisión consciente; eso es un reflejo automático de sus nervios en respuesta a un estímulo del dolor.

Sus músculos tienen un reflejo similar, un mecanismo protector que evita que sean lastimados involuntariamente. ¡Cuando usted estira sus brazos demasiado la respuesta de su cuerpo es apretar los mismos músculos que usted está tratando de estirar!

Es importante escuchar a su cuerpo y prestarle atención a las señales. Cuando usted estira sus músculos excesivamente este reflejo del estiramiento se activa y el resultado es el dolor; esta es la forma en que su cuerpo le dice que se está sobrepasando, si usted continua estirándose más allá del punto donde siente incomodidad el resultado será una acumulación de tejido granular (el que rellena las cicatrices) dentro de sus músculos y una pérdida paulatina de elasticidad. Si usted tiene escoliosis, dañar los músculos que apoyan a su columna es lo último que usted quiere hacer, por lo tanto, hágale caso a las señales de su cuerpo y no estire demasiado sus músculos.

Sin pena no hay gloria

A muchos de nosotros desde niños nos graban la idea de que el ejercicio sin dolor no es beneficioso y que a menos que nos esforcemos al punto del dolor no estamos verdaderamente procurando hacerlo bien.

Eso es claramente incorrecto y puede ser peligroso el estirarse, cuando se hace correctamente, jamás debe doler, debe ser más bien placentero y relajante.

Ejercicios de estiramiento

En la siguiente sección, describo varios ejercicios de estiramiento que les recomiendo a mis pacientes con escoliosis, también se brindan imágenes de los diversos ejercicios para ayudarle a usted a aprender cómo realizar correctamente estos estiramientos.

Muchos de los estiramientos descritos se deben sostener entre 20 y 30 segundos a menos que se precise lo contrario, sin embargo, a medida que usted se acostumbra a estos estiramientos y se pone a tono con su cuerpo, usted puede descubrir que se vuelve más hábil en determinar justo cuánto debe sostener un estiramiento para obtener el beneficio máximo de este. Por ejemplo, si se siente muy ágil y no está sintiendo incomodidad alguna en la espalda por su escoliosis, puede descubrir que el sostener un estiramiento durante entre 5 y 15 segundos es suficiente. Por otro lado, si usted se siente muy entumecido y le duele la espalda debido a su escoliosis, puede que necesite sostener sus estiramientos durante periodos más largos con el fin de calentar sus músculos. Recuerde: todas las personas son distintas y es importante que usted escuche a su cuerpo. Estírese sólo hasta el punto donde siente tensión en sus músculos, no hasta el punto cuando le duele.

Flexión de lado para el cuello

☐ **Izquierda**
☐ **Derecha**

Siga estos pasos:

- Siéntese derecho.
- Puede sujetar el borde u otra parte de una cama para apoyarse y después paulatinamente intentar a inclinarse en sentido contrario hasta que su hombro esté hundido. Asegúrese que mantiene una postura erguida en todo momento.
- Ahora, utilice la mano del lado opuesto para alejar su cabeza suavemente del hombro sujetado.
- Inhale y suavemente empuje su cabeza contra su mano durante cinco segundos.
- Exhale e inmediatamente inclínese más lejos, mientras baja su hombro. Después suavemente mueva su cabeza y cuello más lejos de su hombro.
- Sostenga la posición de estiramiento durante entre 20 y 30 segundos.

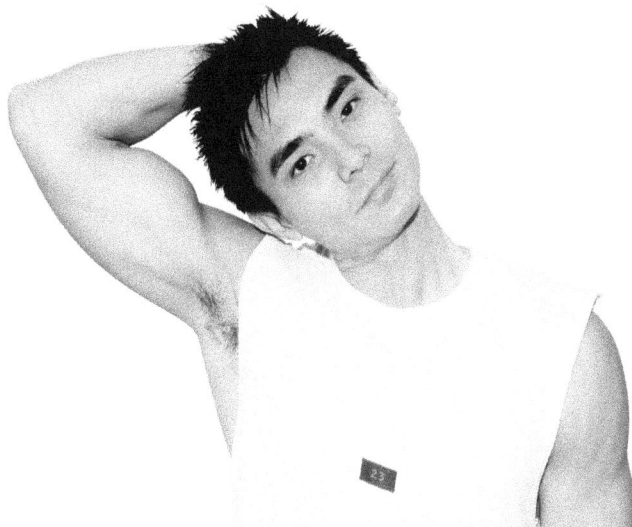

Figura 17: Flexión de Lado para el cuello

Rotaciones para el cuello

☐ **Izquierda**
☐ **Derecha**

- Siéntese en una buena posición.
- Rote su cabeza hacia un lado.
- Coloque la mano del lado opuesto sobre su mejilla.
- Inhale y suavemente rote su cabeza contra su mano mientras que mantiene la mano firme.
- Mire en la dirección que está girando.
- Sostenga entre 20 y 30 segundos y exhale mientras mira detrás de usted y rota su cabeza con el estiramiento.

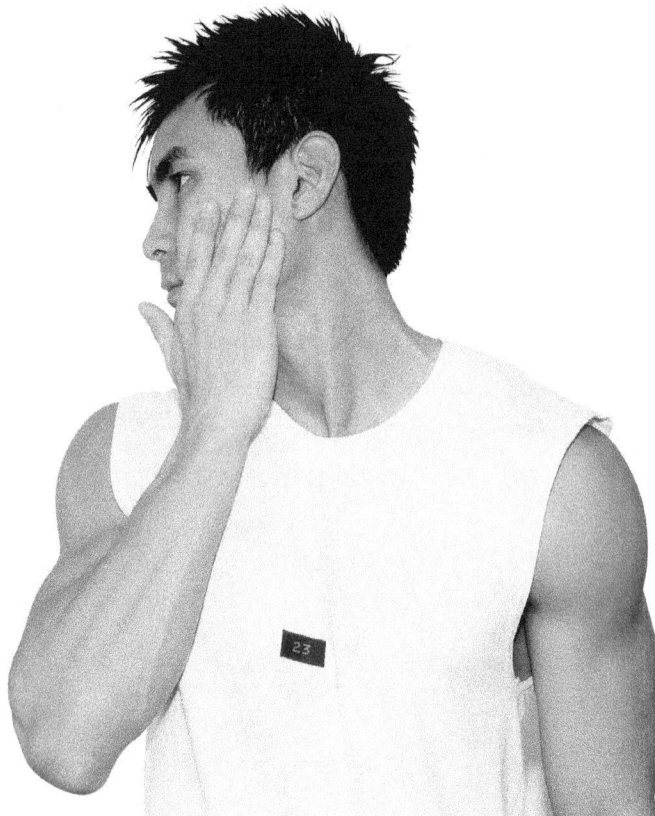

Figura 18: Rotaciones para el cuello

Extensiones para el cuello

- Mantenga una posición erguida ya sea sentado o parado, y permita que su cabeza se incline hacia su pecho.
- Coloque una mano sobre la parte trasera de su cabeza y otra bajo su mentón.
- Sostenga su mentón y levemente estire la parte trasera del cuello llevando su cabeza hacia su pecho.
- Respire profundamente y presione ligeramente su cabeza contra su mano, sin permitir que se mueva su cabeza.
- Después de cinco segundos, relájese a medida que exhala y suavemente mueva su cabeza hacia su pecho.

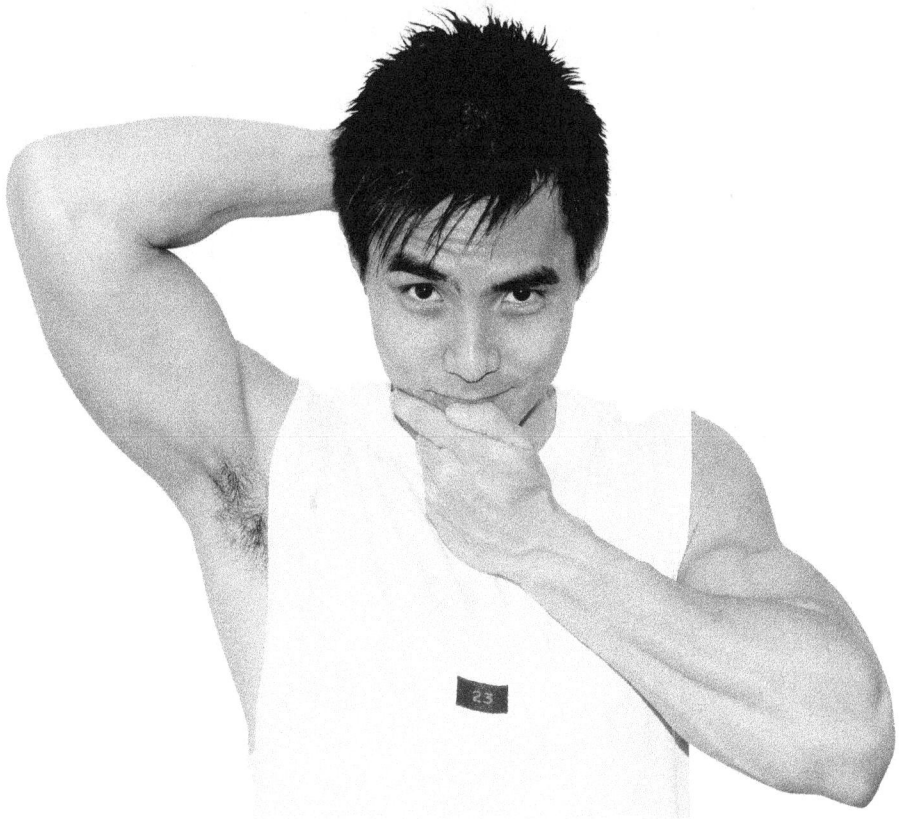

Figura 19: Extensiones para el cuello

Estiramiento para el músculo elevador de la escápula

☐ **Izquierda**
☐ **Derecha**

- Coloque un brazo entre las paletas de sus hombros y muévalo hacia abajo lo que más pueda.
- Mire hacia el lado opuesto lo que más pueda cómodamente.
- Respire hondo y contenga la respiración durante cinco segundos; cuando exhale, mire hacia abajo lo que más pueda cómodamente en la dirección del hombro frente a su rostro.

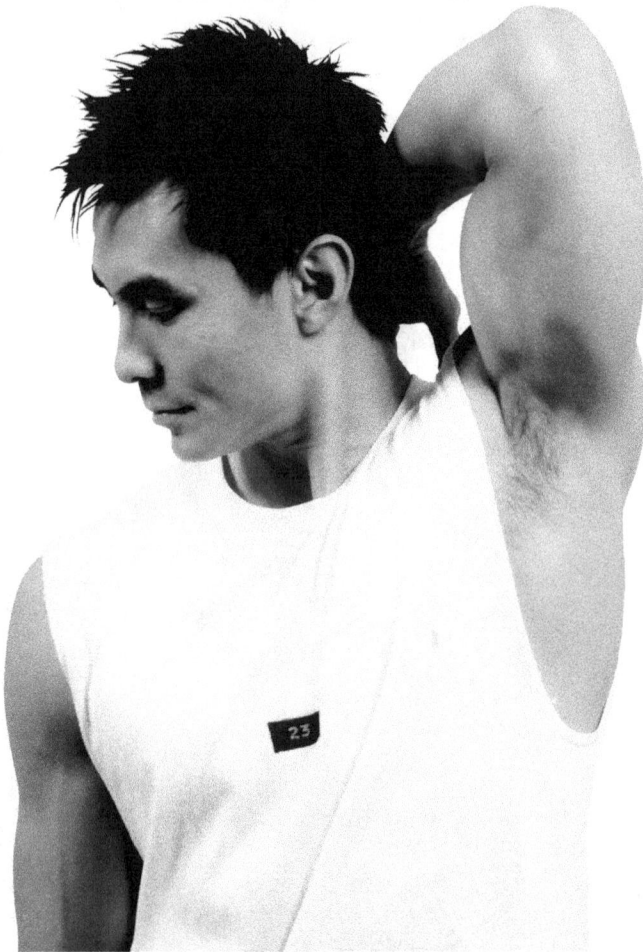

Figura 20: Estiramiento para el músculo elevador de la escápula

Estiramiento de arañar

☐ **Izquierda**
☐ **Derecha**

- Párese con buena postura sujetando una toalla detrás de su espalda tal como se muestra en la foto.
- Utilice la mano inferior para jalar hacia abajo hasta que usted sienta un estiramiento cómodo.
- Mantenga esa posición con su brazo inferior.
- Inhale a medida que trate de jalar hacia arriba con su brazo superior en contra de la resistencia de su brazo inferior.
- Exhale y jale con su brazo inferior para estirar más el brazo superior.
- Se debe aplicar **más** énfasis en el lado donde la escoliosis tensiona más los músculos.

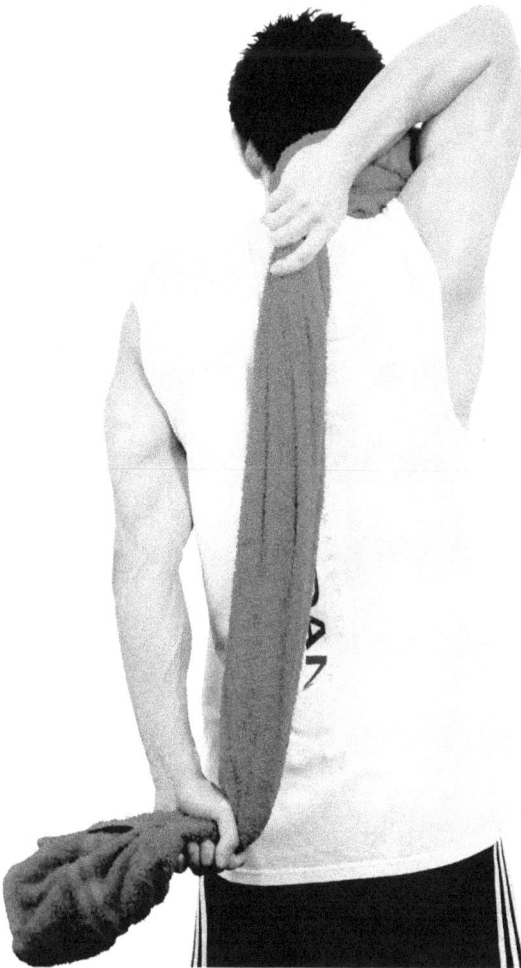

Figura 21: Estiramiento de arañar

Estiramiento del músculo romboides (entre las paletas de los hombros)

☐ **Izquierda**
☐ **Derecha**

- Arrodíllese con una pelota de ejercicio frente a usted y coloque su codo sobre la pelota.
- Mueva el brazo que está sobre la pelota de un lado de su cuerpo al otro.
- Presione el codo contra la pelota mientras la sujeta con la otra mano para estirar los músculos entre las paletas de los hombros.
- Para aumentar el estiramiento, ruede la pelota con la mano opuesta.
- Sostenga entre 20 y 30 segundos.

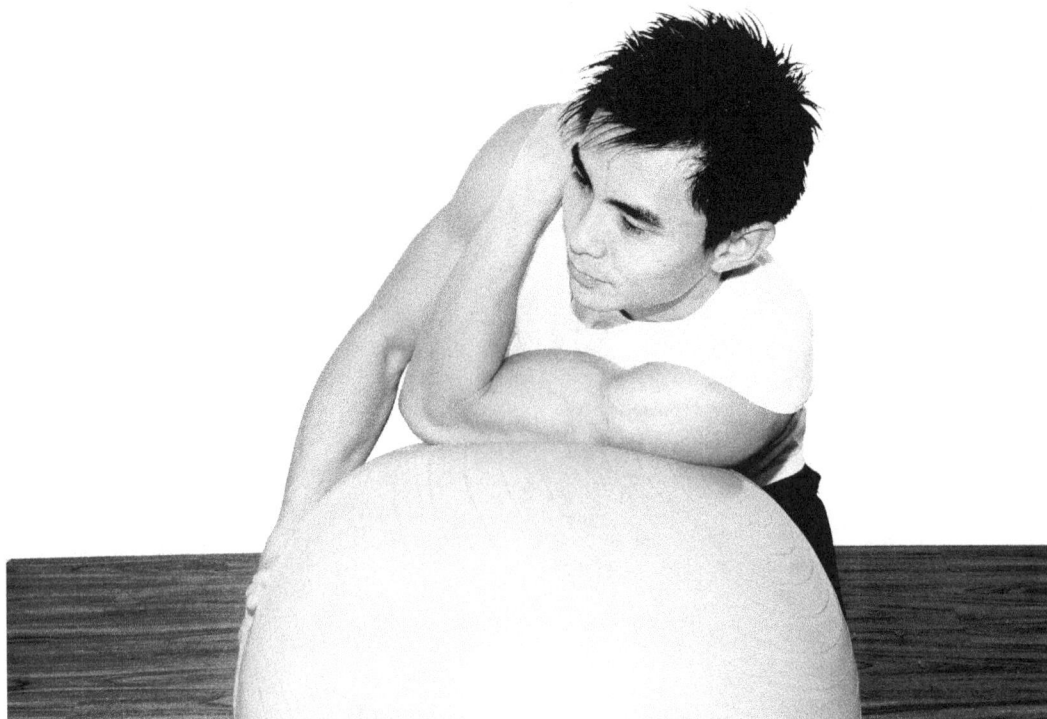

Figura 22: Estiramiento del músculo romboides

Estiramiento por encima de la cabeza (con las manos juntas)

- Póngase de pie, con los pies separados a lo ancho de los hombros.
- Extienda sus brazos por encima de su cabeza y junte sus manos, asegúrese que sus codos estén rectos y que los dedos pulgares de sus manos estén apuntando hacia atrás.
- Empuje sus brazos hacia atrás entre 20 y 30 segundos.

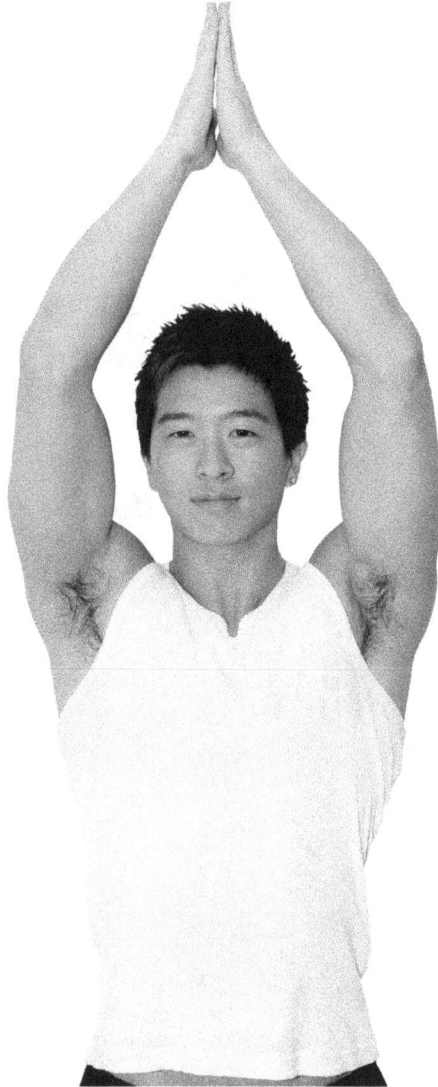

Figura 23: Estiramiento por encima de la cabeza con las manos juntas

Estiramiento por encima de la cabeza (con las palmas de las manos hacia arriba)

- Póngase de pie y separe los píes a lo ancho de los hombros.
- Invierta sus manos para que las palmas de sus manos estén hacia arriba.
- Empuje sus brazos hacia atrás durante entre 20 y 30 segundos.

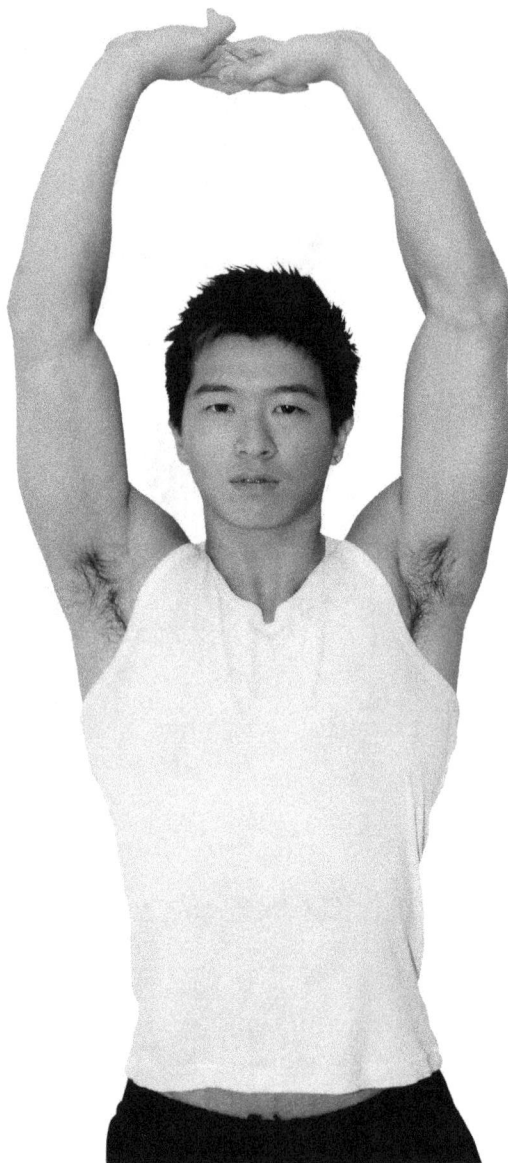

Figura 24: Estiramiento por encima de la cabeza con las palmas de las manos hacia arriba

Flexión de tronco de costado (sentado sobre los talones)

☐ **Izquierda**
☐ **Derecha**

- Siéntese sobre sus talones.
- Inclínese hacia adelante para que su abdomen repose sobre sus muslos.
- Estire ambos brazos por encima de su cabeza y coloque las palmas de sus manos planas sobre el piso.
- Ahora flexione su tronco lejos de la concavidad (es decir, hacia el lado contrario de la curva) caminando las manos hacia el lado convexo.
- Sostenga entre 20 y 30 segundos para recibir un estiramiento sostenido.

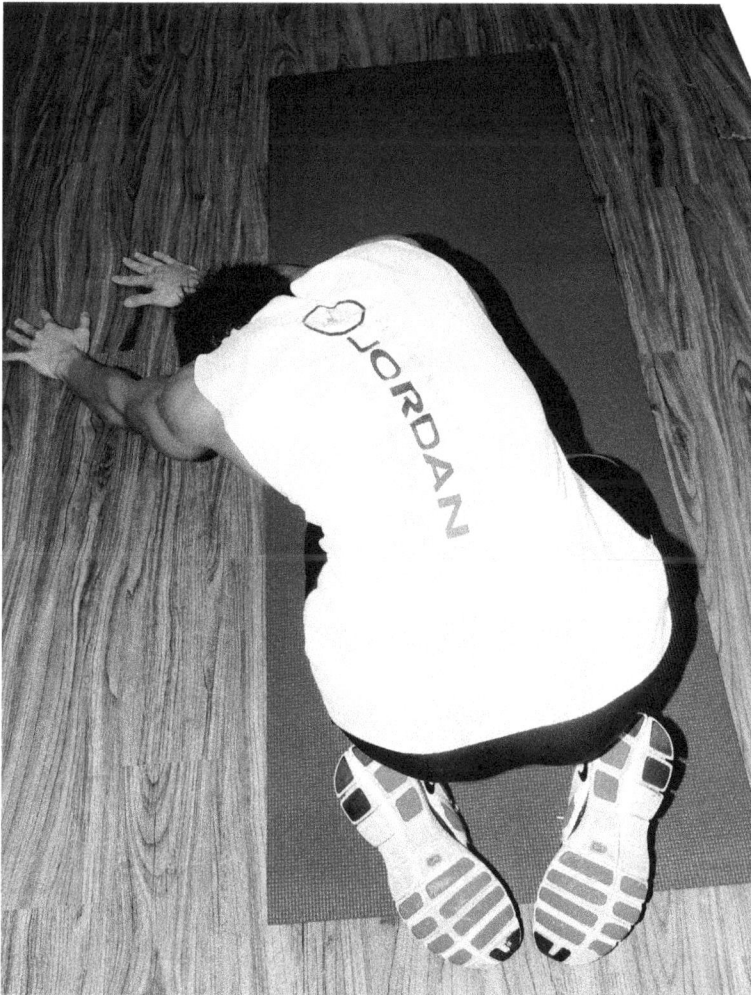

Figura 25: Flexión de tronco de costado (sentado sobre los talones)

Flexión torácica de costado (con el borde de una mesa)

☐ **Izquierda**
☐ **Derecha**

- Acuéstese de lado sobre el borde de una mesa, -consulte la figura 26.
- Coloque una toalla enrollada bajo el extremo superior de la desviación torácica con el brazo superior estirado sobre la cabeza.
- Con la ayuda de otra persona estabilice la pelvis o en caso de ser una escoliosis en forma de "S", estabilice la región lumbar (inferior) de la columna.
- Sostenga esta posición con el brazo superior estirado sobre la cabeza lo que más pueda - 1 minuto inicialmente, aumentando paulatinamente hasta 5 minutos.

Advertencia: Debido a la posición en la que se encuentra la cabeza, detenga el ejercicio de estiramiento si le da mareo mientras lo practica.

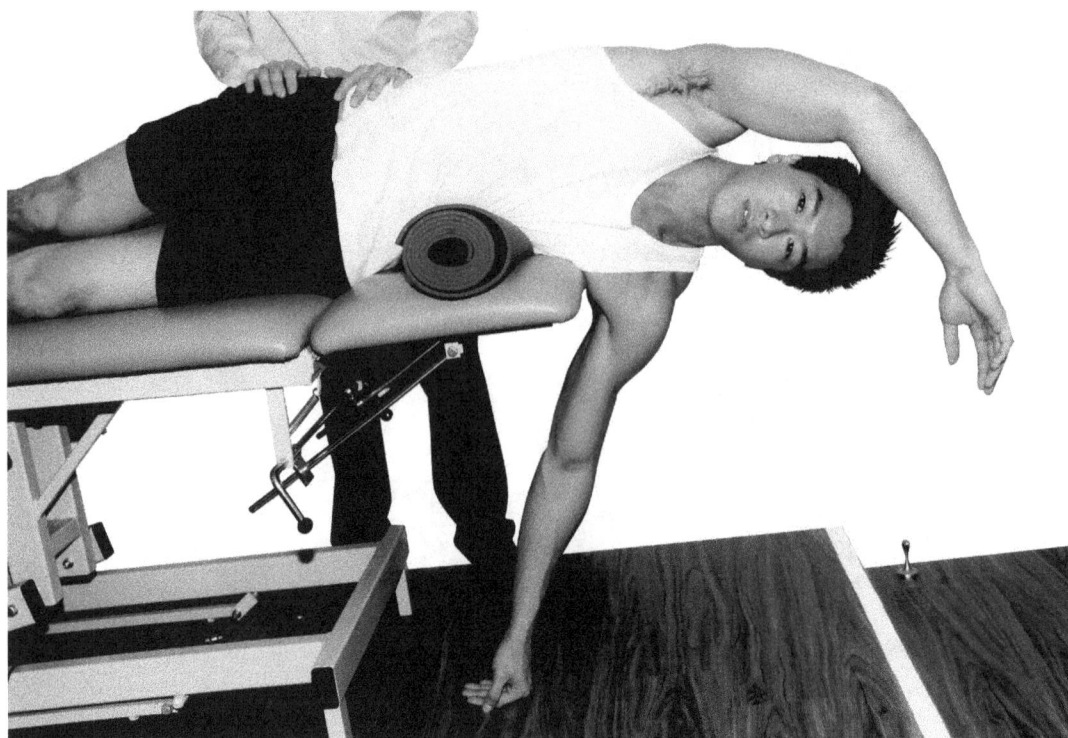

Figura 26: Flexión torácica de costado
(con el borde de una mesa)

Flexión lumbar de costado (en el borde de una mesa)

☐ Izquierda
☐ Derecha

- Acuéstese de lado sobre el borde de una mesa, coloque una toalla enrollada bajo el extremo superior de la desviación lumbar con el brazo superior estirado sobre la cabeza. - Consulte la figura 27.
- Con la ayuda de otra persona, estabilice la pelvis.
- Sostenga esta posición con el brazo superior estirado sobre la cabeza lo que más pueda - 1 minuto inicialmente, aumentando paulatinamente hasta 5 minutos.

Advertencia: Debido a la posición colgada en la que se encuentra la cabeza, detenga el ejercicio de estiramiento si le da mareo mientras lo practica.

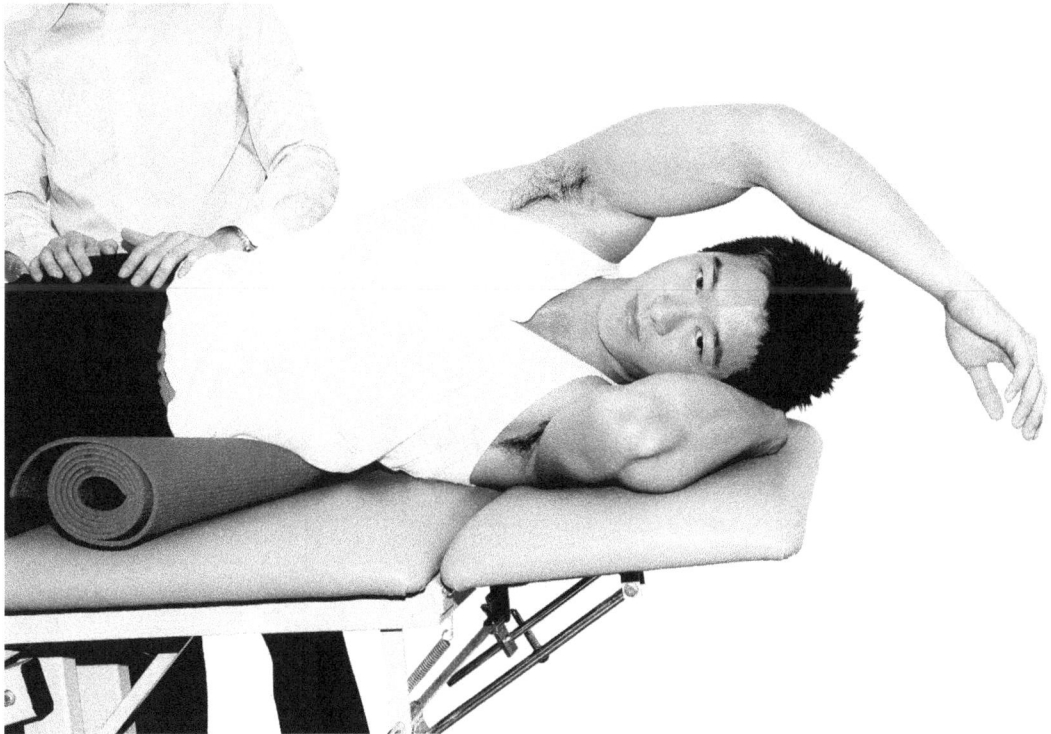

Figura 27: Flexión lumbar de costado
(en el borde de una mesa)

Estiramiento para la escoliosis lumbar

☐ **Izquierda**
☐ **Derecha**

- Acuéstese boca abajo sobre una mesa o alfombra.
- Sostenga el borde de la mesa o sosténgase con los brazos.
- Levante su cadera y piernas juntas, y con algo de ayuda muévalas hacia el lado convexo (el lado contrario) de la desviación en la espalda inferior.
- Hágalo un total de 3 veces, sosteniendo cada estiramiento durante 30 segundos.

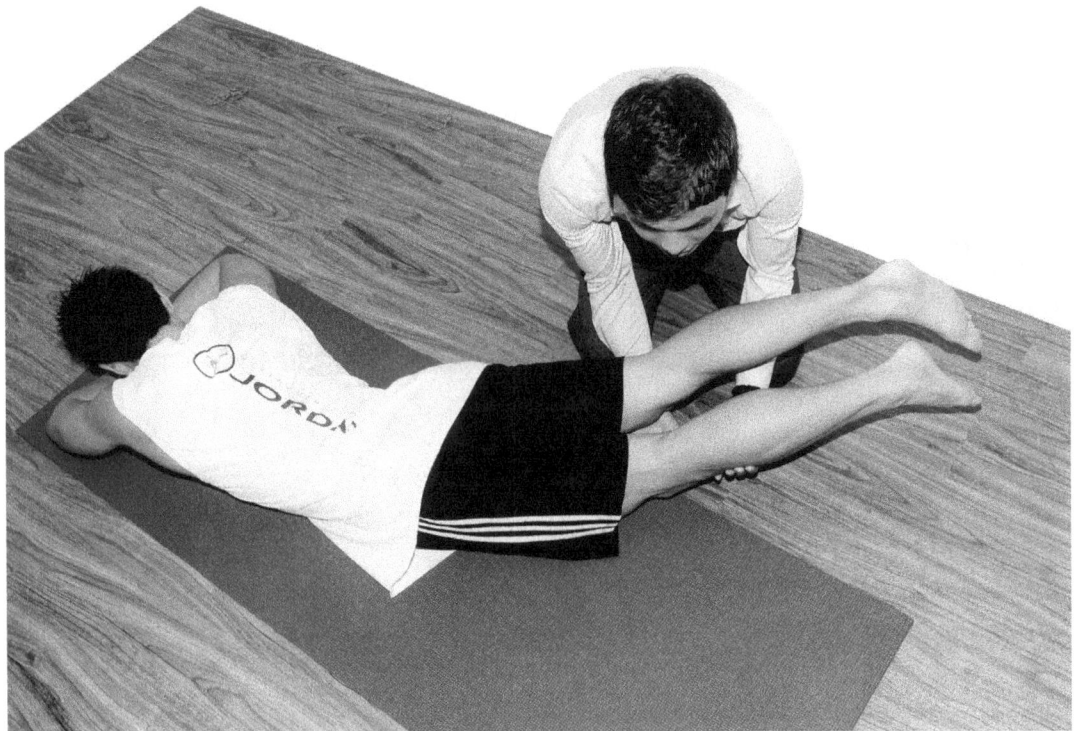

Figura 28: Estiramiento para la escoliosis lumbar (moviendo las piernas hacia un lado)

Rotación del tronco

☐ **Izquierda**
☐ **Derecha**

- Acuéstese boca arriba con las rodillas dobladas y apuntando hacia el techo.

- Sus piernas inferiores deben estar relajadas. Coloque su mano sobre el muslo mientras mantiene el otro brazo estirado para ayudarle a estabilizarse.

- Lentamente permita que sus piernas desciendan hacia ese lado hasta que sienta un estiramiento cómodo en su espalda inferior. Inhale y disminuya levemente el apoyo de su brazo para activar los músculos de su tronco.

- Sosténgalo durante 30 segundos y repítalo con el otro lado. Continúe practicando este estiramiento hasta que pueda colocar cómodamente sus muslos sobre el piso o hasta que ya no aumente su rango de movimiento.

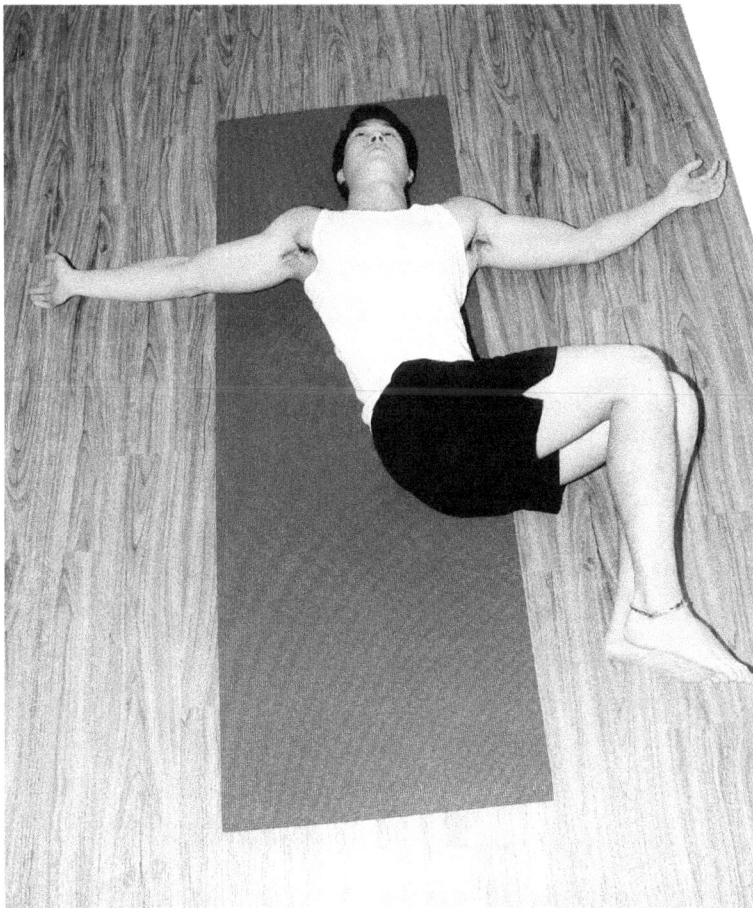

Figura 29: Rotación del tronco

El centro de la espalda y los abdominales

- Tenga cuidado en realizar este estiramiento, sólo realícelo sobre una superficie antideslizante; si siente cualquier tipo de mareo, deténgase de inmediato.
- Siéntese sobre una pelota de ejercicio y cuidadosamente estire sus piernas e inclínese hacia atrás hasta que quede acostado sobre la pelota -consulte la figura 30-.
- Extienda sus brazos por encima de su cabeza para aumentar el estiramiento y lentamente enderece sus piernas, -sostenga durante un minuto-.

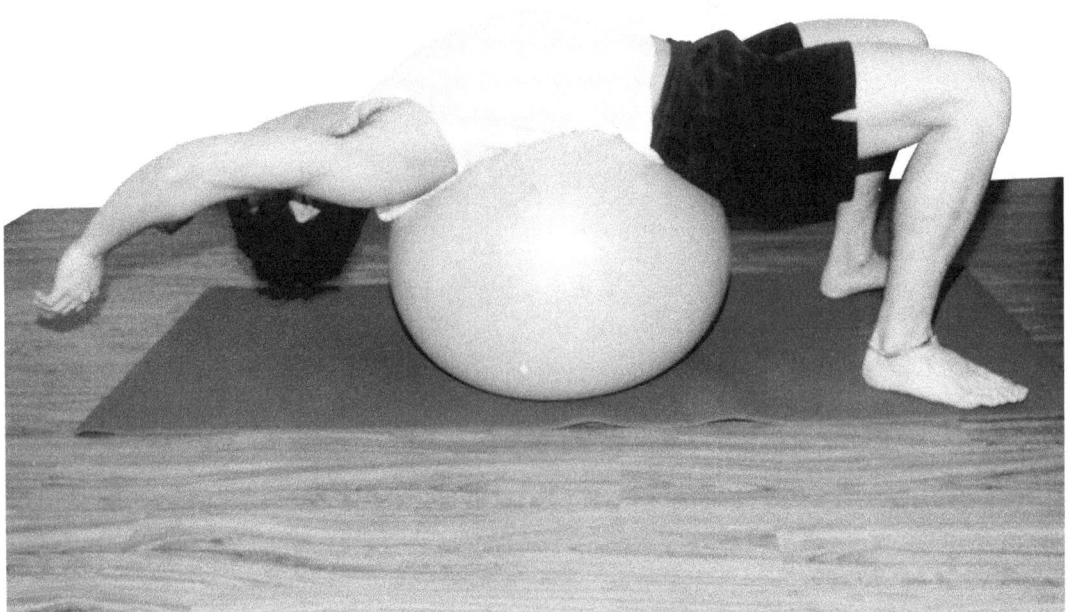

Figura 30: Para el centro de la espalda y los abdominales

Los músculos hamstring

☐ **Izquierda**
☐ **Derecha**

- Agarre una pierna con ambas manos, justo bajo la rodilla y suba la pierna hasta que el muslo esté perpendicular con el piso.
- Extienda sus dedos de los pies hacia atrás, hacia a su espinilla y lentamente enderece su pierna sin permitir que se mueva el muslo en sus manos o que su espalda se levante del piso.
- Sostenga un estiramiento cómodo durante 30 segundos.

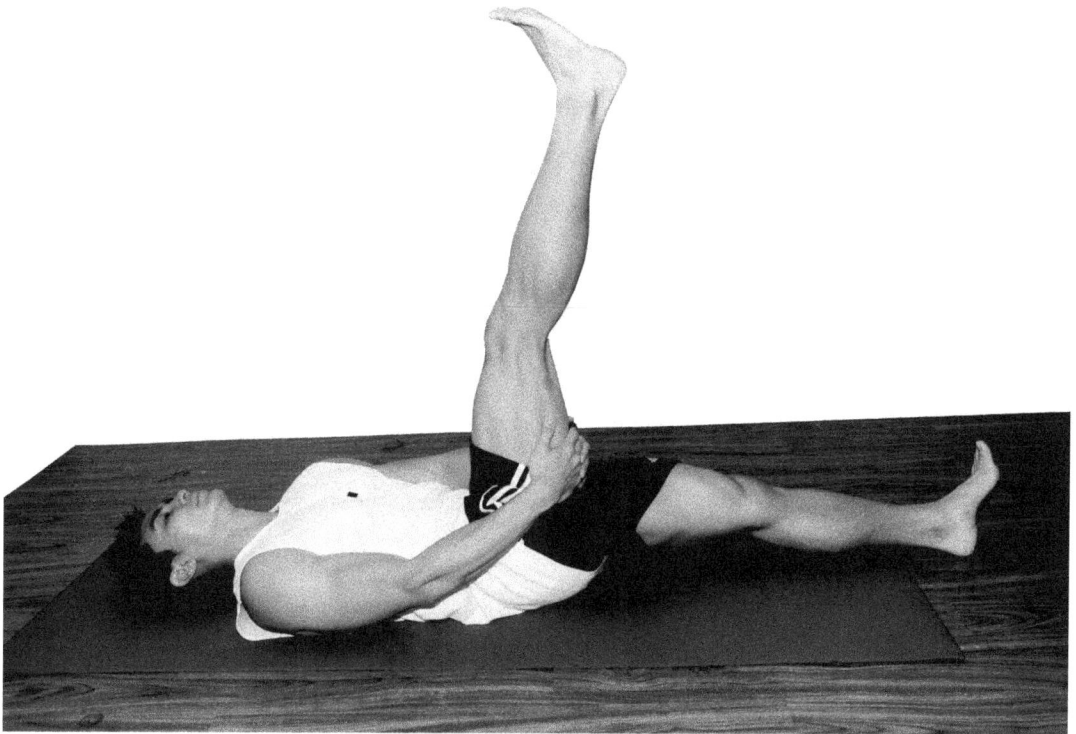

Figura 31: Los músculos hamstring

Tracto iliotibia

☐ **Izquierda**
☐ **Derecha**

- Párese con su costado cerca a la pared y de un paso adelante con la pierna más lejana a la pared (la exterior), esta es la pierna que estará estirando de la manera que puede observar en la figura 32.
- Mantenga ambos pies planos sobre el piso.
- Levante su brazo cercano a la pared para apoyarse contra la misma y coloque su otra mano sobre la cadera.
- Mueva su cadera contra la pared y un poco hacia abajo.
- Usted debe sentir un estiramiento en la pierna más cercana a la pared y en su cadera.
- Si está realizando el estiramiento correctamente, retirar en cualquier momento la mano ubicada sobre su cadera eliminará el estiramiento de la misma. No debe estirar la parte baja de su espalda.
- Sostenga el estiramiento durante 30 segundos y estire cada lado hasta tres veces.

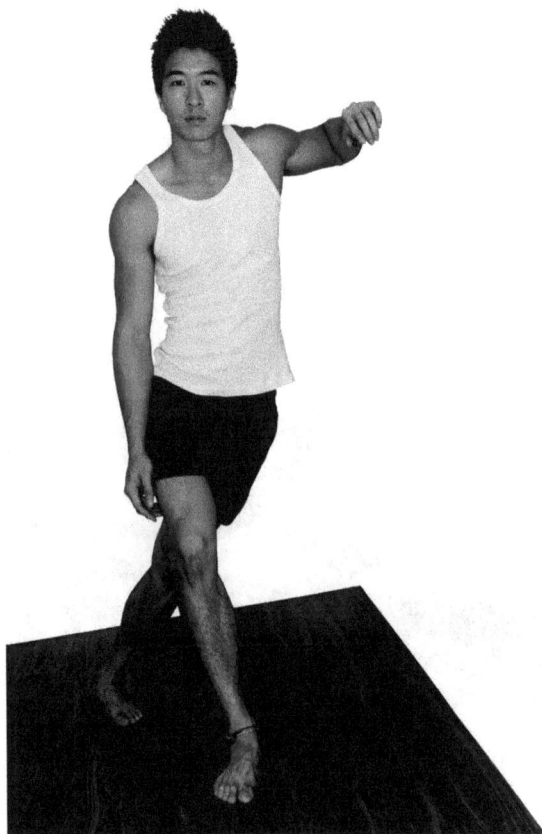

Figura 32: Estiramiento del tracto iliotibial con el muslo exterior

A menudo, los músculos hamstring en un lado están mucho más tensionados que en el otro, lo cual puede resultar en lesiones . La tensión se presenta debido a la presencia de una inclinación pélvica asociada con la escoliosis y, en el lado del ligamento más laxo, una situación conocida como genu valgo, donde las piernas están muy juntas y las rodillas se golpean al caminar, la cual, causa sus propias dificultades especiales. Consultar con un experto tal como un quiropráctico o fisioterapeuta es por lo tanto muy importante antes de decidir qué programa de ejercicios elegir para su condición particular.

CAPITULO 15

Edificando su centro

"El movimiento es una medicina para crear cambio en los estados físicos, emocionales y mentales de una persona."

— Carol Welch

El centro al que me refiero en esta sección es su torso, incluso sus órganos internos. Muchas personas creen que las extremidades realizan la mayoría del trabajo pesado y que el tronco es sencillamente el fulcro (punto de apoyo) que permite que los miembros se muevan, pero de hecho es lo contrario: sin un centro fuerte, no seríamos capaces de realizar muchas de las tareas que llevamos a cabo. El centro es verdaderamente su núcleo, es la fuerza vital de la estabilidad y de la fuerza, es el tronco de su cuerpo que le da apoyo a las ramas, hojas, raíces, etc. (Recuerde la analogía del árbol que discutimos en el Capítulo 6).

El "centro" consiste de muchos músculos distintos que estabilizan la columna y la pelvis, estos recorren el largo del torso por completo; el centro brinda un cimiento sólido para el movimiento de las extremidades. Un programa de ejercicios para acondicionar el centro está por consiguiente dirigido a estos grupos de músculos que hacen posible que usted se pueda parar erguido y moverse sobre sus dos pies, estos músculos ayudan a controlar los movimientos, transfieren energía, manejan el peso corporal y se mueven en cualquier dirección.

Obviamente un centro fuerte distribuye de manera uniforme el estrés que produce la carga de peso, protegiendo así la espalda de lesiones.

Para que su columna esté alineada y estabilizada, los músculos que conforman el centro tienen que estar equilibrados para permitirle a la columna aguantar grandes cargas . Si usted se concentra en fortalecer sólo un grupo de músculos dentro del centro, puede de esta manera desestabilizar su columna al sacarla de alineamiento. Imagínese la columna como una vara de pescar apoyada por varios cables musculares desde varias direcciones. Si todos los cables son tensionados por igual, la vara se mantiene recta.

Miremos cómo funciona su centro para poder apreciar la importancia de esta área de su cuerpo.

Las funciones de los estabilizadores centrales

Apoyo para la Columna

El centro es como una faja de músculos y tejidos conectivos que rodean y mantienen en su lugar a la columna. Si su centro es estable y equilibrado, su columna se mantiene erguida mientras que su cuerpo gira alrededor de ésta, el centro también le permite a la columna aguantar cargas grandes.

Protección a su Sistema Nervioso Central y Órganos Internos

El centro le brinda un escudo de protección a su medula espinal y órganos internos. La columna vertebral es de hueso y alberga la medula espinal, mientras que el costillar y fuertes músculos abdominales actúan como un escudo para proteger sus órganos internos de golpes externos o invasiones.

Apoyo para los Órganos Internos

El centro alberga todos los órganos internos con la única excepción de los órganos vitales de la cabeza, tales como el cerebro y los ojos. Cuando ciertos músculos claves del centro dejan de funcionar correctamente el apoyo a sus órganos internos comienza a disminuir y su funcionamiento se torna deficiente. Esto es importante para la persona que tiene escoliosis, porque a medida que su desviación aumenta, los órganos internos pueden entrar en peligro.

Cómo Identificar los músculos centrales

Cimientos del Movimiento

El centro actúa como si este conformara los cimientos de su cuerpo para el movimiento. Si el centro no funciona adecuadamente, lo más seguro es que usted sienta dolor en las extremidades y columna, y también tendrá un mayor riesgo de lesión.

La lista de músculos que componen el "centro" es algo arbitraria y, distintos expertos agrupan diferentes músculos bajo esta categoría. La siguiente lista incluye los músculos centrales más comunes y conocidos, al igual que los grupos menos conocidos:

- **Músculo Recto Mayor del Abdomen (Rectus Abdominis)** - ubicado a lo largo y en el frente del abdomen, este es el músculo abdominal más conocido, se le denomina de varias formas cuando tiene una apariencia bien definida.
- **Músculo Sacroespinal (Erector Spinae)** - este grupo de músculos se extiende por el cuello hasta la espalda inferior.
- **Músculo Multífido (Multifidus)** - ubicado bajo el músculo sacroespinal a lo largo de la columna vertebral, estos músculos extienden y rotan la columna.
- **Músculo Oblicuo Mayor del Abdomen (External Abdominal Oblique Muscle)** - ubicado a los lados y en el frente del abdomen.

- **Músculo Oblicuo Menor del Abdomen (Internal Oblique Muscle)** - ubicado debajo del oblicuo mayor, se extiende en dirección opuesta a este.
- **Músculo Transverso del Abdomen (Transverse Abdominis)** - ubicado debajo de los oblicuos es el más profundo de los músculos abdominales (los músculos de su cintura) y envuelve su columna y abdomen para brindarle protección y estabilidad.
- **Músculos Glúteo Medio y Glúteo Menor (Gluteus Medius and Minimus)** - ubicados al lado de la cadera.
- **Músculo Glúteo Mayor (Gluteus Maximus), Ligamentos de la Corva (Hamstring Group), Músculo Piriforme (Piriformis)** - ubicados en la parte trasera de la cadera y muslo superior.

Un buen programa de ejercicios para el centro debe enfatizarse en todos los músculos mayores que fajan la columna, incluyendo, pero no concentrándose sobre los músculos abdominales.

¿Qué afecta la función muscular abdominal?

Mientras que existen muchas razones por las cuales los músculos centrales -de estabilidad- se debilitan, he incluido tres causas comunes que contribuyen a la delatadora "barriga cervecera" o al "estomago hinchado" que se ve comúnmente:

1. **Alimentación/Estilo de Vida** - El consumir alimentos o bebidas a los cuales usted es alérgico le afectará la función abdominal. Cualquier cosa que cause inflamación en un órgano interno que se comunique a través del sistema nervioso central y afecte un músculo abdominal, causará que el músculo se debilite o que no responda al ejercicio. Otras causas de inflamación que pueden interferir con los músculos abdominales son el estrés, el alcohol y los medicamentos, al igual que aditivos, conservantes y colorantes alimentarios.

2. **Desentrenamiento -** se refiere a la pérdida del buen estado físico que ocurre debido a una disminución en el entrenamiento o el ejercicio. Muchas personas dejan de hacer ejercicio por muchas razones. Enfermedad, lesiones, días festivos, trabajo, viajes y compromisos sociales que a menudo interfieren con rutinas de entrenamiento.

3. **Lumbalgia -** los nervios que llegan a las articulaciones de la columna también inervan los músculos alrededor de esta . por lo tanto, cualquier cosa que cause dolor en la columna puede alterar los músculos y viceversa.

Examine los procesos de su centro

Hay varios ejercicios disponibles para poner a prueba la fuerza de sus abdominales y para fortalecer los músculos centrales alrededor de su columna. Un entrenador deportivo, Brian Mackenzie, ofrece el siguiente examen de fuerza y estabilidad para los músculos centrales, estos, los he ejercitado en mi y en mis pacientes, y he observado que es bastante eficaz. El objetivo del examen de fuerza y estabilidad para los músculos centrales es el de evaluar la fuerza y resistencia de los músculos centrales a través del tiempo, este se explica detalladamente en las próximas páginas.

Antes de que comience

Para prepararse para esta evaluación usted necesitará:

- Una superficie plana
- Una colchoneta para ejercicio
- Un reloj con manecilla para segundos

Examen de fuerza y estabilidad
para los músculos centrales

Nivel 1: posición de tabla

- Comience acostándose boca abajo en el piso o sobre una colchoneta para ejercicio, coloque sus codos y antebrazos debajo de su pecho.

- Apóyese para formar un puente utilizando los dedos de sus pies y de sus antebrazos.

- Mantenga la espalda plana y no permita que sus caderas cuelguen hacia el piso.

- Sostenga la posición durante 60 segundos.

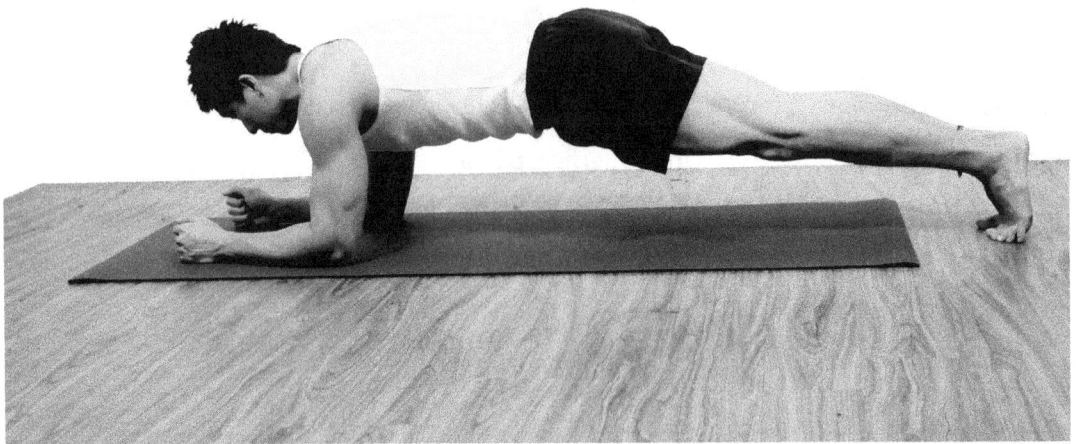

Figura 33: Nivel 1 - Posición de tabla

Nivel 2: Posición de tabla levantando el brazo

- Levante su brazo derecho del piso o colchoneta y sosténgalo durante 15 segundos.
- Regrese su brazo derecho al piso o colchoneta y levante su brazo izquierdo del piso o colchoneta.
- Sostenga la posición durante 15 segundos.

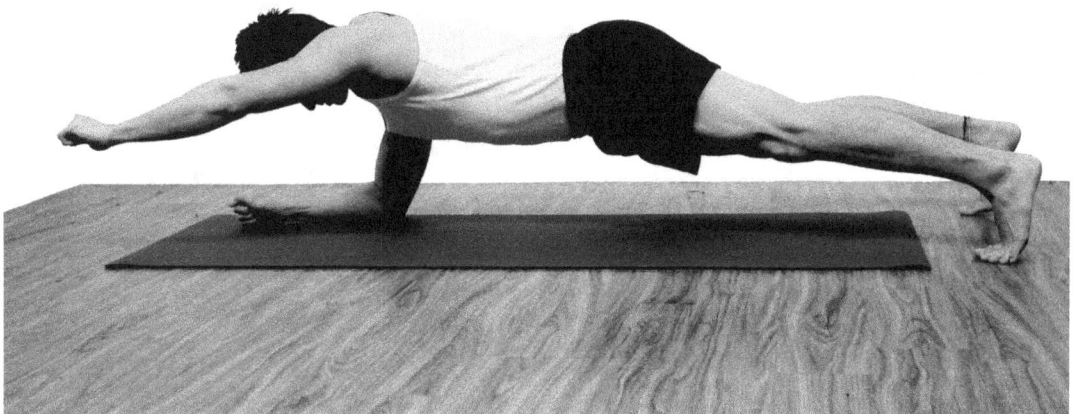

Figura 34: Nivel 2: Posición de tabla levantando el brazo

Nivel 3: Posición de tabla levantando la pierna

- Regrese su brazo izquierdo al piso o colchoneta y levante su pierna derecha. Sostenga la posición durante 15 segundos.
- Regrese su pierna derecha al piso o colchoneta y levante su pierna izquierda.
- Sostenga la posición durante 15 segundos.

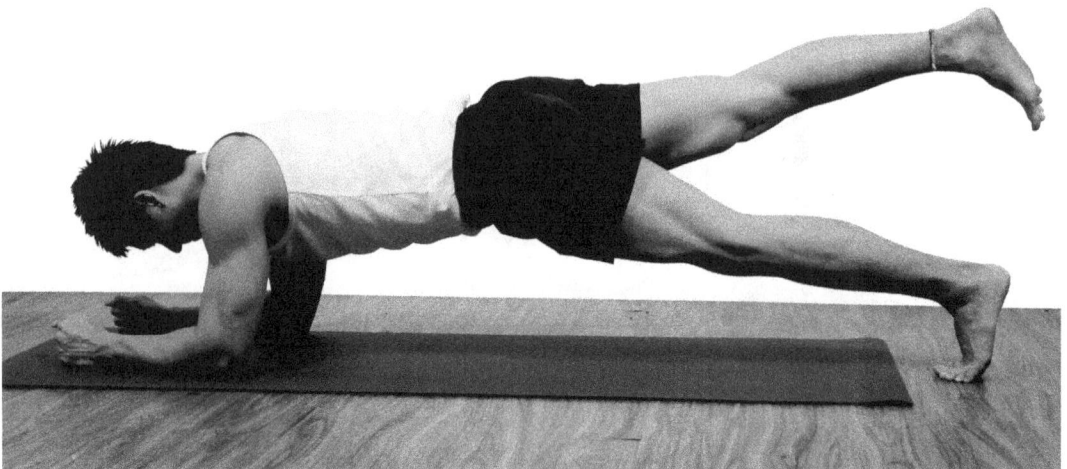

Figura 35: Nivel 3: Posición de tabla levantando la pierna

Nivel 4: Posición de tabla levantando el brazo y la pierna opuesta

- Levante su pierna izquierda y brazo derecho del piso o colchoneta y sostenga la posición durante 15 segundos.
- Regrese su pierna izquierda y brazo derecho al piso o colchoneta.
- Levante su pierna derecha y brazo izquierdo del piso o colchoneta y sostenga la posición durante 15 segundos.
- Regrese a la posición de tabla.
- Sostenga la posición durante 30 segundos.

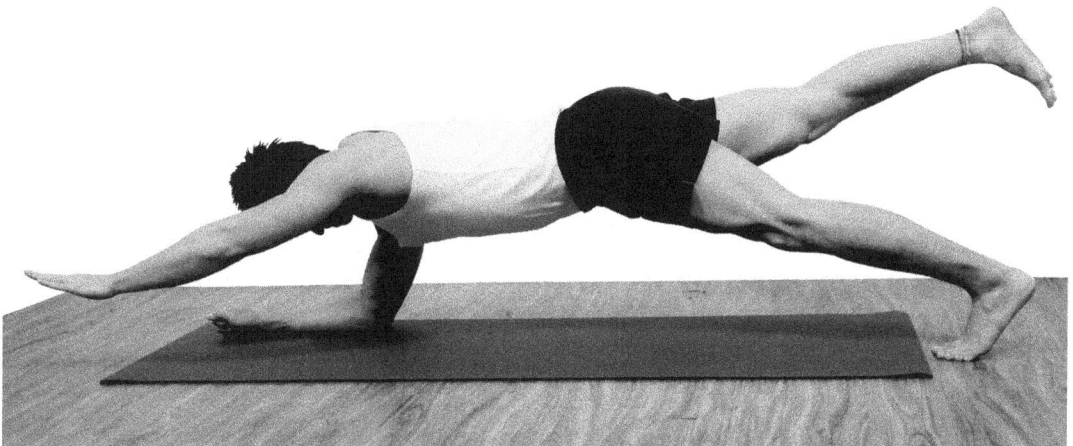

Figura 36: Nivel 4: Posición de tabla levantando el brazo y la pierna opuesta

Su boletín de calificaciones

☐ **Buena fuerza central**

Si usted termina el examen exitosamente, ¡felicitaciones! usted en efecto tiene una estabilidad central adecuada y está listo o lista para seguir adelante con los ejercicios para mejorarla.

☐ **Baja fuerza central**

Si usted no puede terminar el examen por completo, su fuerza central necesita ser mejorada. La baja fuerza central ocasiona movimientos y bamboleos innecesarios en el torso durante cualquier movimiento vigoroso, esto resulta en energía desperdiciada y mala biomecánica. Una buena fuerza central indica que usted puede moverse con alta eficiencia por medio de movimientos suaves y sin temblores musculares.

El próximo plan de acción

Si usted no es capaz de terminar el examen, practique la rutina entre 3 y 4 veces cada semana hasta que mejore, antes de seguir adelante con el siguiente nivel. Domine cada nivel de posiciones de tabla, hasta que usted pueda terminar el examen cómodamente.

Al comparar sus resultados, con el tiempo usted verá mejoras o disminución en la fuerza central.

Una vez que usted sea capaz de terminar el examen de fuerza y estabilidad central, le recomiendo que siga adelante con los ejercicios para principiantes y avanzados, los cuales son ejercicios de fuerza y estabilidad para los músculos centrales que se enfocan sobre diferentes áreas de su centro.

Antes de que comience

Lo que necesitará:

- Una colchoneta para hacer ejercicio
- Una pelota para hacer ejercicio

Ejercicios de principiante para la estabilidad central

Acondicionamiento para el abdomen inferior

- Acuéstese boca arriba en el piso manteniendo sus rodillas dobladas y los pies planos sobre el piso.
- Coloque su mano bajo su espalda inferior directamente bajo su ombligo.
- Exhale y apriete su vientre llevando su ombligo hacia su columna y suavemente aumente la presión sobre su mano aplanando su espalda inferior contra el piso.
- Mantenga esta posición mientras sea cómoda hasta 10 segundos y después descanse durante 10 segundos.
- Repita esto 10 veces.
- Mientras realiza este ejercicio procure relajar el cuerpo entero mientras sostiene la presión sobre la mano, enfocándose en el relajar su mandíbula, cuello, hombros, tronco y piernas.

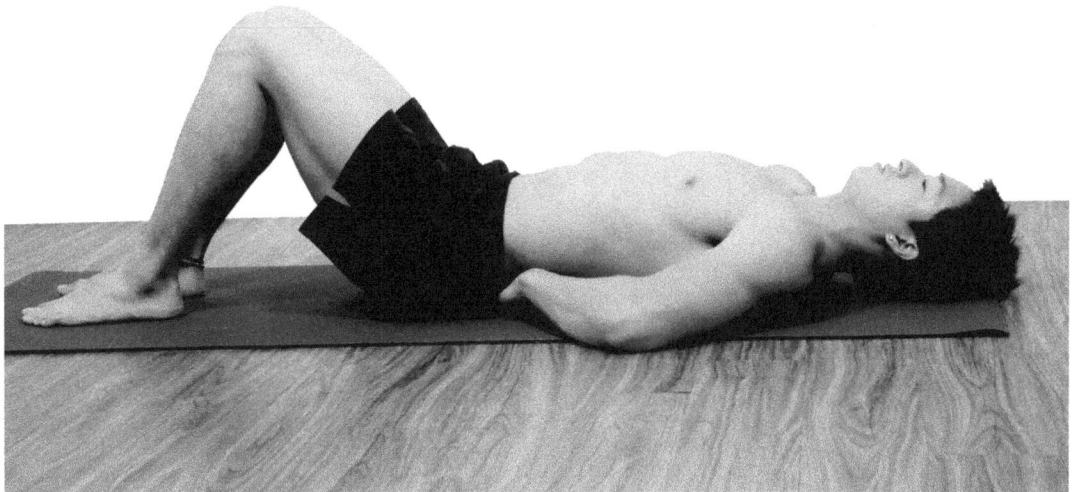

Figura 37: Acondicionamiento para el abdomen inferior

Acondicionamiento para el abdomen inferior levantando la pierna

- Acuéstese boca arriba en el piso manteniendo sus rodillas dobladas y los pies planos sobre el piso.

- Coloque su mano bajo su espalda inferior, directamente bajo su ombligo.

- Exhale y apriete su vientre llevando su ombligo hacia su columna y suavemente aumente la presión sobre su mano por medio de aplanar su espalda inferior contra el piso.

- Levante un pie del piso hasta que su muslo este en un ángulo de 90 grados en relación al piso mientras mantiene la presión sobre su mano con su espalda.

- Regrese el pie al piso y realice el mismo movimiento con la otra pierna.

- Alterne de pierna realizando el ejercicio entre 10 y 20 veces siempre y cuando se mantenga la presión sobre la mano con su espalda.

- Para aumentar la dificultad, estire la pierna que está levantando

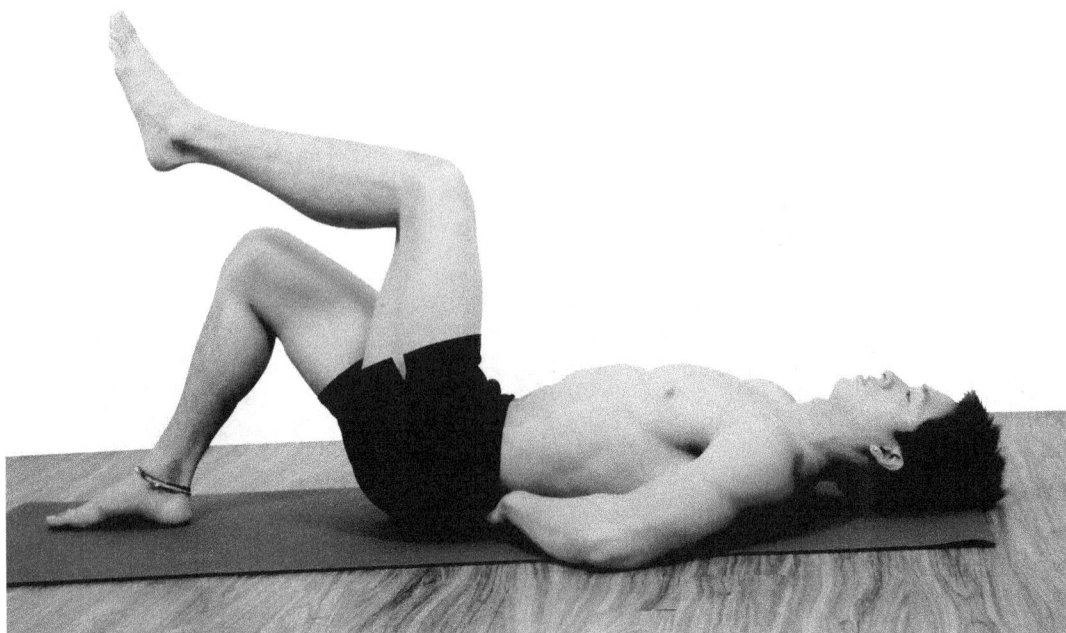

Figura 38: Acondicionamiento para el abdomen inferior levantando la pierna

Vacío de estómago en cuatro

- Arrodíllese con las caderas sobre sus rodillas y sus hombros sobre las palmas de sus manos.
- Con su columna en una posición cómoda, sin tensión y en una alineación neutra, respire profundamente y permítale a su estómago que cuelgue hacia el piso.
- Exhale y lleve su ombligo hacia su columna mientras sostiene su espalda en la posición inicial.
- Mantenga esta posición lo que más pueda mientras sea cómoda.
- Cuando necesite inhalar relaje sus músculos abdominales a medida que inhala y repita el ejercicio diez veces.

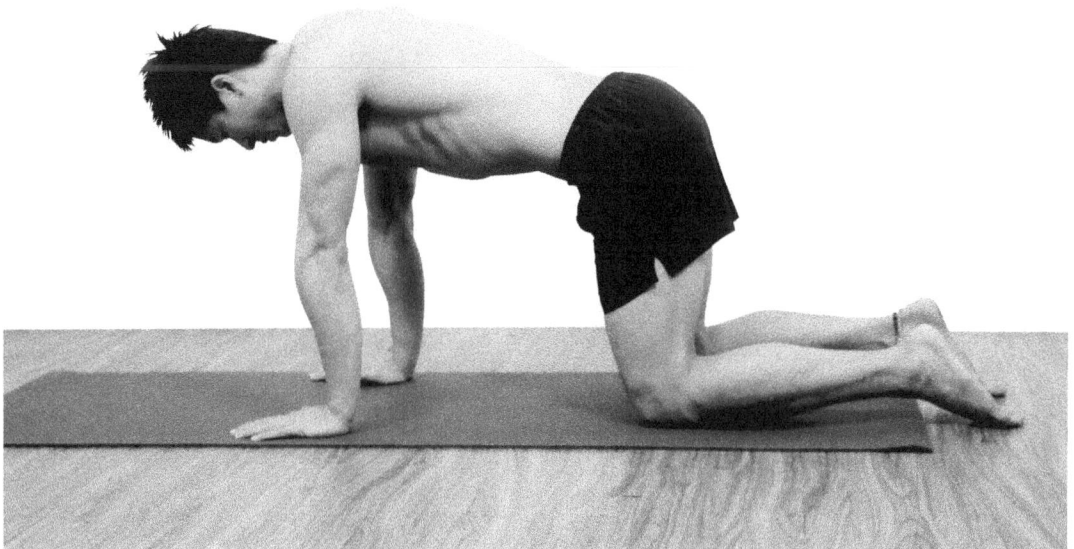

Figura 39: Vacío de estómago en cuatro

Ejercicios avanzados para el centro

Acondicionamiento para el abdomen inferior levantando ambas piernas

- Acuéstese boca arriba en el piso manteniendo sus rodillas dobladas y los pies planos sobre el piso.
- Coloque su mano bajo su espalda inferior, directamente bajo su ombligo.
- Exhale y apriete su vientre llevando su ombligo hacia su columna y suavemente aumente la presión sobre su mano aplanando su espalda inferior contra el piso.
- Levante ambos pies del piso hasta que sus muslos estén en un ángulo de 90 grados en relación al piso mientras mantiene la presión sobre su mano con su espalda.
- Exhale, apriete su vientre, llevando su ombligo hacia el piso, mientras baja ambas piernas hacia el piso.
- Cuando se vuelva fácil realizar el ejercicio estire las piernas para aumentar la dificultad.

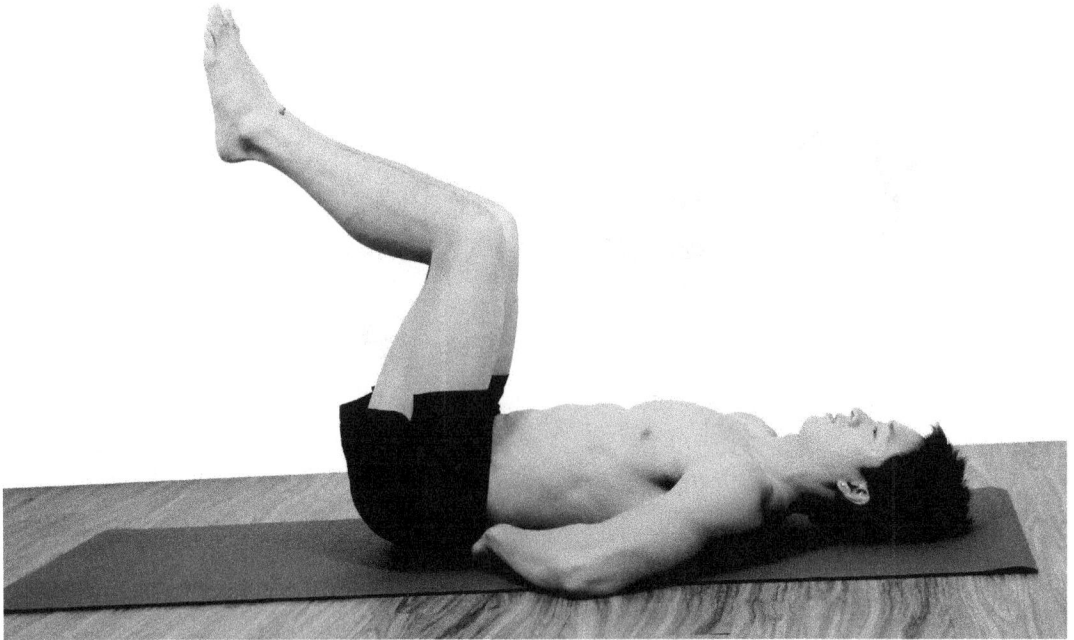

Figura 40: Acondicionamiento para el abdomen inferior levantando ambas piernas

Rodar hacia adelante con pelota

Arrodíllese frente a una pelota de ejercicio con ambos brazos justo atrás del punto más alto de la pelota. El ángulo de sus caderas y hombros debe ser el mismo. Imagínese poder colocar una caja entre sus brazos y muslos.

- Suavemente traiga el ombligo hacia adentro y sostenga con su espalda y cabeza una buena posición cómoda.

- Ruede hacia adelante moviendo sus piernas y brazos en igual medida, de modo que los ángulos de sus hombros y caderas se mantengan igual mientras usted rueda más hacia adelante. Aumente progresivamente el esfuerzo con el que lleva su ombligo hacia adentro.

- Deténgase en el punto justo antes de que pierda la posición-usted sentirá su espalda inferior bajar cuando pierde la posición-; debe detenerse justo antes de ese punto.

- Los principiantes deben ir hasta la posición final, sostenerla durante tres segundos y regresar a la posición inicial, su ritmo debe ser: rodar hacia adelante durante tres segundos, sostener durante tres segundos y rodar de regreso durante tres segundos.

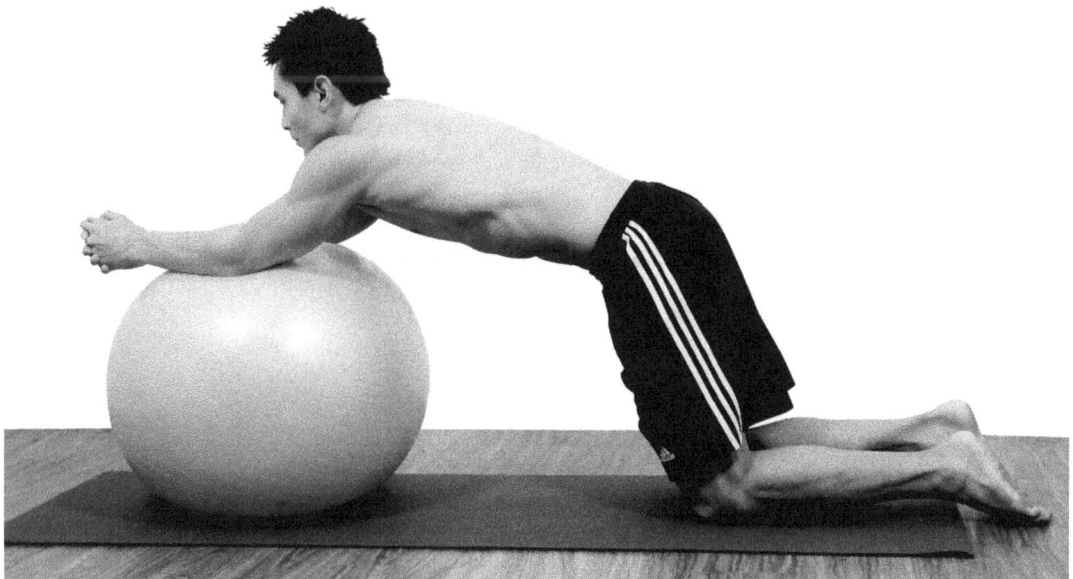

Figura 41: Rodar hacia adelante con pelota

Posición de navaja con pelota

Colóquese en una posición para hacer flexiones, ubicando sus pies sobre la pelota de ejercicio y sus manos sobre el piso manteniendo su columna en posición horizontal y sus rodillas rectas.

- Sosteniendo su columna en alineación perfecta, lleve su ombligo suavemente hacia esta, luego haga rodar la pelota hacia adelante de manera que sus rodillas lleguen cerca a tocar el piso.

- Mientras mantiene una alineación neutral de la columna a través del movimiento, lleve sus rodillas hacia su pecho, sostenga y regrese a la posición inicial.

- Levante las caderas tan alto como sea necesario para doblar sus rodillas bajo usted, sosteniendo al tiempo sus nalgas lo más bajo que sea posible.

- Este ejercicio puede hacerse más fácil colocando la pelota más cerca de su tronco, por ejemplo, bajo sus canillas.

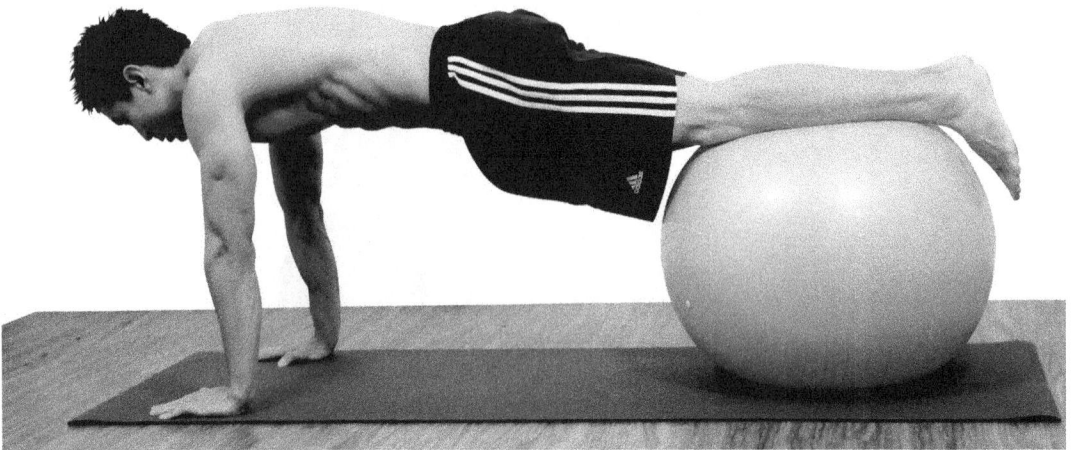

Figura 42: Posición de navaja con pelota

Abdominales con Pelota

Advertencia: Si siente mareo mientras realiza este ejercicio, se puede inclinar sobre la pelota un poco hacia adelante, en cualquier caso, detenga este ejercicio de inmediato si continua sintiendo mareo.

- Acuéstese sobre la pelota de ejercicios de forma que su espalda descanse cómodamente sobre ésta, su cabeza debe estar extendida hacia atrás tocando la pelota.
- Mantenga su lengua contra su paladar.
- Mientras sube, imagínese que está enrollando su columna desde la cabeza hasta la pelvis.
- Mientras baja, desenrolle desde su espalda inferior hasta su cabeza, vértebra por vértebra.
- Exhale mientras sube e inhale mientras baja.
- Posición de los brazos:

  Principiante: brazos estirados y extendiéndose hacia adelante.

  Intermedio: brazos cruzados sobre el pecho

  Avanzado: las puntas de los dedos detrás de las orejas (no apoye su cabeza y cuello con sus manos).
- **Ritmo**: lento, al ritmo de su respiración.
- **Repeticiones**: hasta 20.

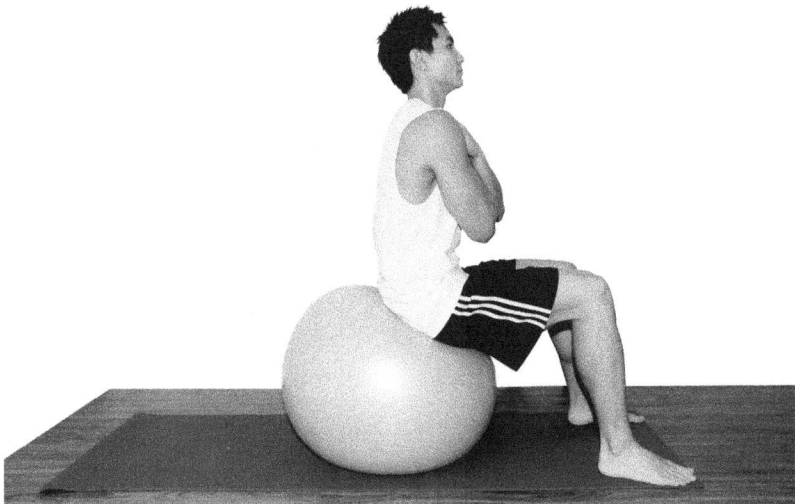

Figura 43: Abdominales con pelota

Posición de caballo dinámico

☐ **Izquierda**

☐ **Derecha**

- Colóquese sobre sus manos y rodillas, con sus muñecas directamente bajo los hombros y las rodillas bajo las caderas.
- Contraiga los abdominales y lentamente enderece su pierna derecha atrás de usted girando su pie levemente hacia afuera mientras extiende su brazo izquierdo frente a usted, con el dedo pulgar extendido.
- Repita sobre un lado para un total de 10.
- Termine y repita con su pierna izquierda y brazo derecho

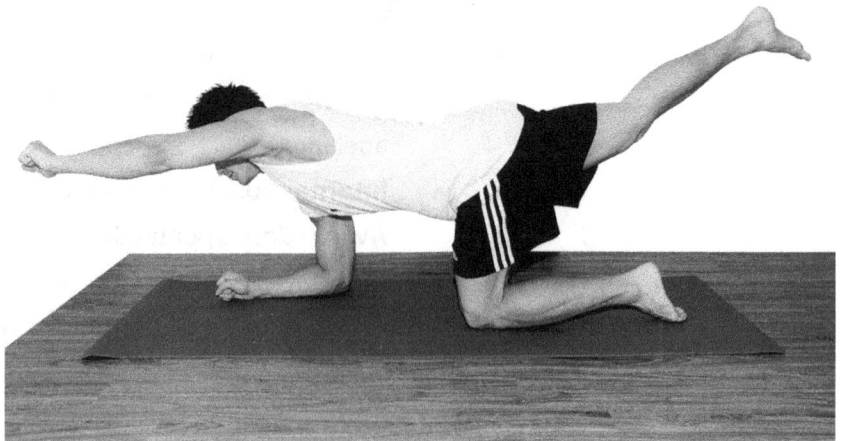

Figura 44: Posición de caballo dinámico

A fin de cuentas, trabajar por su centro vale la pena; esta puede ser la actividad más importante que usted puede llevar a cabo para estabilizar, o por lo menos atenuar el dolor de la escoliosis. No hay forma de negar el hecho que cada causa de dolor muscular tiene que ser tratada a nivel muscular. Realizar estos ejercicios a diario le ayudará a estabilizar su centro para darle el mejor apoyo a su columna, de una forma que ningún corsé o cirugía puede hacerlo.

Caso práctico: corrigiendo la escoliosis

Habiendo nacido con escoliosis, Andrea es ahora una señora con 44 años de edad y madre de dos hijos. La deformidad de su columna (por ejemplo, la desviación en forma de "S") fue notada cuando ella tenía trece años de edad; su escoliosis aumentó gradualmente a medida que maduró, respirar se comenzó a tornar difícil, especialmente después de actividades estresantes las cuales hacían trabajar los músculos en su hombro y cadera derecha. Como resultado de su desviación escoliótica, su cuerpo estaba inclinado más que todo hacia el lado izquierdo y ella experimentaba un chirrido en su cuello cuando intentaba girarlo. Su vida, era más bien difícil de manejar y el problema avanzó con la edad.

Alrededor de hace 20 años, Andrea fue al médico para una evaluación del dolor que sentía en el cuello, en esta evaluación, ella se enteró de que la desviación de su columna inferior había empeorado a 45 grados; ella buscó una segunda opinión de otro asesor, quien le dijo que esperara hasta que la desviación llegara a los 50 grados para que se le realizara cirugía. En ese momento, existían muy pocas opciones de tratamiento para ella.

Recientemente, Andrea acudió a mí y revisamos su desviación, una radiografía mostró que ésta era de 55 grados en la columna inferior y alrededor de 34 grados en la columna superior; las desviaciones habían verdaderamente aumentado durante el paso de los años, a pesar de que ella asistió a sesiones estándar de quiropráctica, fisioterapia y yoga durante ese periodo.

Después de unos meses de comenzar la corrección de escoliosis sin cirugía utilizando los métodos descritos en este libro hubo una reducción impresionante de diez grados en la parte superior e inferior de su espalda, dándole un total de 20 grados de corrección.

Después de su terapia sin cirugía, Andrea se veía mucho mejor y estaba muy contenta con los resultados, sus problemas de respiración se habían reducido considerablemente y el chirrido en su cuello, el cual ella había experimentado a menudo, también se había reducido; más importante aún, su cuerpo se veía mucho más alineado, lo cual mejoró su apariencia física. Ella ahora se siente más segura de sí misma y está mucho mejor. En las radiografías y fotos de la columna, se nota en realidad la diferencia.

— *Andrea F. (44 años de edad)*

CAPITULO 16

Ejercicios para alinear el cuerpo

Una onza de práctica vale más que toneladas de rezos.

— **Mahatma Gandhi**

En su libro "Backache Relief " ("Alivio de la Lumbalgia") Arthur C. Klein y Dava Sobel[69] realizaron un sondeo de pacientes con distintos tipos de problemas de la espalda, incluido la escoliosis. A la conclusión de su estudio, descubrieron que el método más eficaz para tratar pacientes con escoliosis no es la cirugía o el corsé - prepárese para leer esta verdad: ¡lo más eficaz para los pacientes de escoliosis es un régimen habitual de ejercicio!; a algunos expertos les gustaría denominarlo un "enfoque funcional"[70] para el tratamiento de la escoliosis, yo prefiero denominarlo, el enfoque tradicional para tratar la escoliosis.

Cuando los ligamentos se debilitan y existe degeneración y deformidad en los discos intervertebrales y las vértebras, a menudo empeorado por la elección de una dieta incorrecta, mal equilibrio biomecánico o un estilo de vida sedentario, la columna desviada puede empeorar aún más; en tal escenario, el quiropráctico se queda sin más opciones que:

- Detectar la deformidad en su etapa más temprana e inmediatamente iniciar un proceso de corrección de la misma , para que la columna no se deteriore aún más.
- Ayudarle a usted a minimizar las tensiones mecánicas responsables de la condición deformada de su columna.

- Recomendar formas naturales de fortalecer huesos, ligamentos y músculos circundantes que se encuentren debilitados, a través de un programa de ejercicios que esté hecho a la medida única de la condición de su columna., y por último, pero no menos importante. . .
- Monitorear habitualmente el progreso logrado a través de este programa de ejercicios y recomendar cambios donde sean necesarios.

¿Creería usted que en Croacia,[71] los médicos continúan recomendando actividades deportivas vigorosas para el tratamiento de la escoliosis?

En esa región, al igual que en muchos lugares del mundo, la escoliosis se encuentra más comúnmente en niños que realizan muy poca o ninguna actividad física.

En este contexto, el departamento de patología y medicina molecular de la facultad de Medicina y Ciencias de la Salud de Wellington en Nueva Zelanda, informa del caso de un niño con escoliosis juvenil idiopática progresiva, el cual mostró mejoría notable en su desviación de la columna después de ser sometido a un programa de ejercicio específicamente diseñado combinado con tracción fisiológica.

De modo parecido, médicos en el Hospital Universitario Central de Helsinki (Finlandia) descubrieron que la asimetría pélvica es un factor pasado por alto en la escoliosis.[72] Su conclusión es que las discrepancias en la longitud de las piernas y algunos síntomas neurológicos perpetúan la escoliosis, el tratamiento que recomiendan usualmente es también bastante simple, conservativo, sin cirugía y seguro - ¡ ejercicio habitual!

- Tal como Martha C. Hawes, PhD escribió en su libro "" ("La Escoliosis y la Columna Vertebral Humana") "declaraciones afirmando que la escoliosis no puede ser estabilizada o invertida sin corsé o cirugía no son, y jamás han sido, respaldadas por datos científicos por el contrario, investigaciones básicas y clínicas de hace mucho tiempo son coherentes con la hipótesis de que la escoliosis puede ser reducida, si no eliminada, utilizando enfoques no quirúrgicos."[73]

Si se necesita más prueba de que el ejercicio puede beneficiar y beneficia a los pacientes de escoliosis, aquí están unos cuantos estudios con los que me he topado:

- Una clínica de la columna en San Diego halló que de sus doce pacientes con escoliosis idiopática adolescente, cuatro lograron reducir sus desviaciones entre 20 y 28 grados después de recibir entrenamiento de fortalecimiento durante cierto periodo de tiempo.[74]

- Resultados similares han sido reportados en Alemania,[75] donde el utilizar el corsé comparado con ejercicios, resultó ser ineficaz en el tratamiento conservador de la escoliosis.[76]

- Otro estudio, realizado por un equipo de quiroprácticos con un grupo de 19 pacientes, encontró que el uso combinado de la manipulación de la columna y la terapia de postura redujo significativamente la severidad del ángulo de Cobb en todos los 19 sujetos. Uno de los métodos utilizados en este estudio fue la tracción.[77]

- Mientras tanto, en un estudio realizado en la Universidad de Atenas, se descubrió que la habilidad de realizar

- trabajo aeróbico aumentó en un 48.1% en pacientes con escoliosis idiopática después de recibir algo de entrenamiento de ejercicios, mientras que la misma disminuyó el 9.2% en el grupo de control.[78]

- De la misma manera, un trabajo publicado en la "Saudi Medical Journal" ("Revista Médica Saudita") sobre la eficacia de la terapia a base de ejercicio en las 3 dimensiones de Schroth para los pacientes con escoliosis, halló que después de seis semanas, seis meses y un año de terapia, todos los pacientes tuvieron un aumento de fuerza muscular y recuperación de defectos de postura; esto llevó a los investigadores a concluir que el método de Schroth influyó positivamente el ángulo de Cobb, la capacidad vital, la fuerza y los defectos de postura en pacientes adolescentes de consulta externa.[79]

- Finalmente, en 1979, un estudio en Polonia descubrió que el entrenamiento de postura y terapia de ejercicio tenían un papel definitivo en la prevención y tratamiento de la escoliosis. Otro trabajo de Polonia reportó resultados positivos del ejercicio para quitar contracturas en la desviación de la columna.[80]

¡Porqué el ejercicio nos hace felices!

Investigaciones han mostrado que las personas que están en buena condición física son más resistentes a las lesiones de la columna y al dolor, y se recuperan más rápido cuando sufren lesiones, que aquellos que no están en tan buena condición física.

Sinceramente, yo le aseguro que cualquier forma de ejercicio, particularmente el ejercicio que consiste en el estiramiento repetido y el fortalecimiento de los músculos de su espalda y cuello, es especialmente beneficioso en el tratamiento de afecciones relacionadas con la columna, y puede actuar como relajante y poderoso analgésico . A veces la enfermedad prolongada lleva no sólo a la molestia física, sino también a la falta de motivación, pero si usted puede reunir la determinación para seguir haciendo ejercicio usted puede tratar exitosamente ambos de esos problemas.

Con el tiempo, una buena rutina de ejercicio hará fuertes y flexibles a los músculos de su espalda, cuello, estomago y extremidades. Después de eso, es totalmente su responsabilidad el seguir haciendo ejercicio regularmente con el fin de mantener su nivel actual de buen estado físico . Solo eso estimulará su metabolismo de recuperación y le dará alivio rápido del dolor y de la aflicción.

Solo tenga cuidado en no emprender ningún ejercicio extenuante tal como el trotar, saltar, brincar, saltar cuerda, marchar, hacer caminatas o levantar pesas; el utilizar un cojín de goma esponjada mientras conduce un auto o viaja es a menudo recomendado por especialistas ortopédicos a los pacientes de escoliosis.

Antes de Comenzar

Lo que necesitará:

- Una colchoneta para ejercicio
- Una pelota de ejercicio
- Pesas de entre 2 y 4 kilos
- Banda de resistencia: liviana, media y pesada (depende de su estado físico)

Toma algo de tiempo antes de que estos ejercicios puedan ser realizados correctamente y se debe utilizar un espejo o la ayuda de otra persona para observar como son realizados.

Ejercicios para el cuello con pelota de ejercicio

Flexión de cuello con pelota

- Párese de frente a la pared sujetando la pelota con su frente.
- Empuje su cabeza hacia adelante contra la pelota a medida que exhala.
- Repítalo diez veces.

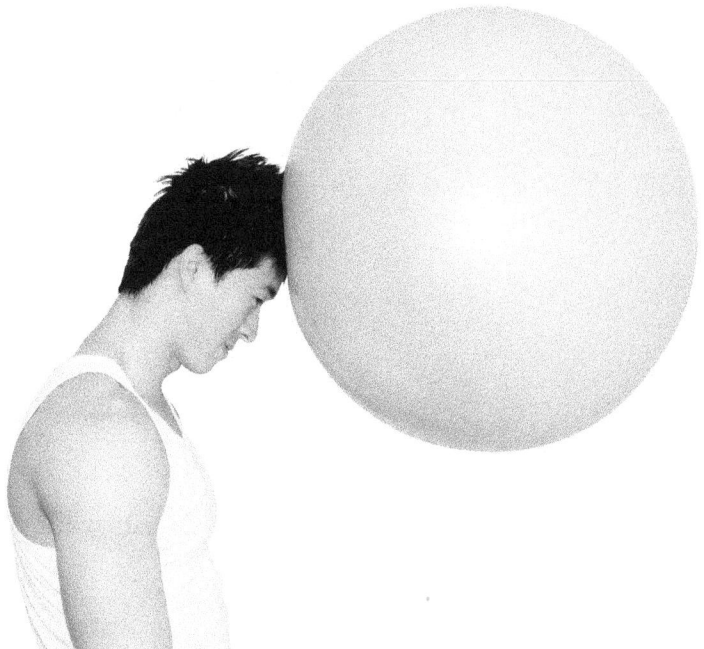

Figura 45: Flexión de cuello con pelota

Extensión de cuello con pelota

- Párese con la parte posterior de su cabeza contra la pelota.
- Puede sujetarse con el marco de una puerta o una mesa para darse apoyo.
- Empuje su cabeza contra la pelota a medida que exhala.
- Repítalo diez veces.

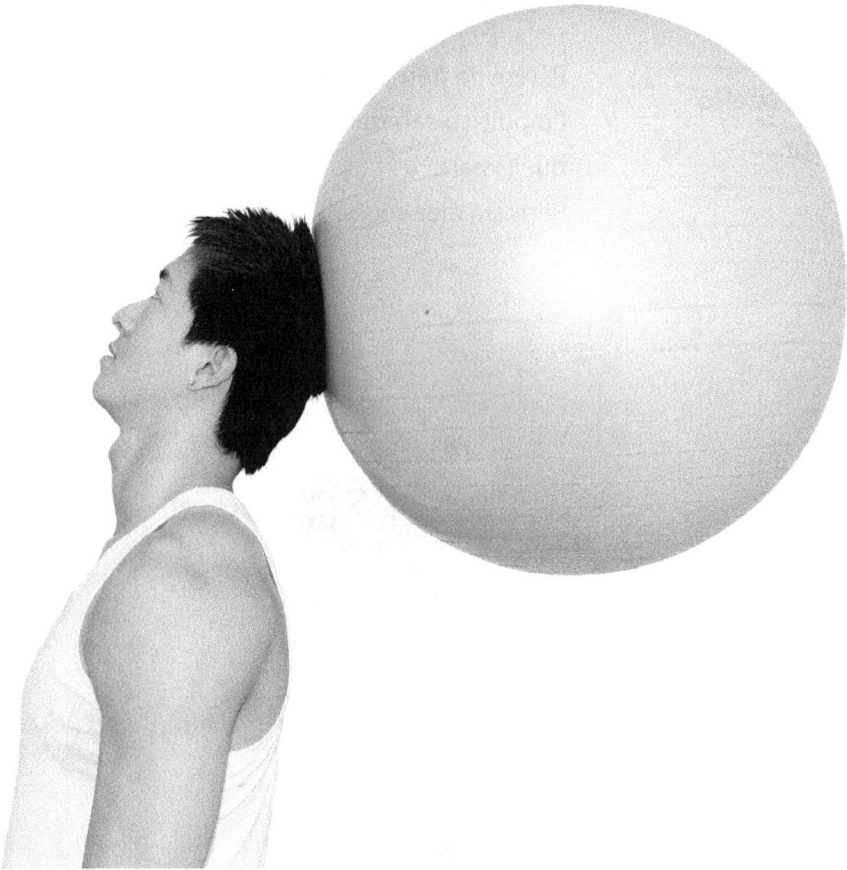

Figura 46: Extensión de cuello con pelota

Flexión de lado para el cuello con pelota

☐ **Izquierda**
☐ **Derecha**

- Coloque un lado de su cabeza lentamente sobre la pelota
- Doble el cuello empujando su cabeza contra la pelota a medida que exhala.
- Repítalo diez veces en ambos lados. Si usted tiene una desviación en el cuello sólo realice este ejercicio en el lado cóncavo.

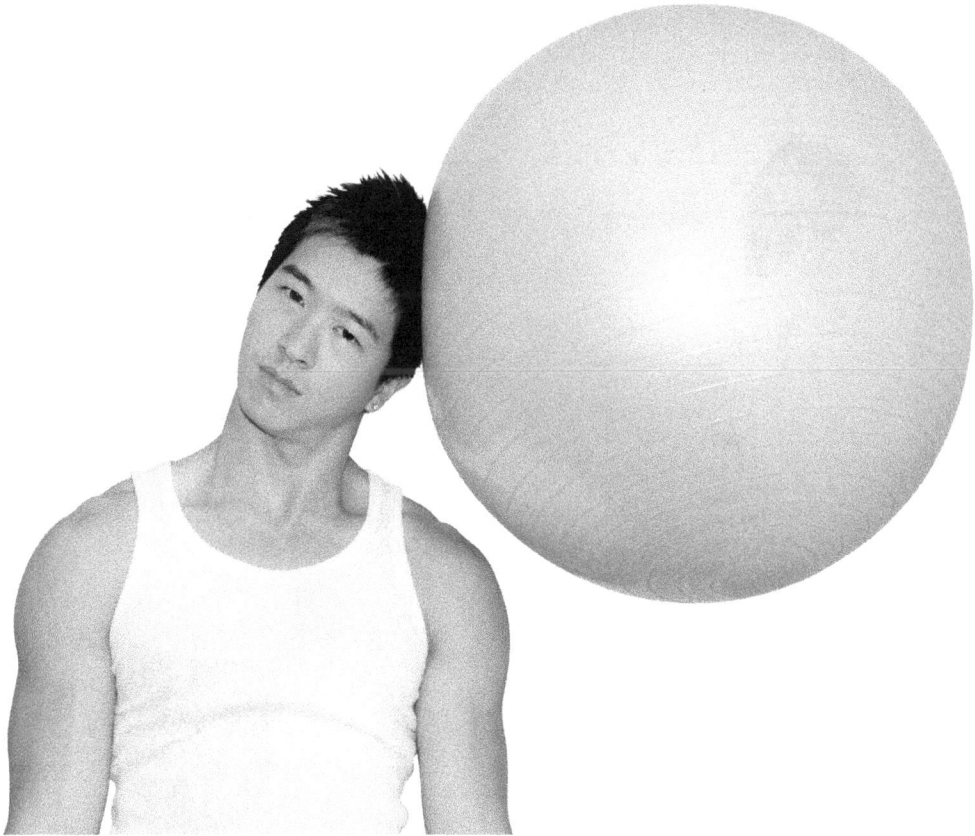

Figura 47: Flexión de lado para el cuello con pelota

Ejercicios de mecer pélvico

Mecer pélvico - de adelante hacia atrás

- Párese con las rodillas relajadas o siéntese erguido sobre una pelota de ejercicio.
- Inhale y gire su pelvis hacia adelante (imagine que tiene faros en sus nalgas y que quiere alumbrar hacia arriba).
- Mantenga su tronco quieto a medida que mueve su pelvis.
- Exhale y gire su pelvis hacia atrás (imagine que tiene faros en sus nalgas y que quiere·alumbrar hacia abajo).
- **Ritmo:** lento, al ritmo de su respiración.
- **Repeticiones:** 20 en cada lado.

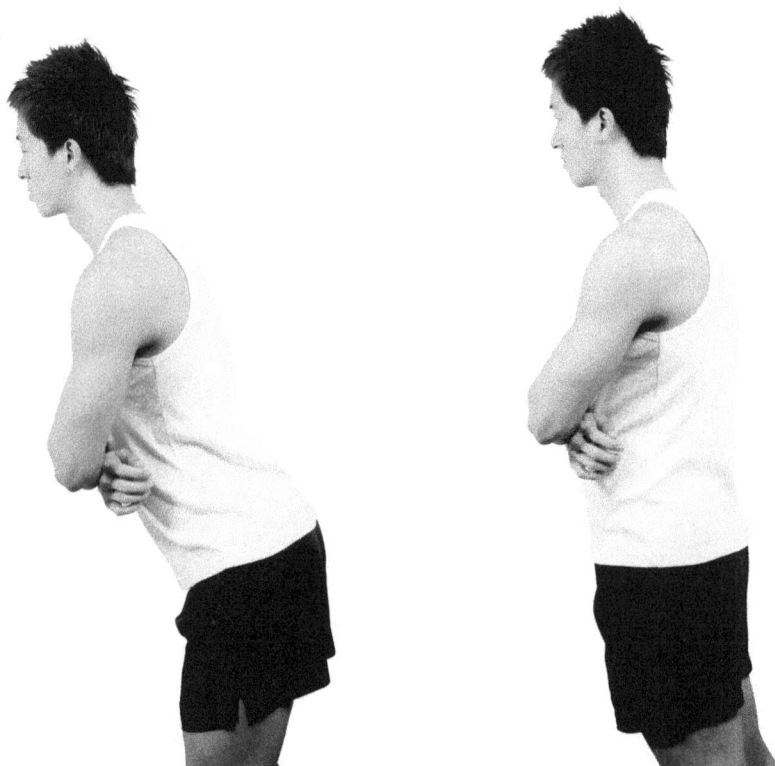

Figura 48: Mecer pélvico - de adelante hacia atrás

Mecer pélvico - de lado a lado

- Siéntese erguido sobre una pelota de ejercicio en una posición cómoda.
- Inhale y levante un lado de la cadera a medida que exhala, después, regrese a la posición inicial.
- Inhale y levante el otro lado de la cadera a medida que exhala.
- Repita lo anterior pasando de un lado de la cadera al otro.
- **Ritmo:** lento, al ritmo de su respiración.
- **Repeticiones:** 20 en cada lado.

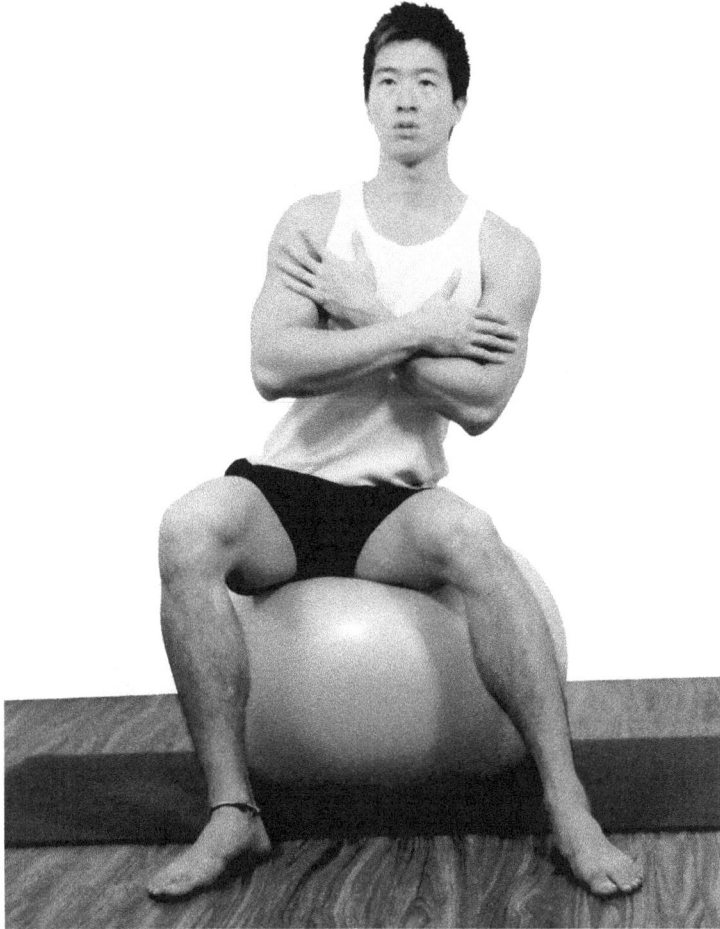

Figura 49: Ejercicios de mecer pélvico - de lado a lado

Mecer pélvico - figuras de número ocho

- Realice una figura de número ocho con sus caderas moviéndose desde el frente hacia atrás y de un lado al otro.
- **Ritmo:** lento, al ritmo de su respiración.
- **Repeticiones:** 20 para cada lado.

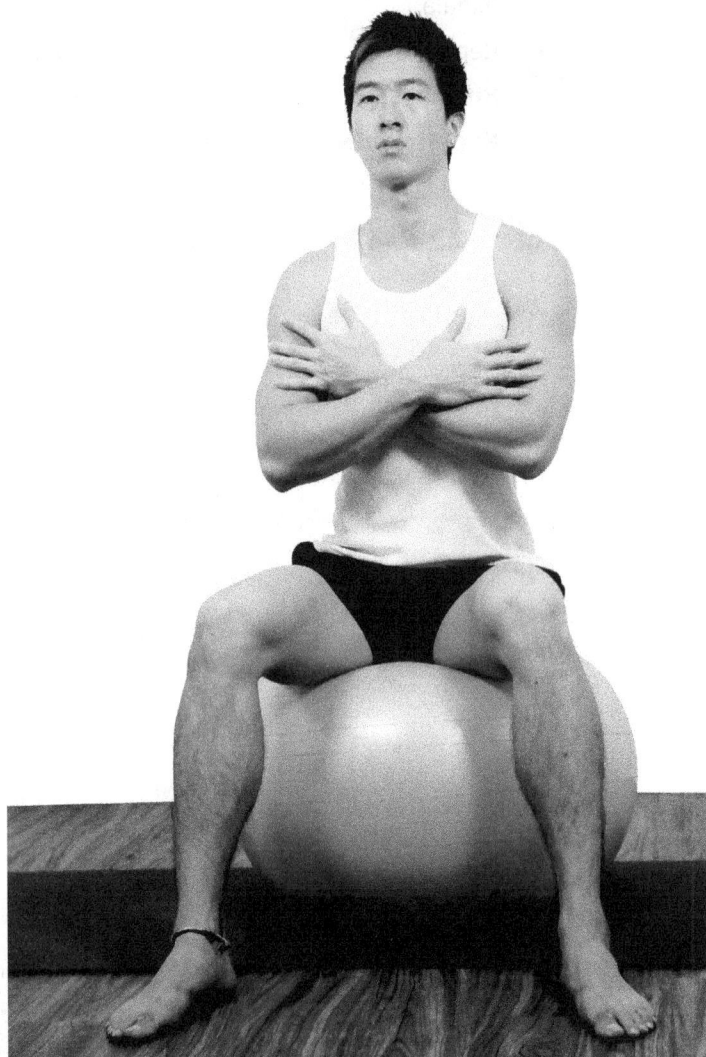

Figura 50: Mecer pélvico - figuras de número ocho

Cuclillas de respiración

Si usted siente dolor en la espalda inferior o experimenta cualquier molestia durante las cuclillas de respiración, realice las cuclillas con la pelota de ejercicio como alternativa.

- Colóquese de pie en una postura que sea lo suficientemente ancha para que pueda colocarse en cuclillas entre sus piernas; coloque sus brazos sobre sus costados o arriba frente a usted para realizar una versión más avanzada.

- Inhale y colóquese en cuclillas exhalando a medida que baja. Baje lo que más pueda cómodamente e inhale a medida que regresa a estar de pie.

- Mantenga su torso erguido y su peso entre las partes anteriores de las plantas de los pies y los talones.

- El ritmo al cual usted desciende debe ser exactamente igual al ritmo de su respiración, este debe mantenerse igual durante el ejercicio; si su ritmo de respiración se acelera, disminuya la profundidad de su descenso.

- **Ritmo:** lento.

- **Repeticiones:** 10.

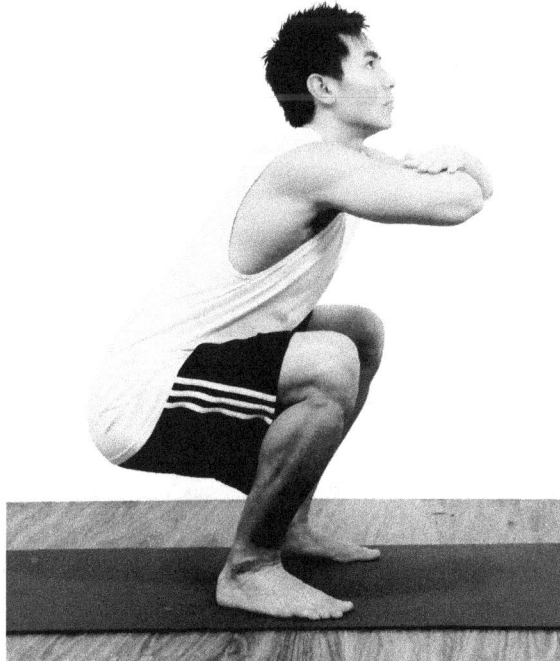

Figura 51: Cuclillas de respiración

Cuclillas con un brazo por encima de la cabeza

- Colóquese de pie en una postura que sea lo suficientemente ancha para que pueda colocarse en cuclillas entre sus piernas; sujete una pesa o mancuerna pequeña directamente sobre su cabeza.
- Inhale y lleve su ombligo hacia adentro.
- Descienda a una posición en cuclillas cómoda y mantenga su tronco lo más vertical que pueda sin inclinarse hacia los lados.
- Exhale a medida que regresa a la posición de pie.
- Mantenga la mancuerna sobre su cabeza durante toda la repetición, alternando los brazos en cada repetición.
- **Ritmo:** lento.
- **Repeticiones:** 10.

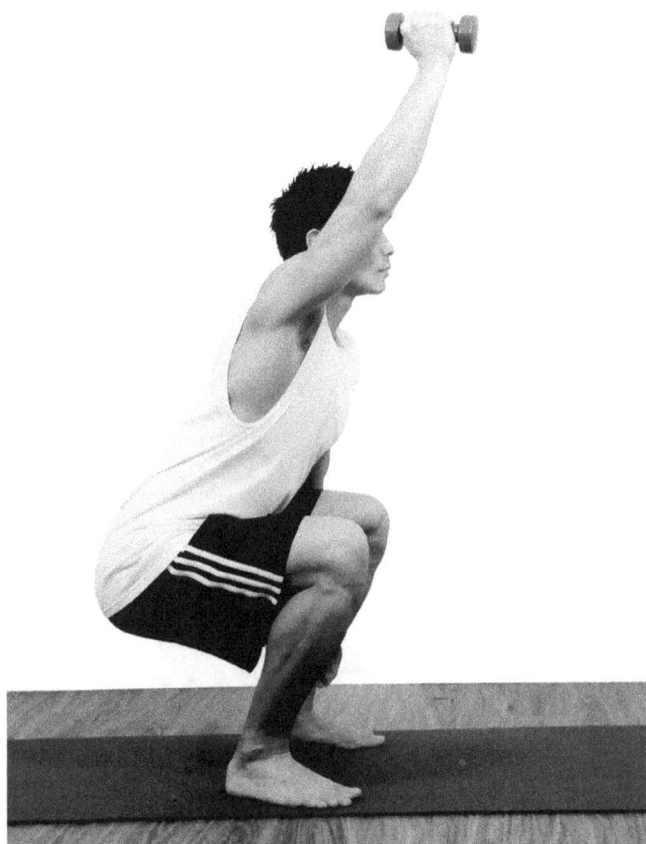

Figura 52: Cuclillas con un brazo por encima de la cabeza

Cuclillas con pelota de ejercicio

- Coloque una pelota de ejercicio entre su espalda inferior y la pared.
- Párese en una postura cómoda, con los brazos en los costados, mantenga los pies separados a lo ancho de los hombros y apuntando un poco hacia afuera de manera que sus rodillas estén alineadas con el segundo dedo de cada respectivo pie.
- Inhale y descienda hasta estar en cuclillas a medida que exhala; baje lo que más pueda cómodamente e inhale a medida que regresa a estar de pie.
- Respire por la nariz si puede; si necesita exhalar por su boca frunza sus labios para mantenerlos con algo de tensión.
- **Ritmo:** lento.
- **Repeticiones:** 10.

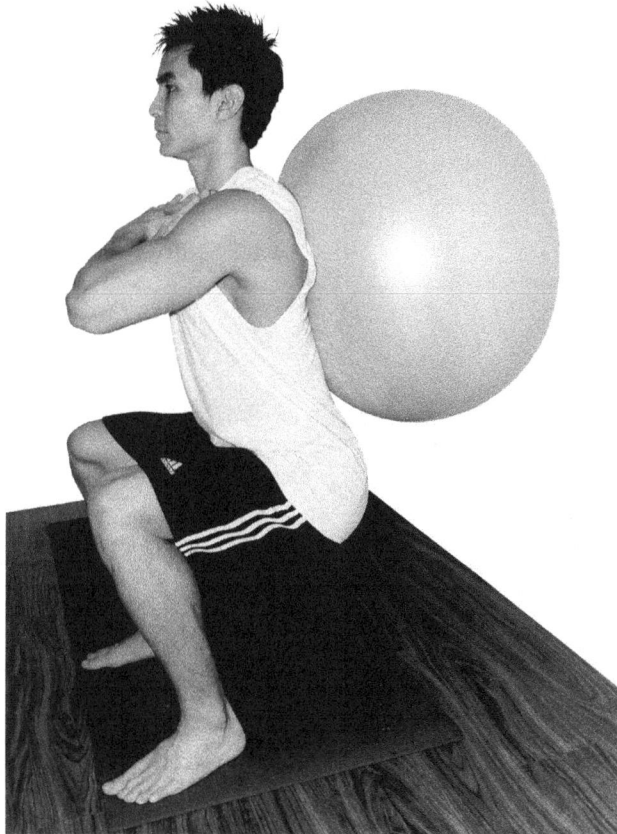

Figura 53: Cuclillas con pelota de ejercicio

Estabilización del músculo cuadrado lumbar

☐ **Izquierda**
☐ **Derecha**

El músculo cuadrado lumbar es un estabilizador importante de la columna inferior.

- Comience en posición acostado sobre su costado.
- Apóyese sobre su codo y después levante la pelvis del piso o colchoneta apoyando la parte inferior del cuerpo con el lado de la rodilla que está sobre el piso o colchoneta.
- Mantenga esta posición lo que más pueda (mínimo 20 segundos).
- Avance a apoyar el cuerpo superior con la mano (con el brazo recto) y el lado del pie que está sobre el piso o colchoneta.

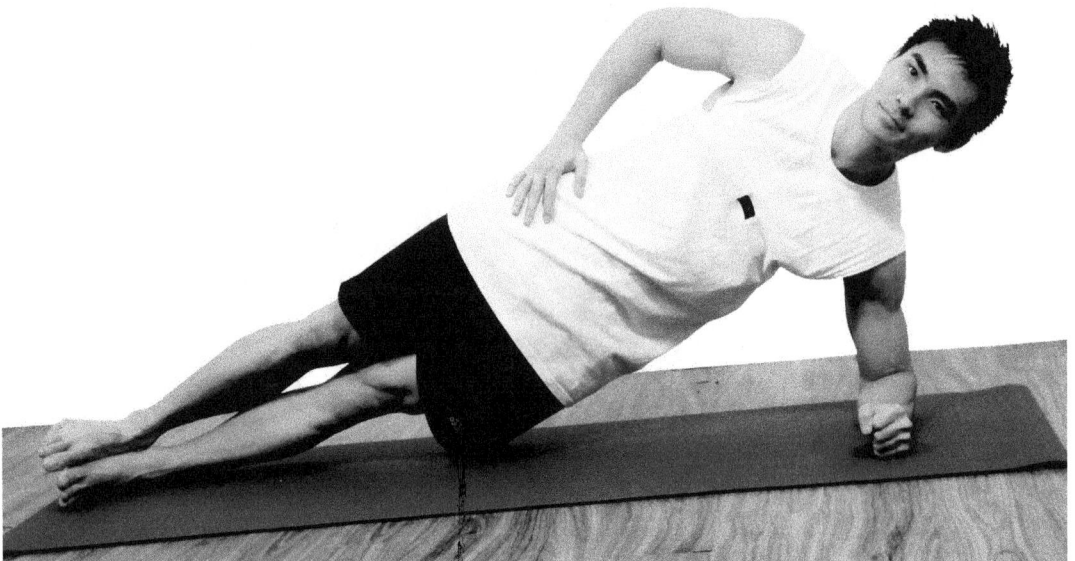

Figura 54: Estabilización del músculo cuadrado lumbar

Flexión troncal de costado con pelota

☐ **Izquierda**
☐ **Derecha**

Los ejercicios de flexión de tronco también son utilizados si existe escoliosis. Cuando existe una desviación lumbar, los músculos del lado convexo están usualmente estirados y debilitados, por eso, el acostarse sobre una pelota de ejercicio sobre el lado cóncavo le ayudará a fortalecer los músculos debilitados en el lado convexo, si no está seguro, entonces examine cada lado del cuerpo y después concéntrese sobre el lado más débil.

- Siéntese sobre una pelota de ejercicio con sus pies sobre el empalme de la pared y el piso.
- Lentamente gire sobre la pelota de forma que un lado de su cadera esté directamente sobre la parte superior de la pelota y sus pies estén firmemente anclados contra la pared; la parte superior del muslo de la pierna que está arriba debe quedar alineada con su cuerpo.
- Mientras está acostado de lado sobre la pelota con sus brazos a los costados, lentamente levántese hasta que su cuerpo quede perpendicular al piso; invierta el movimiento hasta que regrese a la posición inicial; visualice el enrollarse de lado vértebra por vértebra, comenzando con su cabeza.

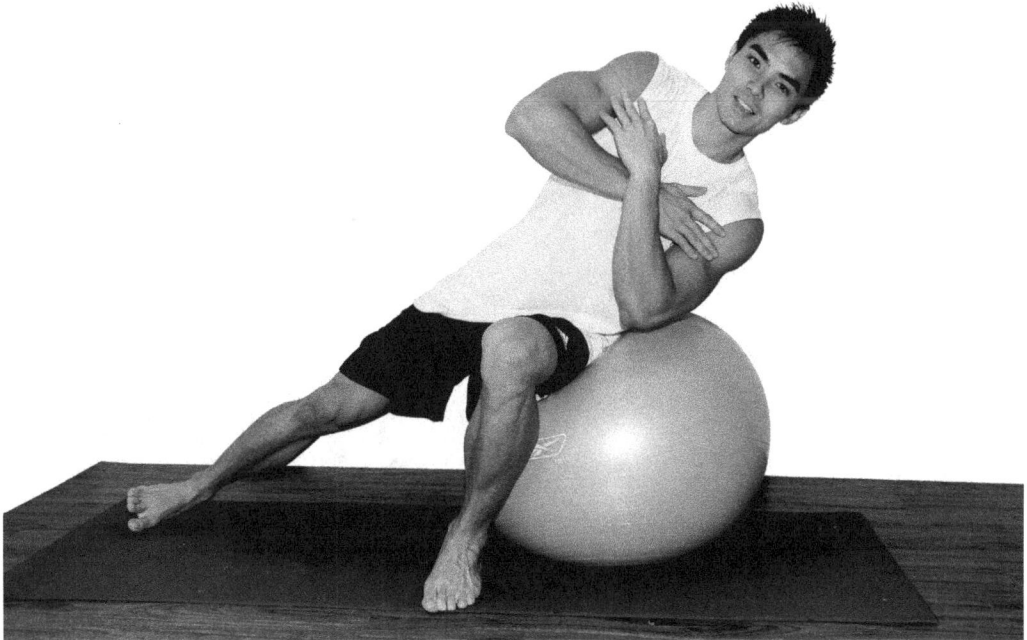

Figura 55: Flexión troncal de costado con pelota

Flexión plancha contra la pared

- Párese a medio metro de la pared.
- Coloque sus manos sobre la pared a nivel de los hombros y a lo ancho del pecho.
- Traiga su ombligo hacia adentro, mantenga su cuerpo recto y baje su peso hacia la pared.
- Empuje contra la pared para regresar a la posición inicial manteniendo su cuerpo en alineación perfecta.
- Cuando pueda realizar más de 20 repeticiones manteniendo el cuerpo en alineación perfecta coloque sus pies más lejos de la pared.

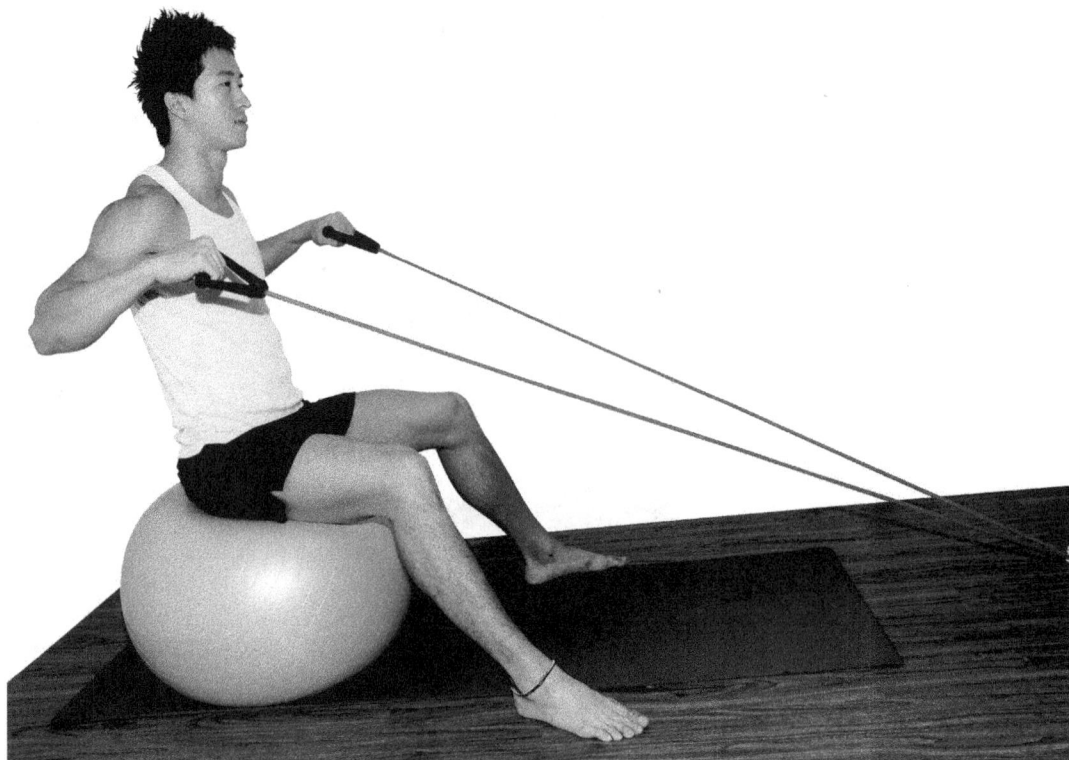

Figura 56: Flexión plancha contra la pared

Flexión de jalar sentado

- Siéntese sobre la pelota de ejercicio y sujete un cable o cuerda elástica frente a usted.
- Exhale y dóblese hacia adelante manteniendo una curva natural en su espalda inferior, no permita que su espalda se encorve a medida que se dobla hacia adelante.
- A medida que inhala, regrese a la posición inicial y levante sus brazos arriba hacia su pecho en un movimiento de remar sin encoger sus hombros.

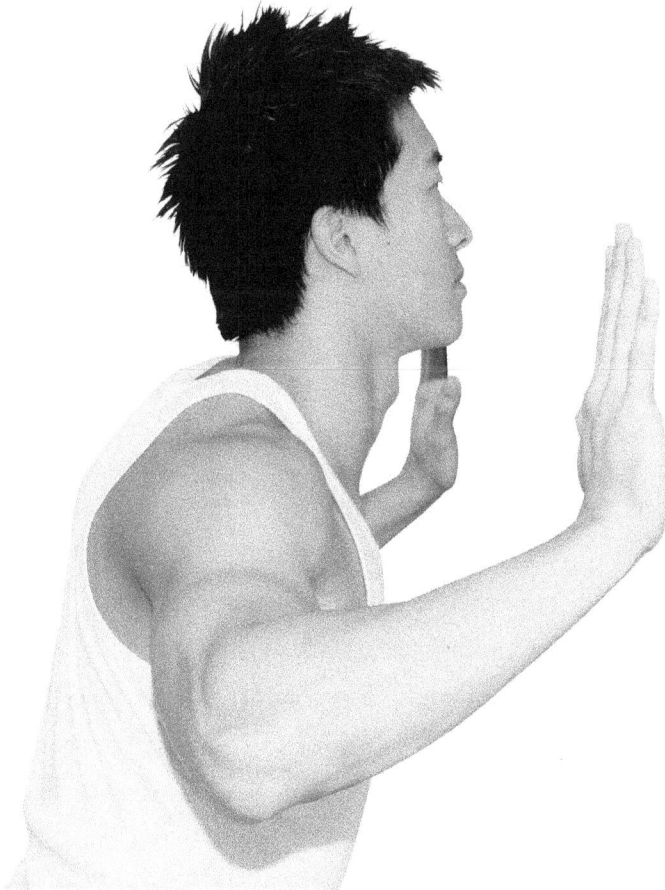

Figura 57: Flexión de jalar sentado

Cómo diseñar su propio programa de ejercicio para la escoliosis

Su programa de ejercicio para la escoliosis puede ser tan flexible como usted quiera. La meta primordial tiene que ser el mejorar su salud y restaurar algo de equilibrio en su columna y músculos.

Se ha observado que en algunos pacientes masculinos la escoliosis disminuye espontáneamente; ya que este fenómeno se observa con más frecuencia en pacientes hombres que mujeres, se ha pensado que una razón para esto puede ser las mayores oportunidades que existen en nuestra sociedad para que los hombres realicen ejercicio físico; por lo tanto, realizar algo de ejercicio siempre es mejor que no hacer nada.

Sin duda alguna, el programa debe ser diseñado a la medida de su edad, estado de salud y el perfil de sus necesidades, obviamente, estos son campos donde su quiropráctico o fisioterapeuta le pueden ayudar y aconsejar mejor. Sin embargo, el requisito básico de un programa versátil es que usted lo haga de manera habitual, ya sea dos o tres veces por semana con el fin de obtener resultados óptimos.

Seleccionando el plan de ejercicio correcto

Ya hemos discutido esta sección de manera exhaustiva, vaya a la sección de recursos de información para el lector al final de este libro para obtener más información.

Comience trazando sus áreas tensionadas con la ayuda del diagrama que aparece en el capítulo 12 (en la figura 13). Su quiropráctico puede recomendarle modificaciones para su programa, basado en las dos desviaciones que se ven comúnmente: la escoliosis en forma de "S" o en forma de "C". Después de seis a ocho semanas de hacer ejercicio y realizar cambios en la alimentación, reexamine el progreso logrado y si todo va conforme al plan, usted puede avanzar al siguiente nivel, no obstante, si usted tiene una escoliosis en forma de "S" o en forma de "C", los ejercicios resumidos en este libro pueden ser realizados por cualquier persona. Sin embargo, hojee todo el capítulo 15, que contiene un plan de acción que lo guiará para diseñar su propio programa seguro de dieta y ejercicio.

Comience cuidadosamente

El mayor error que cometemos muchos de nosotros cuando volvemos al ejercicio es el sobrepasarnos, o lo que llamamos la reacción de culpa. Cuando nos desviamos de alguna actividad, a menudo nuestra primera reacción es regresar repentinamente y hacer el doble del esfuerzo para compensar por lo que dejamos de hacer desconociendo que existen un número de problemas con esta reacción:

Pérdida de fuerza y resistencia

Si usted ha dejado de hacer ejercicio durante más de un mes, usted ha perdido algo de esa fuerza y resistencia que tuvo anteriormente, como resultado de eso, su cuerpo no será capaz de rendir al mismo nivel que rendía durante el entrenamiento que practicaba anteriormente.

Lesiones y dolor muscular de aparición tardía

Hacer ejercicio a toda velocidad desde el principio de su sesión de entrenamiento hará que usted experimentará bastante dolor muscular, y si usted sigue tratando de hacer ejercicio cuando está muy adolorido corre el riesgo de lesionarse.

Aborrecer sus sesiones de Entrenamiento

Si usted hace demasiado ejercicio repentinamente y se siente adolorido, cansado y agotado, puede comenzar a aborrecer sus sesiones de entrenamiento y esa no es la actitud deseable cuando se está intentando regresar al buen camino del ejercicio.

CAPÍTULO 17

Yoga para la escoliosis

"

Cuando encuentras la paz en ti mismo, te conviertes en la clase de persona que puede vivir en paz con los demás.

"

— Peregrino de la paz

Las grandes cosas en la vida siempre tienen sus raíces en los anales de la historia. Nuestros sabios y gurús de la antigüedad nos han dotado de reservas ilimitadas de conocimientos y habilidades que nos ayudan a gestionar nuestro cuerpo y mente de forma conjunta. Que van desde los poderes místicos de hierbas y plantas, a las ejercicios prácticos y entrenamientos, la ciencia de la gestión del cuerpo humano siempre obtuvo mucho del estudio de la ciencia antigua y las escrituras.

De hecho, es de ahí de donde surgieron algunas de las piezas más valiosas de información. Por ejemplo, la escoliosis en sí misma ha sido representada en las pinturas de cuevas rupestres desde miles de años atrás, que se asemejan a la apariencia de la curva típica que constituye la base para la definición de escoliosis.

En ausencia de los sistemas modernos y avanzados de la medicina, los sistemas de tratamiento antiguo para escoliosis y otras disfunciones se basaron en gran medida en técnicas tradicionales como el yoga.

Antes de pasar a los ejercicios de yoga específicos para escoliosis, vamos a tratar un poco más sobre el tema.

Yoga – arte

Es uno de los seis sistemas de filosofía India, el término tiene sus raíces en la palabra sánscrita "yuj" que significa 'Unión' y se originó en India hace más de 5000 años. Definido como la unión perfecta de mente, cuerpo, emociones y el intelecto, el yoga, como disciplina fue tratado por el sabio Pantanjali en su Tratado, "Yoga Sutras de Patanjali".

En la escuela de Yoga de Kundalini, la disciplina se define como la Unión o integración de todos los aspectos de la persona para lograr una vida más feliz equilibrada, siendo el objetivo final la kaivalya o libertad definitiva,

La práctica del Yoga utiliza dos métodos básicos, como se explica a continuación:

a) Asanas (posturas)

Asanas o posturas son una condición básica del cuerpo humano. Según la función que realizan se clasifican en: kriyas (acciones), mudras (gestos) y bandhas (contracciones). Mientras que el kriya se centra en el esfuerzo necesario para mover energía hacia arriba y abajo de la columna vertebral, el mudra yoga es básicamente un movimiento para mantener la energía, mientras tanto la bandha se centra en la interiorización de las contracciones musculares y en aumentar la conciencia de uno mismo.

b) Pranayama (técnicas respiratorias)

Pranayama o técnicas de respiración se realizan para integrar o unir el cuerpo con la mente y el alma. Prana significa energía de fuerza vital, yama implica ética social. Expertos en yoga revelan que la respiración controlada de pranyamas eventualmente controlará el flujo de energía en el cuerpo.

Varios tipos de yoga se practican según el nivel de conocimientos y habilidades del individuo. Cada uno de los abajo mencionados tipos tiene diferentes tipos de practicantes con diferentes habilidades y técnicas. Las formas más importantes de yoga son:

- Hatha yoga
- Iyengar yoga
- Kundalini yoga
- Bikram yoga
- Asthanga yoga

Yoga y escoliosis – los 5 aspectos principales

Como disciplina, el yoga es conocido por mejorar la flexibilidad muscular, La concentración y el fortalecimiento general de la mente y el cuerpo. Este arte tiene especial importancia en el manejo y tratamiento de la escoliosis, y la deformidad de la columna vertebral. Curiosamente, mucho más que la deformidad, hay otros efectos a largo plazo de la escoliosis en su cuerpo, incluyendo:

- Dolores de cabeza
- Dolor de espalda
- Fatiga crónica
- Problemas de respiración
- Dolor de pierna y rodilla.
- Dolor de cadera

El yoga se ha utilizado como tratamiento alternativo para la escoliosis desde hace mucho tiempo por los discípulos de Elise Miller, el maestro de yoga residente en Palo Alto y un experto en yoga aplicado especialmente para el tratamiento de la escoliosis. Mientras se desarrollan las investigaciones para el más eficaz tratamiento de la escoliosis, los científicos se han preguntado a menudo, sí además de la relajación básica y el fortalecimiento general, ¿Existe otra correlación importante entre la práctica regular de yoga y escoliosis?

Echemos un vistazo a algunos aspectos críticos.

1) Recuperar el equilibrio.

Sabemos que la escoliosis implica una columna mal alineada, definiendo un desequilibrio total en la estructura esquelética. Las asanas y el pranayama (respiración) en ejercicios de yoga crean un sentido de la autoconciencia y la conciencia física. Además esto puede conducir al alineamiento estructural, creando finalmente una alineación más simétrica. Por otra parte, en la escoliosis, el cuerpo pierde su centro de gravedad y también sufre una pérdida de altura. Las posiciones invertidas de yoga pueden realinear esta fuerza de la gravedad y en el proceso, también liberar la tensión en los músculos y fortalecerlos, aparte de alargar la columna vertebral y ralentizar la progresión de la curva. Pacientes de escoliosis que regularmente han practicado yoga a menudo me comentan que ven varios signos de restauración del equilibrio. Algunos ejemplos son quue una de las caderas se va igualando a la otra, o una de las piernas ya no se siente más pesada que la otra.

2) El tratamiento alternativo correcto.

El Yoga es esencialmente un proceso lento y requiere constancia en el tratamiento, ya que afecta a su cuerpo de manera suave sin causar una presión excesiva o efectos secundarios. Más importante aún, el yoga le da un sentido de empoderamiento haciéndole independiente en su tratamiento, el yoga también le da una herramienta para tratar su desviación por su cuenta, sin tener que depender de nadie.

3) Realineamiento postural.

Cuando una persona tiene escoliosis, significa que ha desarrollado un grado de desviación que permite a la curva de escoliosis coexistir con la gravedad. A través del yoga, este punto de equilibrio se identifica y se restablece el equilibrio natural, dando como resultado menos dolor y una mejor postura. Con el tiempo, uno aprende a desarrollar una postura natural, sin esfuerzo que soporta la estructura ósea y ayuda a hacer frente a la desviación de la columna.

4) Alivio del dolor y la incomodidad

Como ya sabemos, la escoliosis puede causar grandes molestias y dolor en los músculos, debido a la forma asimétrica del cuerpo en sí misma y la tensión muscular resultante. El yoga ayuda a aliviar la tensión en la musculatura sobrecargada. Con la práctica regular del yoga, realmente se puede ejercitar el conjunto muscular del cuerpo para mantener la columna vertebral de una manera más fuerte. Además, el yoga también puede prevenir otros efectos secundarios dolorosos tales como hernia discal, ciática o similares.

5) Para la auto-sanación y conciencia espiritual

La Escoliosis tiene el potencial de cambiar la manera entera en que te comportas. Junto con el aspecto físico, la escoliosis puede también afectar tu autoestima. La práctica regular del yoga te ayuda a recuperar tu autoestima y la tranquilidad de espíritu. El Yoga realmente te enseña a trabajar con tu cuerpo, con sus imperfecciones y desalineamiento en lugar de trabajar contra él o empujando más allá de sus límites.

Puntos a recordar

Una vez adoptado el yoga como una de las formas para curar la escoliosis, hay ciertos puntos importantes que debes recordar, como líneas principales

1. Práctica sólo bajo la supervisión de un profesional capaz, Diplomado en yoga para escoliosis.
2. Asegúrate de discutir todas tus preocupaciones, incluyendo radiografías y historial médico ,con carácter previo, con tu profesor de yoga
3. Para que pueda curar la escoliosis, el yoga debe practicarse regularmente, todos los días y no una o dos veces a la semana.
4. Céntrate en tu respiración cuando haces pranyamas. Es la única clave para realizarlo de forma correcta.

5. Concéntrate en mejorar tus acciones, incluso para las posturas más simples y no en tratar de realizar asanas más duras.

Los 10 entrenamientos de yoga que puedes seguir

Los ejercicios de yoga se aconsejan según el tipo de escoliosis y otros aspectos. Tu profesor de yoga revisará tu condición física y procederá a prescribir un conjunto específico de asanas de yoga para el tratamiento de la desviación de la columna. Por ejemplo, para reducir una desviación lateral, los asanas estaran dirigidos primero a estirar la columna vertebral y llevarla hacia el centro. Una vez hecho esto, se centrará entonces en el fortalecimiento de las piernas, los músculos abdominales y los músculos aledaños con la espina dorsal. Del mismo modo, para la reducción de la rotación posterior, los asanas se prescriben para la gestión de la desviación. En la siguiente sección, enumeramos los 10 asanas de yoga más eficaces o poses que pueden ayudar a detener o reducir la curva de la escoliosis, dependiendo de su condición preexistente.

Postura de la montaña (suelo)
Nombre Tradicional: Supta Tadasana

Objetivo

Esta asana le ayuda a comprender los movimientos elementales de las articulaciones. Supta Tadasana se basa en una variación en la orientación de la gravedad de su cuerpo. Un ejemplo de este fenómeno es cómo mediante la creación de rigidez en las articulaciones de hombros y axilas, las costillas frontales emergerán, produciendo la inclinación de la caja torácica en sentido superior hacia la clavícula.

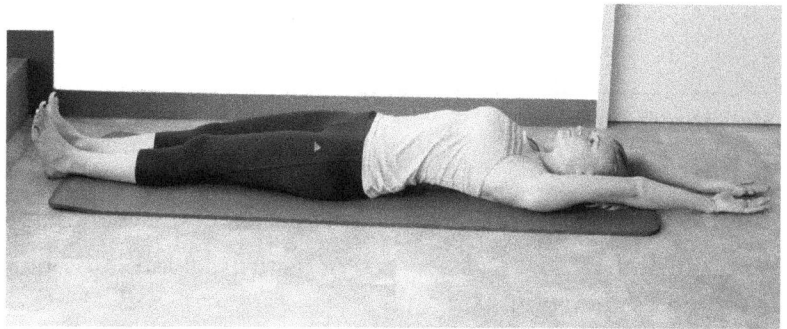

Postura de la montaña (suelo)

Pasos

- Acuéstate sobre una estera de yoga, sobre tu espalda
- Mantén las piernas juntas, unidas por los bordes interiores de los pies, con la mitad de los talones en el suelo, dedos de los pies hacia arriba, brazos rectos en ambos costados.
- Mantener la cabeza hacia atrás, con la barbilla alta.
- Despliega los dedos y mantén las plantas de tus pies rectas.
- Lentamente, extender las piernas hacia afuera de la cintura.
- Ahora , estire sus nalgas hacia abajo, hacia los talones yempuja firmemente hacia el suelo. Esto estirará la espalda baja y muslos,
- Empuja los laterales de tu cintura hacia el suelo.
- Estira la caja torácica, donde se encuentran las costillas en dirección a la cabeza, ligeramente tira de la cintura

- Amplifica la espalda, levanta y abre el pecho, balancea los hombros hasta el suelo metiendo las escapulas hacia dentro.
- A continuación sube ambos los brazos hacia arriba , paralelos y con las manos una frente a otra.
- Extiende las muñecas hacia el exterior del tronco.
- Lleva los talones lejos de las muñecas. Las muñecas deben estar lejos de los talones.
- Mantén la postura. Tomar 10-15 respiraciones profundas lentas

Versión supina de la postura de las manos y los pies extendidos
Nombre Tradicional: Supine Utthita Hasta Padasana

Objetivo

Esta postura tiene una orientación extrema amplia e intenta reforzar la alineación normal del cuerpo. Se fortalecen y tonifican los músculos de tu espalda, brazos, piernas y abdomen.

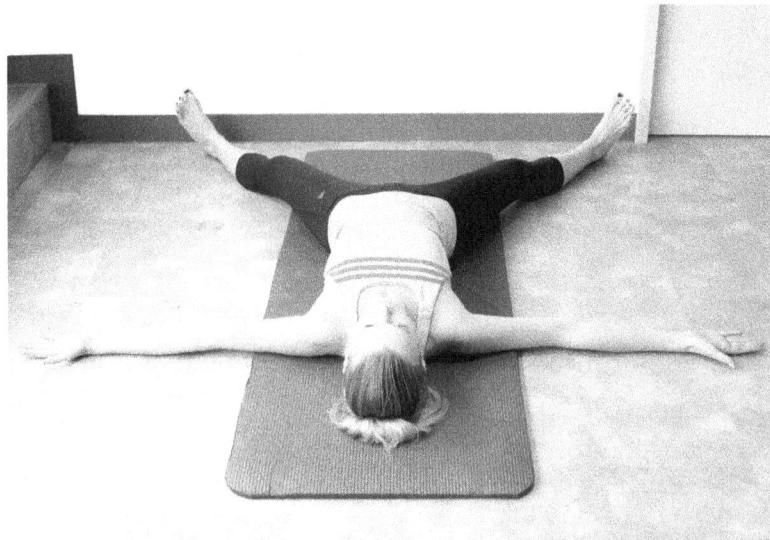

Supine Version of the Extended Hands and Feet Pose

Pasos

- Acuéstate sobre tu espalda, con los pies contra la pared
- Mantener los brazos estirados, con las piernas rectas y pies paralelos

- Firmemente, tira del interior de los muslos hacia la cadera y estabilice cuidadosamente su abdomen
- Exhala profundamente y estira las piernas
- Separar las piernas en forma de 'v' y mantén los brazos rectos a ambos lados, con las palmas hacia arriba
- Presiona los pies firmemente contra la pared y presiona los muslos
- A medida que la cadera exterior gira hacia el interior, lleva el coxis hacia abajo y el hueso púbico hacia arriba
- Tira de los hombros hacia afuera, metiendo las escápulas hacia dentro.
- Estirar ambos brazos hacia afuera y rodar el lado convexo de la caja torácica hacia el interior, extendiendo el cóncavo lateral hacia el exterior
- Abrir el centro del pecho hacia los lados derecho e izquierdo
- Poco a poco liberar y volver a la postura de Supta Tadasana (ejercicio 1).

Postura del árbol tumbado
Nombre Tradicional:
Supine Vrkshasana

Objetivo

Dos de los objetivos más importantes de esta postura son: fortalecer las piernas y la columna vertebral y mejorar el equilibrio físico.

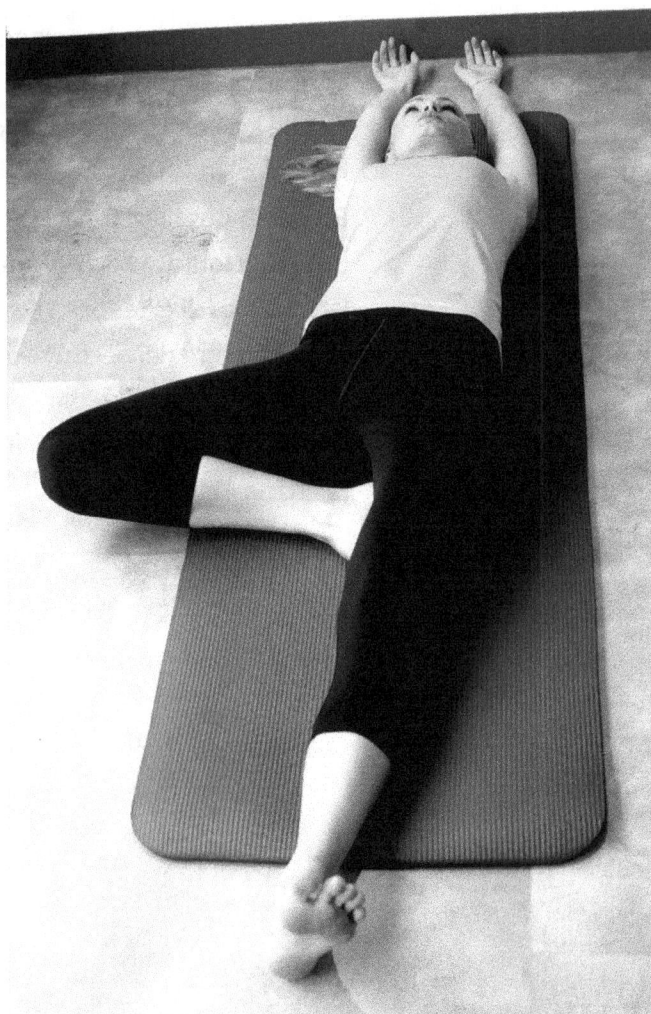

Postura del árbol tumbado

Pasos

- Acuéstate sobre una estera de yoga, con las piernas dobladas por las rodillas
- Doblar una manta, a lo largo y colocarla por la parte que soporta la columna vertebral
- Poco a poco extender las piernas y entrar en la pose de Supta Tadasana (ejercicio 1).
- Presiona con el pie izquierdo en la pared y estira la pierna derecha
- Sube la pierna derecha y coloque el pie derecho contra la ingle izquierda, superior
- Siente la liberación de la ingle interna hacia el interior de la rodilla y levanta el exterior de la rodilla hacia la cadera exterior
- Coloca un bloque de madera en el suelo justo encima de la cabeza
- Sujeta el borde exterior del bloque con las palmas de ambas manos
- Lentamente, levanta ambos brazos en posición perpendicular, con las manos hacia el techo. Los omóplatos se moverán hacia adentro mientras bajan los brazos
- Continuar con el paso anterior, hasta colocar los brazos por encima de tu cabeza
- Si la desviación de la espalda es grande, no serás capaz de poner los brazos en línea recta con los hombros. En ese caso, coloca accesorios como una manta doblada debajo del pecho para abrir el pecho
- Presiona el pie izquierdo contra la pared y mueve la cadera izquierda haciendo presión con el pie derecho en la ingle izquierda
- Volver a Supta Tadasana y repite con la otra pierna.

Silla supina o postura fiera

Nombre Tradicional:
Supine Utkatasana

Objetivo

El motivo fundamental de esta postura es fortalecer las piernas. También refuerza la alineación normal de la columna vertebral y la espalda.

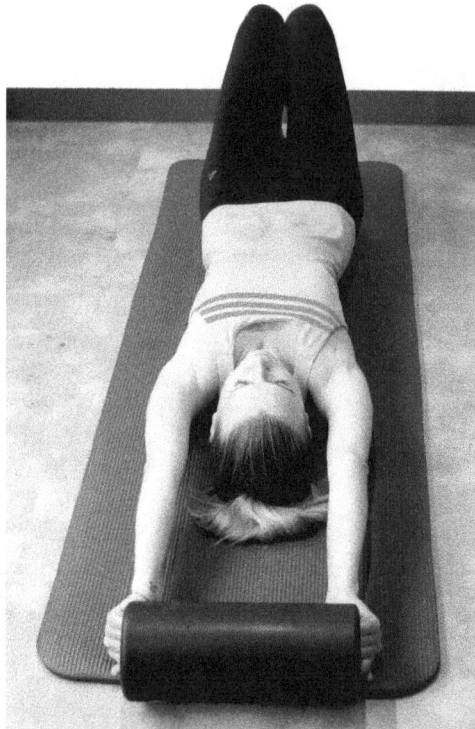

Supine Chair or Fierce Pose

Pasos

- Acuéstate sobre una estera de yoga en la pose de Supta Tadasana
- Dobla una manta y colócala debajo de tu espalda, a ambos lados de la espina dorsal.
- Dobla las piernas, y lleva ambos pies cerca de las nalgas.
- Coloca un bloque de madera en el piso, por encima de su cabeza. Pon las palmas de las manos a ambos lados del bloque, y levanta los brazos por encima de la cabeza
- Echa los hombros hacia atrás, hacia las orejas sintiendo como se alarga la espina dorsal
- Ejercer una presión suave y compacta las costillas, levantando el centro del pecho.

Postura del héroe hacia abajo

Nombre Tradicional:
Adho Mukha
Virasana

Objetivo

Una asana de extensión hacia delante, trabaja en la curva, alarga la columna vertebral y produce el fortalecimiento de la alineación normal.

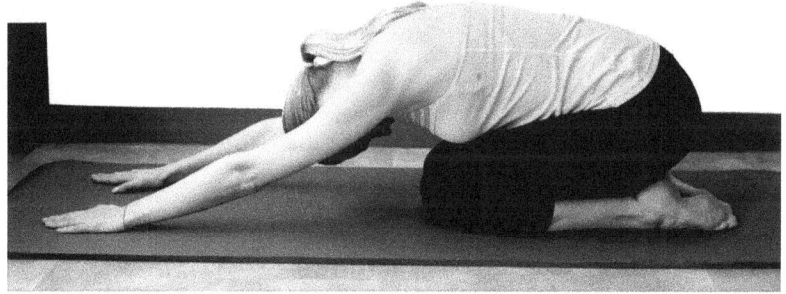

Downward Facing Hero's Pose

Pasos

- Arrodillarse sobre una estera de yoga y extender las rodillas a la anchura total de la alfombra
- Poner las manos en la parte posterior de las rodillas, mover las pantorrillas hacia afuera
- Poco a poco, empezar a bajar las nalgas hacia el suelo
- Antes de que las nalgas estén completamente abajo, retira las manos y baja las nalgas todo lo que puedas.
- Flexionando desde la cintura, estirar los brazos, a la anchura de los hombros.
- Poner las manos en la colchoneta y echar los hombros hacia atrás , mientras tanto las nalgas pueden estar sobre o por encima de la estera
- Manteniendo tu peso en los muslos y las manos, empujar las manos en la alfombra como si fueras a levantar tu cuerpo
- Toma unas cuantas respiraciones profundas y relájate

Extension completa de brazos y piernas

Nombre Tradicional:
Utthita Hasta
Padasana

Objetivo

Este extensión realiza un papel muy importante al abrir el pecho y alentar una mejor alineación de la columna vertebral. Esta postura también fortalecerá las piernas y ayuda a desarrollar una mejor postura para las posturas de pie.

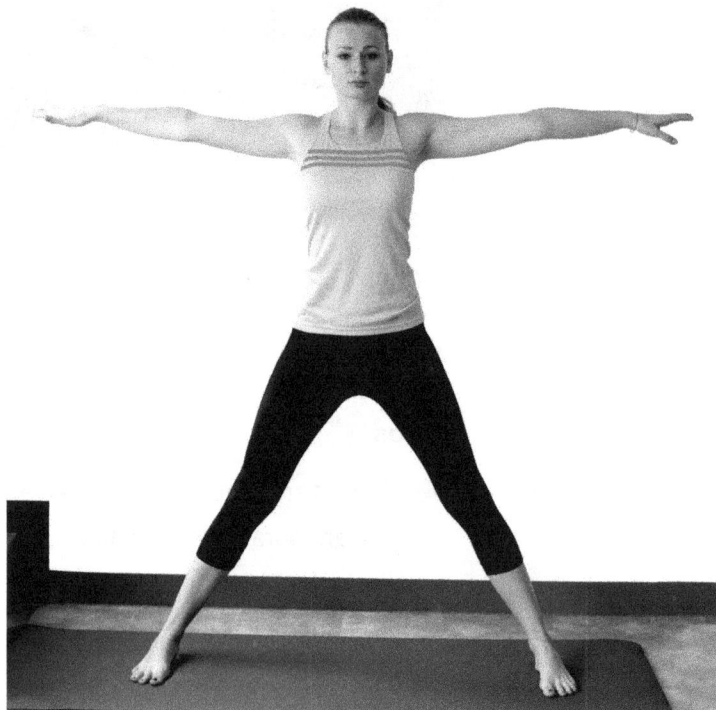

Extension completa de brazos y piernas

Pasos

- Empieza en la postura de tadasana o la postura de la montaña, con tus pies juntos y brazos hacia los lados. Asegúrate de que tu peso se equilibra adecuadamente a lo largo de sus pantorrillas, muslos, pies y tobillos
- Cerrar los ojos y respirar profundamente
- Alarga tu columna y los muslos. Gira muslos hacia adentro
- Firmemente, enderezar la columna vertebral a través del cuello, con la cabeza bien equilibrada entre los hombros

- Levantar los codos hasta que lleguen a la altura de los hombros
- Abrir los dedos frente al pecho con las palmas hacia abajo
- Poco a poco, tratar de levantar y abrir el pecho
- Inhala profundamente y abra suavemente sus pies a lo ancho (alrededor de 4 pies)
- Estirar los brazos, manteniendo los pies paralelos
- Estirar desde los hombros hasta las puntas de los dedos y luego de las caderas a los talones
- Mantén la postura y tomar de 10-15 respiraciones profundas

Giro en triángulo

Nombre Tradicional:
Parivrtta Trikonasana

Objetivo

Esta actitud ayuda a hacer la espalda más fuerte y mejora el equilibrio general y la coordinación en el cuerpo.

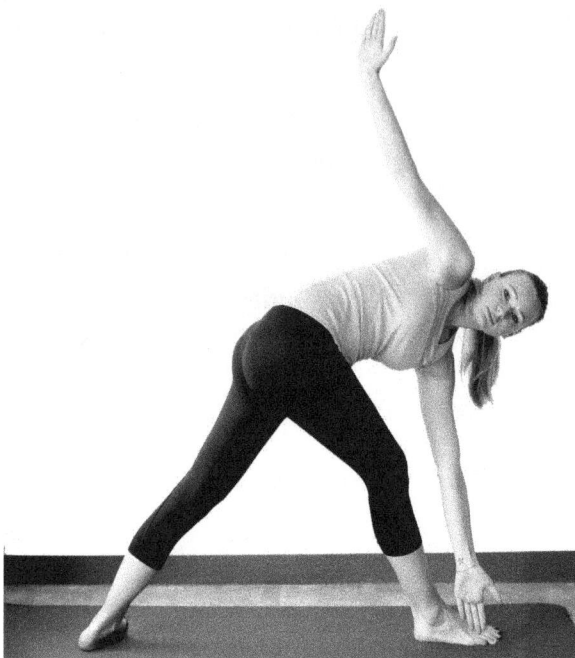

Giro en triángulo

Pasos

- Empieza de pie recto con las piernas en una anchura de alrededor de un metro
- Lentamente, dobla tu pierna derecha en la rodilla y deslizando hacia afuera unos 10 centímetros
- Estirar la otra pierna y ambos los brazos hacia afuera para entrar en la postura Virabhadrasana II
- Enderezar la pierna derecha, con las caderas en posición cuadrada mirando al frente.
- Movimiento de cintura, gira a la derecha, moviendo la mano izquierda hacia la parte exterior de tu pie derecho
- Firmemente, extiende tu brazo derecho hacia arriba y fija tu mirada en las puntas de los dedos. Asegúrate de que tus caderas estén paralelas y niveladas hacia el suelo
- Mantén la postura durante unos segundos y relajar
- Repite con el lado izquierdo

Postura del perro con frente hacia abajo

Nombre Tradicional:
Adho Mukha
Svanasana

Objetivo

Esta postura ayuda a los pacientes de escoliosis liberando la tensión de la columna vertebral y también alargándola. También estira las pantorrillas, tendones de la corva y las manos, lo que refuerza la alineación normal de la columna vertebral y el cuerpo, aparte de fortalecer la espalda, brazos y hombros.

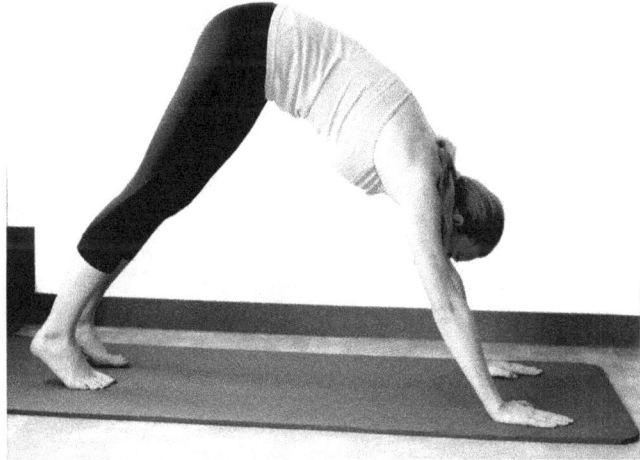

Postura del perro con frente hacia abajo

Pasos

- Sobre una estera de yoga, colócate sobre rodillas y manos
- Estirar hasta un punto donde las palmas de las manos delante de los hombros (en la estera)
- Extiende los dedos. El dedo índice debe estar hacia delante, dedos de los pies deben estar perfectamente metidos y las rodillas deben estar bajo las caderas
- Inhala profundamente y levanta las rodillas del suelo.
- Exhala y extiéndete hacia el coxis mientras tu abdomen se mueve hacia los talones.
- Bajar los talones y estirar las piernas todo lo que pueda. No sobreestires los músculos.
- Gira lentamente la parte superior de los muslos hacia adentro y gira los talones hacia afuera.
- Intenta estirar los omóplatos.
- Con tu cabeza colocada cómodamente entre tus brazos, estira el cuello hacia arriba.
- Mantén durante 15 respiraciones y relájate

Postura del bastón

Nombre Tradicional: Dandasana

Objetivo

Esta postura realiza la importante función de estirar y abrir el pecho y los hombros. También refuerza el tronco que a su vez ayuda en la gestión de la curvatura de la espalda.

Postura del bastón

Pasos

- Siéntate derecho sobre una estera del yoga.
- Extiende tus pies hacia adelante y presiona tus isquiótibiales sólidamente contra el suelo.
- Poner las palmas de sus manos detrás de las caderas y la espalda recta.
- Rotar las piernas una hacia la otra y flexiona tus pies.
- Levanta el pecho y suelta los omóplatos dejándolos caer hacia tu espalda. Inhala profundamente.
- Conscientemente, deje que su columna vertebral, tome una forma natural. Debes de ser capaz de sentir el hueco en la parte baja de su espalda y cuello.
- Mantén la pose de alrededor de 1 minuto y relájate

Ángulo amplio sentado hacia adelante

Nombre Tradicional:
Upavistha Konasana

Objetivo

Esta postura ayuda a abrir los muslos, pantorrillas y la parte baja de la espalda. También es eficaz en el fortalecimiento de la columna vertebral y, por lo tanto, sirve como una herramienta importante para manejar la curva de la escoliosis.

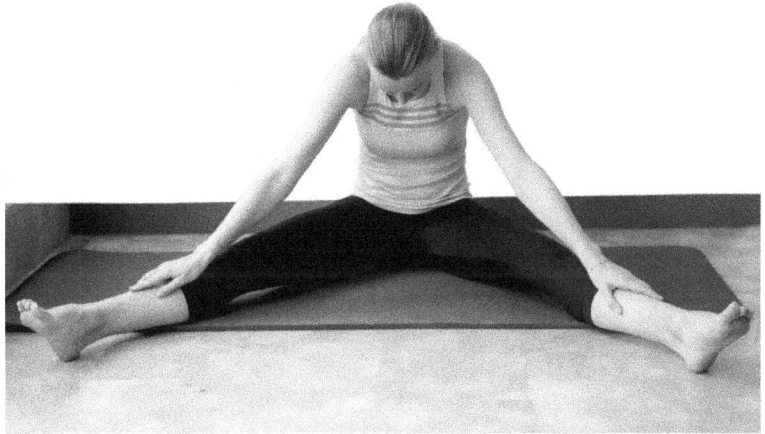

Ángulo amplio sentado hacia adelante

Pasos

- Entrar en la postura Dandasana tal y como se explica más arriba en ejercicio 9.
- Doblar la espalda un poco por la cintura, apoyarse en las manos y levantar las piernas a un ángulo de aproximadamente 90 grados.
- Presiona las manos firmemente sobre el suelo y abrir tus piernas un poco más.
- Rotar tus muslos en un movimiento hacia fuera, con la punta de los pies apuntando hacia arriba, respirando normalmente.
- Coloca tus manos detrás de sus caderas y mantén la espalda recta. Inhala profundamente y estira tu columna vertebral.
- Exhalar profundamente y aguantar desde la pelvis. Sentirás como los huesos del fémur son atraídos desde la inserción de la cadera
- Flexionamos las rodillas un poco si nos sentimos incómodos
- Inhala profundamente, recupera el equilibrio y siéntate con la espalda recta en la postura Dandasana de nuevo.

CAPÍTULO 18

Pilates para la escoliosis

Debo tener razón. Nunca tomé una aspirina. Nunca estuve lesionado en mi vida. El país entero, el mundo entero, debería estar haciendo mis ejercicios. Estarían más felices.

— **Joseph Hubertus Pilates (Fundador)**

Pilates es un completo régimen de ejercicios que refuerza el tronco , mejora la flexibilidad y la postura por la utilización de un conjunto de aparatos especiales y herramientas. Desarrollado por Joseph Pilates a principios del siglo XX, este sistema funciona sobre la aptitud física del cuerpo en general y en concreto sobre el equilibrio, coordinación y auto-conciencia. La base del programa de Pilates radica en el trabajo en el núcleo de los músculos, que son los internos, músculos profundos de la espalda y el abdomen. Desarrollando la fuerza del tronco, Pilates ayuda a lograr la estabilidad en toda la región abdominal, centrándose principalmente en la alineación de la columna vertebral. El programa de Pilates siempre funciona sobre la base de sus seis principios básicos, que hemos explicado a continuación.

1. **Concentración:** Pilates se realiza con la conciencia completa sobre el movimiento de todo el cuerpo para dar mejores resultados.

2. **Control:** Cómo controlar tu cuerpo, es la base de un programa de Pilates.

3. **Centrado:** el plan de ejercicios de Pilates se centra en fortalecer el tronco, los músculos del abdomen inferior y

la parte superior de la espalda, caderas, glúteos y muslos interiores, que básicamente forman el centro de energía del cuerpo humano.

4. **Precisión:** Pilates enfatiza en la corrección y precision de los movimientos y no en el volumen de ejercicio realizado.

5. **Continuidad:** debe pasarse suavemente de un movimiento a otro para garantizar el éxito de un programa de Pilates.

6. **La respiración adecuada:** la inhalación y la exhalación completa es una parte integral de un eficaz programa de Pilates, ya que implica la circulación de oxígeno a todas las partes del cuerpo.

Pilates y escoliosis

Para entender cómo Pilates puede ayudar a mejorar la escoliosis, veamos primero la naturaleza de la deformidad. La escoliosis es una condición que ocasiona en la columna vertebral el desarrollo de una desviación anormal y una rotación. La alineación normal y equilibrio de toda la musculatura asociada con la estructura de la columna vertebral se distorsiona. La mayoría de expertos médicos ven la escoliosis como una deformidad y no como una enfermedad.

Hay otro hecho importante acerca de la escoliosis, que hace que el uso de Pilates muy pertinente. En general, la escoliosis suele considerarse como un desplazamiento lateral del plano frontal. Sin embargo, subsiste el hecho de que la curva de la escoliosis es casi tridimensional en la naturaleza, causando múltiples distorsiones en la estructura y ubicación de las vértebras, músculos y huesos asociados con la columna vertebral. Este particular estado de la columna vertebral se conoce como la falta de neutralidad de la columna vertebral y necesita tratamiento conservador que se puede hacer teniendo en cuenta las limitaciones físicas de la estructura de la columna vertebral. En este contexto, Pilates trabaja gradualmente para re-construir la alineación natural del paciente y la postura, y reducir la rotación mediante la manipulación manual, terapia y ejercicio. Además, la investigación ha indicado también que ejercicios específicos de Pilates para la rotación del tronco pueden ser de gran ayuda en las curvas convexas que se encuentran en la naturaleza.

Aquí, hemos enumerado brevemente 6 principales maneras en que la práctica regular de Pilates puede ayudar a los pacientes con escoliosis:

1. Comprender los conceptos básicos de su tipo de cuerpo y sobre su postura

2. Definir el estado particular, grado y tipo de escoliosis que sufre

3. Mediante la enseñanza del autocontrol proporciona al paciente un sentido de control sobre su propio cuerpo.

4. Incrementa la movilidad de las articulaciones y los músculos a través de terapia manual inicial, que anteriormente había quedado distorsionada debido a los desajustes relacionados con la escoliosis

5. Es especialmente útil para los adolescentes y los niños que sufren de escoliosis, ya que la toma de medicamentos puede resultar demasiado dura para los sistemas esqueléticos inmaduros

6. Alivia el dolor y el malestar a través de terapia manual y manipulación.

En la siguiente sección, hemos enumerado algunos de los más eficaces ejercicios de Pilates recomendados para pacientes con escoliosis.

Tonificación de la parte inferior de la espalda y las piernas

Objetivo

Este entrenamiento actúa básicamente como un paso de calentamiento para el programa de Pilates, actúa tonificando los músculos de la parte baja de la espalda, junto con los músculos de los muslos y pantorrillas.

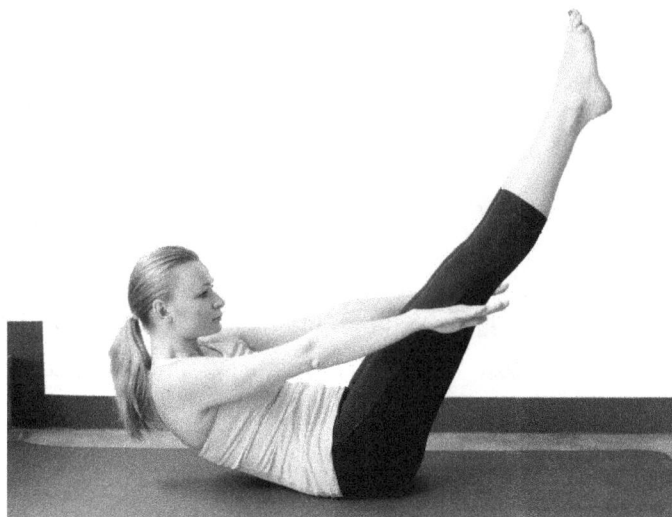

Tonificación de la parte inferior de la espalda y las piernas

Pasos

- Tumbarse sobre la espalda, colocando las piernas juntas, y espinillas (la parte delantera de las piernas por debajo de la rodilla y encima del tobillo) en una posición de mesa .Es decir, con las rodillas dobladas, los muslos perpendiculares al suelo y las espinillas paralelas al suelo
- Apoya la columna vertebral firmemente en el suelo
- Levanta los músculos de la ingle hacia la cabeza y presione los huesos pélvicos (parte de la pelvis que soporta toda la carga cuando estás sentado) .
- Exhalar profundamente y estirar las piernas.
- Mover los pies hacia el techo y aguantar durante 5 recuentos.
- No estiramos las piernas.
- Lentamente sacar las piernas de la posición de mesa y aguantar contando hasta 4.
- Repetir dos veces.
- Relajarse.

Fortalecimiento del suelo pélvico

Objetivo

Este ejercicio trabaja principalmente en los músculos del suelo pélvico. Mejora la coordinación de los músculos pélvicos interiores con los músculos más grandes.

Pasos

- Acuéstate en el suelo sobre una estera de ejercicios. Apoya la columna vertebral firmemente en el suelo.
- Levantar las piernas en la posición de mesa, de una en una, y abrir los muslos a la altura de las caderas. Mantén las piernas en una posición paralela
- Mantener las manos en las rodillas con las palmas abiertas
- Lentamente mueve los músculos anales, en dirección hacia la cabeza
- Presiona los huesos de la pelvis contra el suelo.
- Presiona tus manos y piernas entre sí
- Al pasar 4 segundos, acerca tus piernas hasta que estén a una distancia de 10cm entre sí.
- Suelta, relaja las piernas y repite 2 veces más
- Relájate

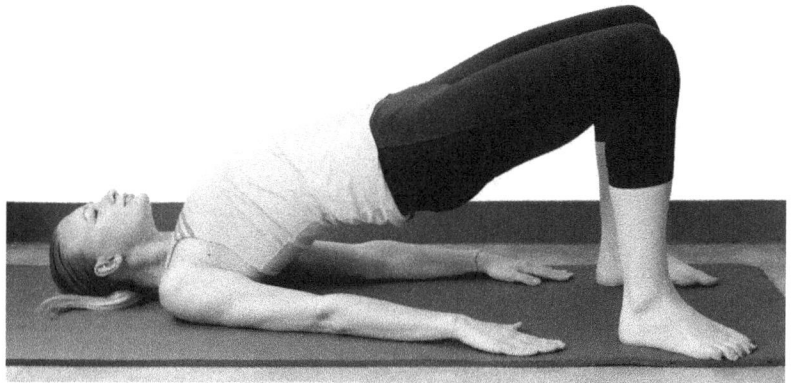

Fortalecimiento del suelo pélvico

Rotación básica en posición sentada

☐ **Izquierda**

☐ **Derecha**

Objetivo

Uno de los ejercicios de rotación más simples, esta rutina de pilates esta destinada a recobrar la alineación normal de tu columna.

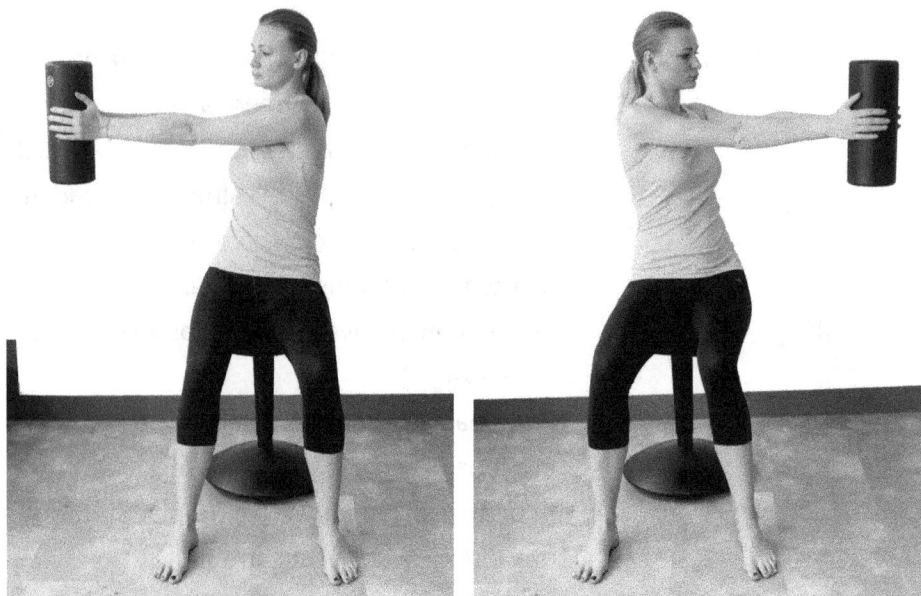

Rotación básica en posición sentada

Pasos

- Siéntate derecho en una silla, con soporte apropiado para tu espalda
- Levanta una pelota hacia el frente, de manera que esté a la altura de tu pecho
- Usando tu tronco, trata de rotar con la pelota
- Gira lo máximo que puedas
- Vuelve a tu posición inicial
- Repetir 8 veces
- Relájate
- Cambiar de lado y repetir 8 veces

Rotación de tronco con banda

☐ **Izquierda**
☐ **Derecha**

Objetivo

Este ejercicio de rotación de tronco utiliza la presión de una banda elástica para reducir el efecto rotacional de la escoliosis.

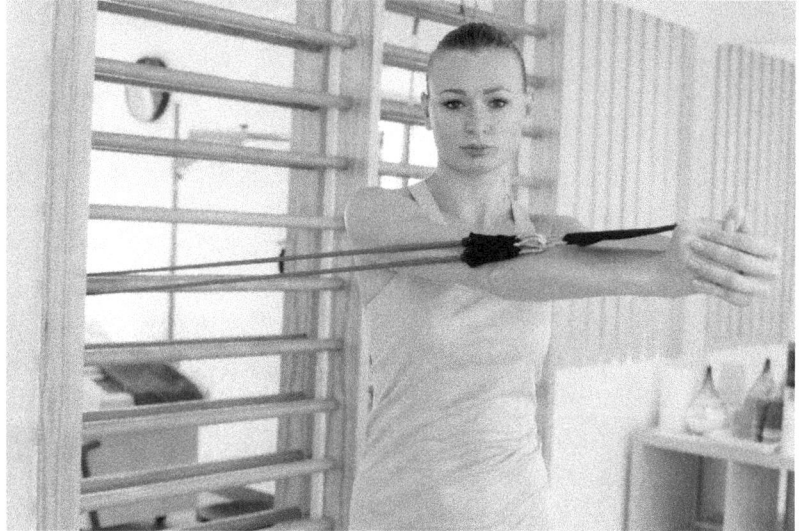

Rotación básica en posición sentada

Pasos

- Atar la banda elástica en el pomo/manija de una puerta o a la pata de una mesa estable
- Agarra firmemente el otro lado de la banda con ambas manos, como indica la imagen
- Estira la banda lentamente hacia afuera en dirección opuesta a la mesa o puerta
- Estira tanto como puedas, sin hacerte daño
- Lleva tus brazos de vuelta al punto central
- Repetir 10 veces
- Relájate

Equilibrio con pelota

Objetivo

Este ejercicio trabaja los conceptos básicos de equilibrio y también refuerza la alineación normal de la columna vertebral, aparte de reforzarla.

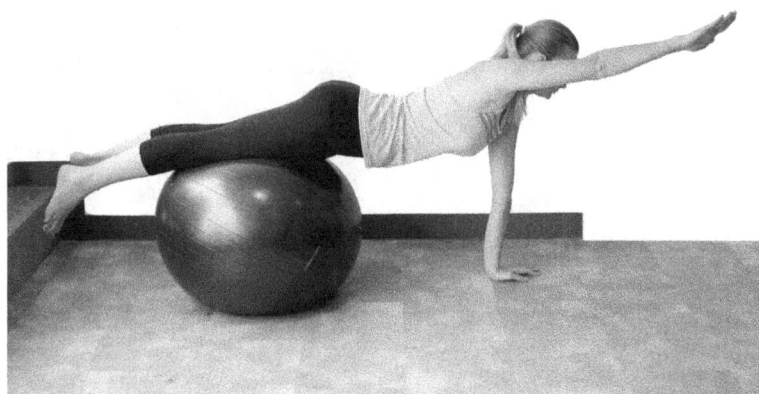

Equilibrio con pelota

Pasos

- Coloca una pelota de Pilates de tamaño estándar, en el centro del área de ejercicios
- Inclínate hacia la pelota, colocando el centro de tu pecho sobre ella
- Pon las manos en el suelo para equilibrarte mejor
- Lentamente comienza a caminar con tus manos, equilibrando cuidadosamente, hasta que el balón está bajo sus muslos
- Después de 5 pasos, para. Levanta un brazo hacia adelante. Mantén la postura 5 segundos
- Lleva el brazo de vuelta a la posición anterior y levanta el otro. Mantén la postura 5 segundos
- Repetir y practicar hasta que encuentres tu equilibrio perfecto

Ejercicio fortalecedor de espalda con pelota

Objetivo

Este ejercicio de Pilates es una forma perfecta de aliviar en parte el dolor y la incomodidad asociada con la escoliosis. Trabaja gradualmente en la desviación y también ayuda a fortalecer tu espalda.

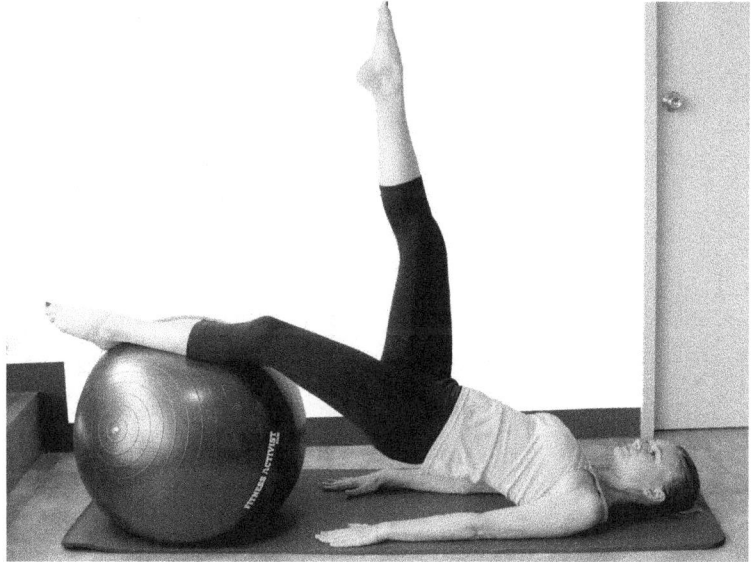

Ejercicio fortalecedor de espalda con pelota

Pasos

- Coloca una pelota de Pilates de tamaño estándar junto a tus pies y acuéstate en una estera de ejercicios
- Coloca tus brazos rectos a los lados y tome una respiración profunda
- Asegúrate de que la espalda esté recta y alineada con la estera
- Eleva gradualmente tu pierna derecha al nivel de la pelota
- Trata de colocar tu pierna por encima de la pelota lo mejor que puedas
- Levanta la pierna derecha, tan recta como te sea posible
- Tus caderas se levantaran del suelo en el esfuerzo.
- Levántate unos 15- 20cm o tanto como te sea cómodo
- Mantener 5 segundos
- Vuelve ambas piernas a su lugar, una por una, y queda otra vez tumbado en el suelo.
- Relájate
- Repetir por el otro lado

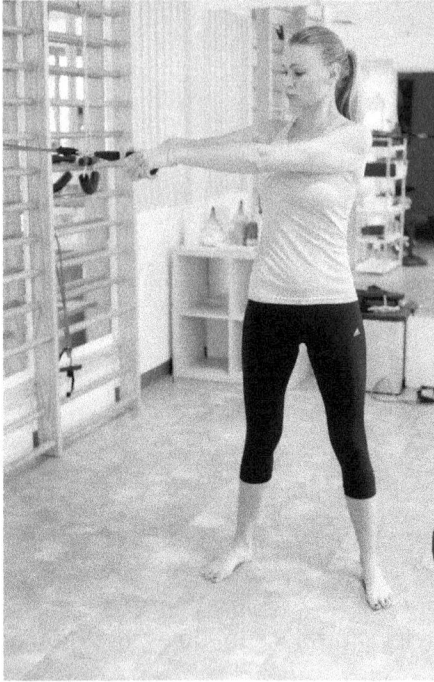

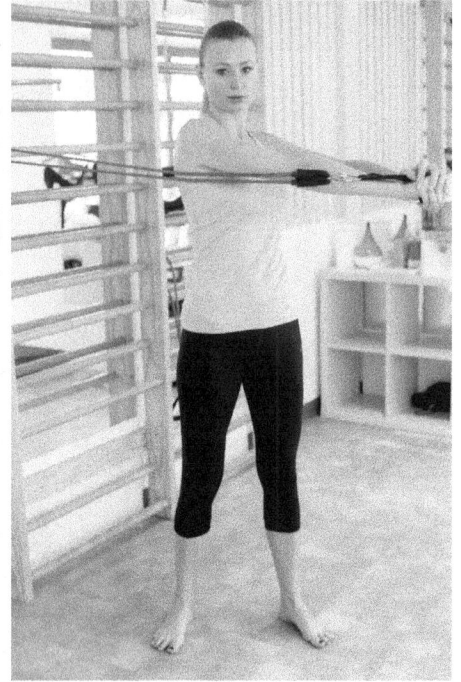

Ejercicio de rotación de inversa con cable

☐ **Izquierda**
☐ **Derecha**

Objetivo

Una forma avanzada de ejercicio de rotación con cable, esta rutina de Pilates también es muy útil para disminuir el efecto de rotación en la escoliosis.

Ejercicio de rotación de inversa con cable

Pasos

- Ponte de pié mirando al frente , con los pies un poco más abiertos que el ancho de hombros
- Agarra el asa del cable firmemente delante de ti, a la altura de las costillas
- Haciendo presión gira el cable hacia tu lado derecho
- Estira la postura tanto como puedas, sin causar dolor o molestias
- Mantener 5 segundos en el punto final
- Lentamente vuelve a la posición normal
- Repetir 5 veces
- Cambiar de lado y repetir

CAPITULO 19

Viviendo con la escoliosis

" *La motivación es lo que te ayuda a empezar. El hábito te mantiene firme en tu camino.* "

— **Jim Ryun**

Cuidando su Espalda

Más del 50% de todos los estadounidenses sufrirán de algún problema de la espalda en algún momento durante sus vidas. Algunos problemas pueden ser congénitos, tal como la escoliosis, mientras que otros pueden ser el resultado de un accidente automovilístico, caída o lesión deportiva (en tal caso, el dolor puede disminuir y reaparecer años después). La mayoría de los problemas de la espalda se deben a la tensión y tirantez muscular, las cuales provienen de la mala postura, la obesidad, la inactividad y la falta de estabilidad del centro.

El estiramiento y los ejercicios abdominales pueden ayudarle a su espalda si se realizan con sentido común. Si usted tiene un problema de la espalda, consulte con un medico confiable, quien realizará exámenes para ver exactamente dónde está el problema, pregúntele a su médico cuál de los estiramientos y ejercicios en este libro serían de mayor ayuda para usted.

Cualquier persona con un historial de problemas de la espalda inferior debe evitar los estiramientos llamados hiperextensiones, los cuales arquean la espalda y colocan demasiada tensión sobre la espalda inferior.

La Asociación Quiropráctica Británica declara que el 32% de las personas pasan 10 horas o más a sentadas a diario y que la mitad de esas personas no dejan sus escritorios ni siquiera para el almuerzo. Muchas personas también se sientan una vez que llegan a casa después del trabajo, contribuyendo así, aun más , a la tensión sobre la espalda inferior.

La mejor forma de cuidar su espalda es utilizar métodos adecuados de estiramiento y fortalecimiento para cuando valla a estar de pie y para cuando valla a estar sentado, esto es lo que día tras día determina su salud. En las siguientes páginas encontrará sugerencias para el cuidado de la espalda.

Levantar objetos

Jamás levante alguna cosa (pesada o liviana) con sus piernas rectas doblando sólo su espalda, siempre doble sus rodillas para que la mayor parte del esfuerzo sea realizado por los músculos grandes de sus piernas y no por los músculos pequeños de su espalda inferior, siempre mantenga el peso cerca de su cuerpo y su espalda lo más recta posible.

Sentarse

Durante el último siglo, las sillas de trabajo en escuelas, fábricas y oficinas han sido diseñadas para sentarse erguido, con la cadera, rodillas y tobillos en ángulos de 90 grados. Hasta hace poco, se creía extensamente que las personas se sentaban doblando las articulaciones de la cadera en un ángulo de 90 grados, mientras preservaban la lordosis (forma cóncava) de la espalda, ahora se ha comprobado que eso es falso.

Nuevas investigaciones realizadas por investigadores Escoceses y Canadienses muestran que el sentarse con la espalda en un ángulo de 90 grados en relación a su cadera coloca presión sobre las vértebras y contribuye al dolor de espalda. La investigación llevada a cabo en Escocia, examinó 22 voluntarios en buena salud utilizando una máquina de imagen por resonancia magnética posicional; la máquina de imagen por resonancia magnética posicional es distinta a la máquina tradicional, de manera que los pacientes pueden colocarse en otras posiciones aparte de acostados boca arriba. Colocar a los pacientes en posiciones distintas le permitió a los investigadores determinar en qué ángulo era mayor el movimiento del disco intervertebral ; se descubrió que el movimiento del disco intervertebral era mayor cuando la espalda estaba en un ángulo de 90 grados (por ejemplo, cuando el voluntario estaba sentado en posición erguida), mientras que el movimiento del disco intervertebral era mínimo cuando los voluntarios se reclinaban en sus sillas de forma que su columna estaba en un ángulo de 135 grados. Los investigadores concluyeron que el sentarse con la espalda en un ángulo de 135 grados es lo mejor para la salud de la misma, sin embargo, debido a que este ángulo es difícil de mantener sin resbalarse hacia adelante sobre la silla, el doctor Bashir del Hospital Universitario de Alberta en Canadá, quien encabezó el estudio, declaró que un ángulo de 120 grados o menos puede ser más práctico.

POSTURAS PARA SENTARSE

Menos de 70°   90°   135°

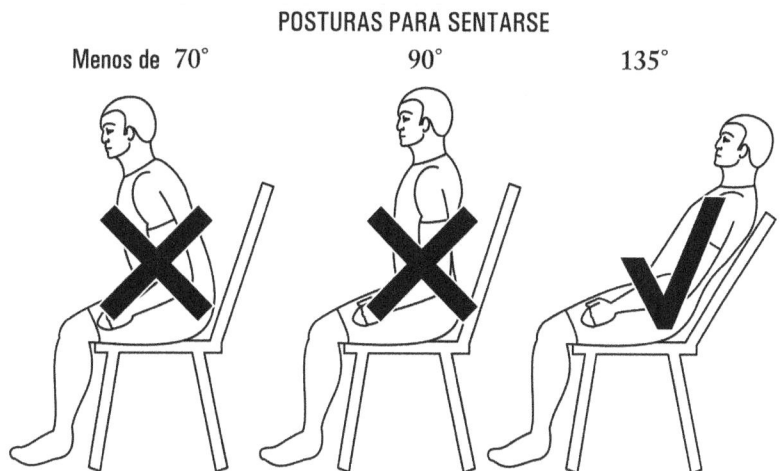

Figura 58: Posturas correctas para sentarse

Estar de Pie

No se mantenga de pie con las rodillas rectas. Esto inclina su pelvis hacia adelante y coloca la presión del estar de pie directamente sobre su espalda inferior, lo cual es una posición débil. Permita que los músculos de sus piernas controlen su postura cuando está de pie doblando levemente las rodillas y apuntando los pies directamente hacia adelante.

La prevención es clave para tener una columna saludable

El mejor consejo práctico que le puedo ofrecer a cualquier persona que sufre de dolor de espalda es: ¡no haga caso omiso de eso!, el dolor es necesario para prevenir un daño mayor a las articulaciones, y nos avisa que algo no anda bien. Como en la mayoría de los casos, la prevención es la clave para mantener una columna saludable a medida que la persona envejece. La acción oportuna es crítica en lesiones de músculos, ligamentos, y articulaciones debido a que la curación comienza inmediatamente después de la lesión; si la actividad no se comienza pronto, usualmente entre dos y seis semanas, puede que los tejidos dañados no recuperen su flexibilidad, fuerza y habilidad de funcionar (es decir, de realizar las funciones para las cuales fueron diseñados). Después de perder flexibilidad y función los tejidos reparados se vuelven débiles, hasta los movimientos pequeños pueden causar una lesión de nuevo y un problema crónico en su espalda, y finalmente la degeneración de los tejidos; de la misma forma que sus dientes necesitan ser cepillados a diario para mantenerlos en excelente condición, su columna también necesita mantenimiento. Gran cantidad de los problemas de columna que veo en mi ejercicio se pudieron haber prevenido con tratamiento adecuado inmediatamente después de la lesión inicial.

Protéjase de la presión y de la discapacidad siguiendo estos consejos prácticos y sencillos:

1. **Escuche a su espalda**

   El dolor es una señal de advertencia; su cuerpo le está diciendo que usted ya ha causado o está por causar daño, si hace algo y le duele, entonces DETÉNGASE, no intente seguir adelante con el dolor.

2. **Haga ejercicio**

   El ejercicio habitual es importante para ayudar a mantener la movilidad y la fuerza, este se debe realizar sin dolor y de manera frecuente. Caminar a paso ligero, nadar y montar en bicicleta son excelentes ejercicios, pero debe practicar el ejercicio que sea apropiado para usted y para su gusto, usted procurará hacer ejercicio si disfruta la actividad en la que participa durante éste.

3. **Haga Ejercicios de calentamiento**

   Debe calentar el cuerpo antes de cualquier forma de actividad física, ya sea amamantar un bebe, practicar deportes o trabajar en el jardín, esto prepara al cuerpo para la actividad y ayuda a evitar lesiones.

4. **Refrésquese**

   El refrescarse y estirarse después de hacer ejercicio o realizar actividades físicas es igual de importante que el calentarse, nunca "rebote" con sus estiramientos y hágalo suavemente sin dolor.

5. **Muévase de vez en cuando**

   Ya sea que esté en la casa, en el trabajo o en el auto, el permanecer sentado de manera prolongada coloca presión sobre los discos intervertebrales y causa debilidad en los músculos; párese y muévase de vez en cuando, así sea sólo durante un minuto, El cuerpo está diseñado para moverse, no para estar sentado encorvado frente a la televisión o conducir un auto durante muchas.

6. **Duerma adecuadamente**

   Duerma en una posición cómoda, sobre su costado y en

posición "fetal", esta es usualmente la posición que menos coloca presión sobre su espalda, demasiadas personas con escoliosis se preocupan acerca de sobre cuál lado de la desviación deben acostarse para evitar agravar su condición. Acostarse sobre ambos costados en posición "fetal" casi nunca afecta la desviación, pero no dormir bien, definitivamente afectará su salud y su columna; Más cuidado debe tenerse con dormir boca abajo, ya que esta posición coloca más presión sobre su espalda y cuello y puede causar problemas; el utilizar una almohada de la altura correcta, la cual apoya el cuello, es también importante.

7. **Utilice medicamentos sabiamente**

   Todos los medicamentos tienen efectos secundarios, por lo cual deben utilizarse sabia y prudentemente, el uso de analgésicos (acetaminofén, Co-codamol etc.) y antiinflamatorios no esteroideos (ibuprofeno, diclofenaco, etc.) sólo ayuda a enmascarar los síntomas y no tratan la causa del problema, de manera que utilícelos lo menos posible y nunca a largo plazo.

8. **Acuda a su Quiropráctico o especialista de la columna**

   Si usted tiene un problema de largo plazo, así sea solo una molestia o una desventaja, o si usted tiene un problema recurrente, entonces tal vez el tratamiento quiropráctico le puede ayudar. Los quiroprácticos usualmente le pueden brindar alivio notable del dolor y el malestar y así mejorar su calidad de vida, al igual que disminuir la probabilidad de que recurra el problema; procure siempre hallar un quiropráctico que tenga experiencia en tratar la escoliosis.

No permita que el dolor sea un lastre

El dolor constante puede ser agotador, tanto física como mentalmente, dos reacciones comunes al dolor pueden llevar la situación de mal a peor:

La primera es tratar de ignorar el dolor intentando enmascararlo con drogas; particularmente desde que los inhibidores de la ciclooxigenasa 2 (el Vioxx, Ceoxx, Ceeoxx, Bextra y Celebrex) se retiraron del mercado debido a que se descubrió que contribuyen a un alto riesgo de infarto cardíaco, muchas personas que sufren dolor crónico han tenido que recurrir a analgésicos narcóticos para controlar su dolor. Las drogas, tales como el OxyContin, la morfina y la oxicodona, son altamente adictivas y pueden causar muchos problemas de por sí solas, tal como el estreñimiento, la somnolencia y la incapacidad de llevar a cabo actividades normales de la vida.

La segunda es limitar actividades para no agravar el dolor. Desafortunadamente, limitar las actividades también limita su goce de la vida, y puede ser muy inadecuado con el tiempo, las personas que eligen este camino están eligiendo permitirle a su dolor que les dicte como vivir sus vidas, a menudo paulatinamente retirándose de todas las actividades que agravan su dolor.

Cuando usted se limita de esa forma, ya sea utilizando drogas dañinas o limitando severamente su estilo de vida, usted se está robando a sí mismo de cualquier capacidad de disfrutar su vida, se está también defraudando a sí mismo de la buena salud, porque finalmente ese estilo de vida insalubre comenzará a afectar otros aspectos de su salud, por ejemplo, si usted no es capaz de hacer ejercicio es posible que usted suba de peso, lo que pone en riesgo su corazón.

Verdaderamente su única opción es el obrar sobre la causa, la raíz de su dolor. Aunque esto parezca una tarea demasiado difícil, es su mejor y única opción para conservar su salud y gozar de su vida.

Sin embargo, es una decisión que usted debe tomar por sí mismo. Viva con su dolor o aférrese a su vida, la decisión es suya.

Libérese del dolor muscular

¿Ha escuchado usted acerca de los puntos "percutores"?

Investigaciones realizadas por los Doctores Janet Travell y David Simons, autores de "The Trigger Point Manual" ("El manual de los puntos gatillo"), revelan que los puntos gatillo son la causa principal del dolor en por lo menos el 75% de las condiciones dolorosas, las cuales también incluyen el dolor causado por la escoliosis.

Los puntos gatillo son, en efecto, un tipo de rigidez muscular que puede causar que se desarrollen pequeños nudos de contracción en los músculos y tejidos circundantes cada vez que una parte del cuerpo sea lesionada o se haga trabajar demasiado; estos no deben ser ignorados porque los puntos gatillo típicamente causan dolor en otra parte del cuerpo, siendo ésta la razón por la cual tratamientos convencionales para el dolor fracasan tan a menudo; esto nos lleva a la siguiente inquietud. . .

¿Qué provoca los puntos gatillo?

Los puntos gatillo pueden ocurrir como resultado de un trauma muscular, (por accidentes automovilísticos, caídas, lesiones causadas por deportes o trabajo, etc.) esguinces causados por movimientos repetitivos durante el trabajo o diversión, la presión que ejerce la   postura debido a mantenerse de pie o sentado frente al computador inadecuadamente durante largos ratos, estrés emocional, ansiedad, alergias, deficiencias alimenticias, inflamación y toxinas en el ambiente. Un solo evento puede crear un punto percutor y usted puede sufrir los efectos del evento durante el resto de su vida si ese punto percutor no se trata rápidamente.

¿Cómo puede usted detectar si tiene puntos de gatillo?

Si usted siente dolor persistente e insistente, tensión o una restricción en cualquier parte de su cuerpo, está sintiendo los efectos de los puntos gatillo. Los puntos gatillo pueden causar síntomas tan diversos como el mareo, dolor de oído, sinusitis, nausea, ardor de estómago, dolor falso en el corazón, arritmia cardíaca, dolor en los genitales y adormecimiento en las manos y pies.

En su libro, Travell y Simons argumentan - y estoy convencido por su lógica - que los puntos gatillo pueden causar dolores de cabeza, dolor en el cuello y mandíbula, lumbalgia, neuritis ciática, epicondilitis y síndrome del túnel carpiano. Los puntos percutores también pueden ser fuente de dolor en las coyunturas del hombro, muñeca, cadera, rodilla y tobillo que a menudo se confunden por artritis, tendinitis, bursitis o lesión de ligamentos; todo eso está bien documentado en el libro "Why We Hurt: A Complete Physical & Spiritual Guide to Healing Your Chronic Pain" ("¿Porque Nos Duele?: una Guía Física y Espiritual Completa para Curar su Dolor Crónico") por el Doctor Greg Fors, en la cual explica precisamente por qué tantas condiciones distintas tienen sus orígenes en los puntos gatillo.

¿Cómo tratar sus puntos gatillo?

La solución yace en la terapia para puntos percutores que usted puede aprender a realizarse , o puede acudir a la ayuda de un terapeuta calificado.

La terapia, la cual es una forma de masaje, resultará inmediatamente en una liberación miofascial, esta permite un flujo sanguíneo elevado, una reducción en espasmos musculares, y la disolución de tejidos granulares. Durante el proceso, también eliminará cualquier acumulación de desechos metabólicos tóxicos en su sangre, de esta manera también, su organismo experimentará una liberación neurológica, una reducción notable de señales de dolor al cerebro y una restauración de su sistema neuromuscular, brindándole alivio máximo.

Recuerde que su columna y los músculos que la rodean son una de las partes más importantes de su cuerpo, si usted se lesiona su columna, regrese a una actividad física leve, asegurándose de no agravar el dolor, manténgase físicamente activo para mantener su columna en movimiento, así esta se mantendrá nutrida e hidratada, y se acelerará su proceso de recuperación.

Trazando sus puntos gatillo

Los puntos de gatillo miofasciales son puntos extremadamente dolorosos que aparecen en bandas musculares tensas, como cuerdas a través del cuerpo. Pueden sentirse como bultos o nódulos y limitan la movilidad, debido a que se encuentran en tantos lugares del cuerpo, la miofascia apretada puede causar una gran variedad de síntomas, los puntos gatillo le pueden aparecer a cualquier persona, si existen uno o más factores que perpetúan los puntos percutores, éstos darán la apariencia de propagarse. Los factores que perpetúan los puntos percutores incluyen cualquier cosa que le cause presión constante a los músculos, incluyendo el trauma, asimetría del cuerpo o condiciones coexistentes.

Cuando usted tiene un punto percutor en un músculo, este causa dolor al final del rango de movimiento cuando usted estira dicho músculo, y también le quita fuerza al músculo hasta antes de causar dolor de manera que su tobillo, rodilla o cadera pueden doblarse, o su agarre de objetos puede fallar, depende de cuál músculo esté involucrado (estos síntomas no son parte de la fibromialgia; de manera que usted evita estirar ese músculo porque duele. Los músculos están diseñados para trabajar mejor con el movimiento, cuando usted no estira un músculo, se vuelve menos sano y su rango de movimiento disminuye al tiempo que La circulación en sus capilares sanguíneos y su microcirculación se perjudican alrededor del punto gatillo. Los nutrientes y el oxígeno no pueden llegar fácilmente, ni los desechos ser retirados, su sistema linfático depende del movimiento de los músculos para retirar toxinas del organismo, entonces ese sistema comienza a estancarse también. Otros músculos realizan el trabajo del músculo debilitado por el punto gatillo.

Auto tratamiento de los puntos gatillo

1. Ubique sus puntos gatillo para saber dónde masajear. Usualmente, usted puede sentir un punto gatillo con solo pasar con sus dedos por un músculo hasta que sienta un área particularmente tensa; siga pasando por esa área tensa

hasta que encuentre un punto especialmente sensible; si usted tantea un punto gatillo recién desarrollado, el músculo se mueve involuntariamente, pero los puntos gatillo crónicos solo se sienten tensionados. Utilizando el diagrama del cuerpo en la figura 59, señale los puntos percutores que encuentre.

2. Enfóquese sobre un solo punto gatilllo a la vez cuando usted mismo se masaje; esto ayuda a aliviar la presión sobre los puntos gatilllo relacionados, haciéndolos más fáciles de tratar.

3. Palpe su músculo para determinar la dirección de las fibras.Si usted puede determinar la dirección de estas, sobe el músculo en esa dirección con las yemas sus dedos o pulgares, sobe con movimientos cortos a lo largo del músculo, pasando por él una sola vez. Si no puede determinar la dirección, avance al siguiente paso.

4. Enfóquese sobre el dolor del punto gatillo, sobando y masajeando de manera circular, utilice suficiente presión de manera que sienta un poco de incomodidad en el músculo, pero no tanto que verdaderamente le duela.

5. Deje en paz el punto de presión después de sobarlo alrededor de doce veces, regrese a él después durante el día, aplicando el mismo procedimiento de masaje; los puntos percutores responden mejor a tratamientos frecuentes que a tratamientos prolongados.

6. Avance al siguiente punto gatillo si usted tiene múltiples áreas que quiere tratar con masajes.

Como regla general, recuerde solo intentar practicar ejercicios de bajo impacto para desviaciones mayores a 20 grados. Ejercicio de alto impacto tal como trotar o el tenis puede ser realizado ocasionalmente para desviaciones menores a 20 grados, pero solo si usted no experimenta dolor alguno. Si siente dolor, suspenda el ejercicio de inmediato.

D   I   I   D

F

PT

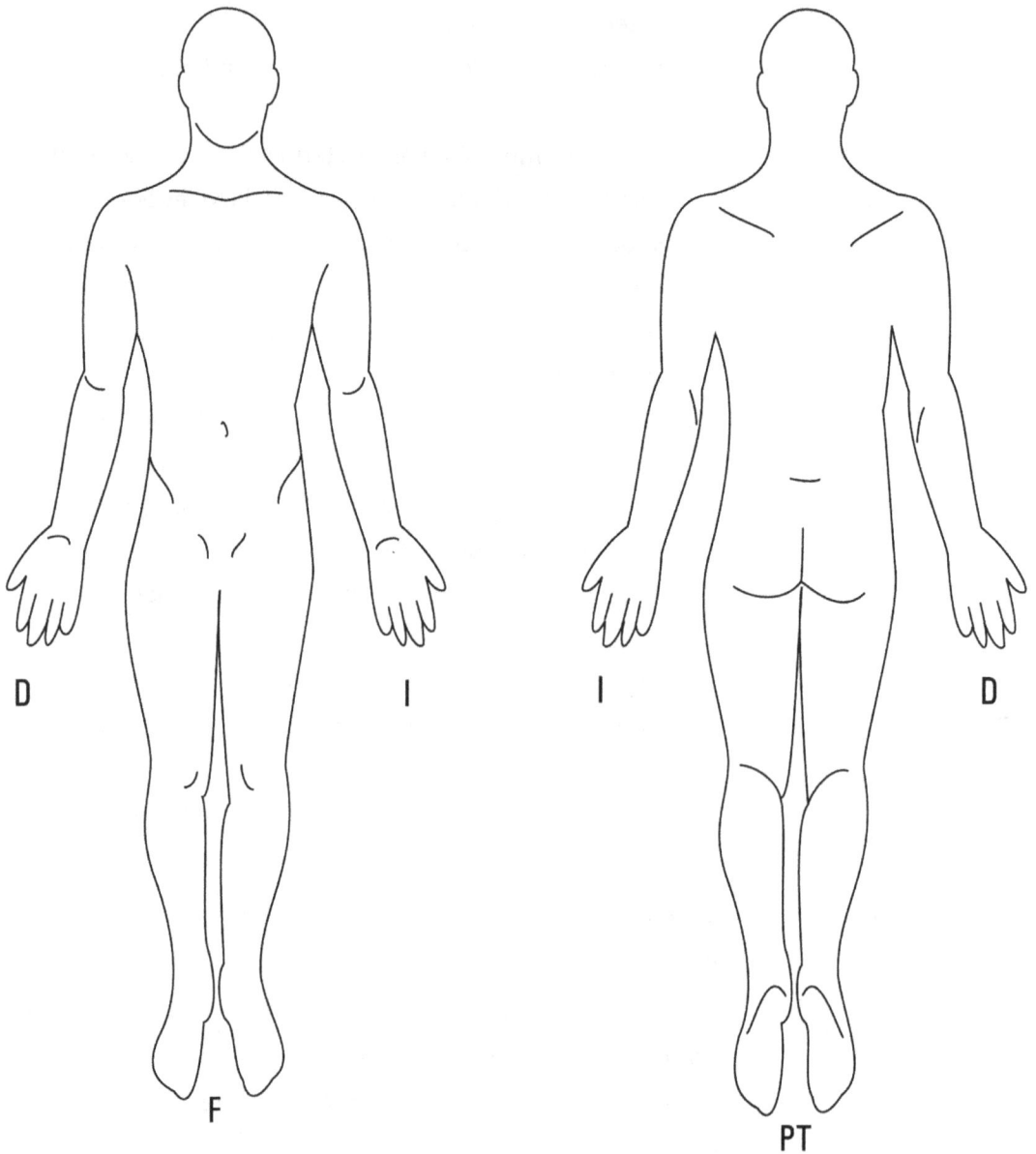

Figura 59: Señale sus puntos gatillo (con una ✖)

Ejercicios que debe evitar durante la corrección de su columna

Los ejercicios de alto impacto requieren que ambos pies sean levantados del piso simultáneamente, algunos ejemplos incluyen correr, saltar y saltar cuerda., las actividades de alto impacto fortalecen los huesos y desarrollan más la resistencia, fuerza, agilidad y coordinación que las actividades de bajo impacto, pero reserve estas para después en el programa una vez que la desviación haya mejorado a menos de 20 grados, y después que usted haya entrado en rutina con un programa de ejercicios.

Mientras realiza los ejercicios anteriormente mencionados, si la deformidad empeora visualmente (tal como si aumenta la desviación o el desnivel de la pelvis u hombros) entonces estos ejercicios se deben evitar. Asegúrese que esté presente un espejo para que usted se pueda observar detenidamente o haga que otra persona lo observe.

En general, recuerde:

Evite cualquier tipo de ejercicio que doble la espalda tal como la posición "Bhujangasana" (la cobra) de yoga, estos pueden causar presión severa sobre su columna desviada y pueden empeorar el problema.

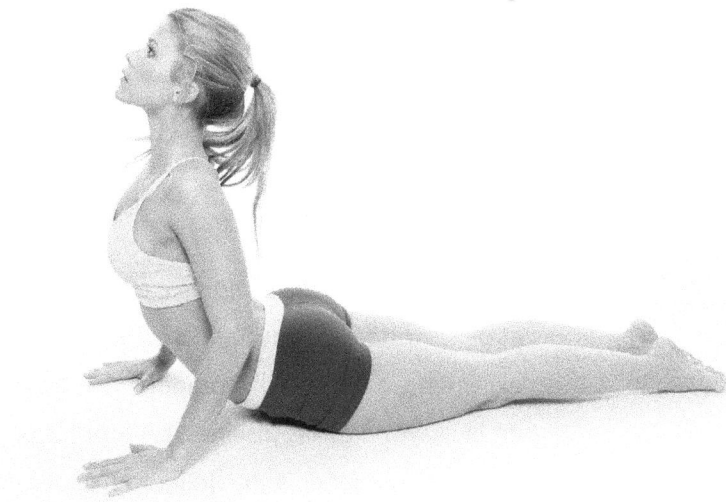

Figura 60: Posición Bhujangasana (la cobra) de yoga - un ejercicio que debe evitar

Ejercicios de Bajo Impacto para la Escoliosis

Estos son idealmente apropiados para:

- Personas con lesiones en las articulaciones, huesos o tejido conectivo tal como ocurre en la escoliosis.
- Mujeres embarazadas
- Pacientes que sufren de problemas como artritis, osteoporosis o fracturas espontáneas.
- Pacientes obesos
- Aquellos quienes tienen una fuerte aversión a ejercicios de alto impacto
- Mantenimiento general de la columna después de la corrección

Además de los ejercicios que se describen en este libro, las siguientes son solo unas cuantas de las actividades de bajo impacto más populares que usted puede añadir a su rutina habitual de ejercicio.

Nadar en agua dulce

Nadar es altamente recomendado para quienes sufren de escoliosis en todas las edades, aparte de ser un ejercicio beneficioso, también fomenta el aumento de la función pulmonar, la cual se puede comprometer por una desviación de la columna. Si usted decide ser tratado con corsé ortopédico, la libertad de nadar tiene un beneficio sicológico adicional después de haber estado contenido dentro de una chaqueta rígida durante horas todos los días.

Nadar es una de las mejores experiencias sobre el planeta, esta ejercita todos los músculos mayores, pero plantea el reto de exponerlo a usted a las grandes cantidades de cloro presentes en la mayoría de las piscinas, sin embargo, usted todavía tiene la opción de nadar en agua dulce o en el océano dependiendo de la temperatura del agua.

Caminar rápido

Aquí están algunos consejos prácticos acerca de cómo obtener el mayor beneficio de su rutina de caminar:

Hágalo rápido

Caminar rápidamente ayuda a aumentar su ritmo cardíaco, ayudándole a maximizar su potencial cardiovascular y quemar calorías.

Ensaye el entrenamiento por intervalos

Con añadir arranques cortos de velocidad u ocasionalmente una colina empinada a sus caminatas, usted puede aumentar la intensidad de su sesión de ejercicio al igual que su quema de calorías; para comenzar, ensaye el entrenamiento de escalada sobre la caminadora o uno de los entrenamientos por intervalos para principiantes.

Utilice sus brazos

Asegure que no se está sujetando de la caminadora y cuando esté afuera, balancee sus brazos para mantener la intensidad, no se debe cargar peso mientras camina (puede causar lesiones), pero considere el utilizar un bastón como una alternativa segura.

Combine los ejercicios

Si caminar es su única fuente de ejercicio cardiovascular, combine esto con otras formas de entrenar para seguir retando a su cuerpo.

Subir escaleras

Créalo o no, subir escaleras puede ser una forma de entrenamiento increíblemente intensa; si usted es un principiante, ensaye añadir unos cuantos minutos de subir escaleras a su rutina de ejercicio habitual, o móntese en la máquina de escaleras en el gimnasio durante unos cinco minutos ya terminando su sesión de ejercicios.

Añadiéndole intensidad a sus sesiones de ejercicio

Una vez que usted esté en una rutina diaria estable de ejercicio de bajo impacto, es el momento para que se gradúe al siguiente nivel, ensaye algunas de estas ideas para volver más intensos sus ejercicios de bajo impacto:

Añada movimientos para el tronco

Elija ejercicios aeróbicos o máquinas de ejercicio que ejerciten el tronco, tal como la máquina de esquí o la elíptica.

Aumente la velocidad

Intente aumentar el ritmo, sea cuando camina, monta en bicicleta o practicando parapente.

Realice movimientos esmerados

Otra forma de añadirle intensidad al ejercicio es el balancear sus brazos vigorosamente de lado a lado mientras camina o repentinamente comenzar a bailar, particularmente si está escuchando música.

No olvide involucrar su cuerpo inferior

Añada arremetidas al caminar o pasos laterales con cuclillas a su caminata habitual.

Equipo para hacer ejercicio

Tres equipos para hacer ejercicio que he observado y son útiles para mis pacientes con escoliosis son: una máquina de vibración, la mesa de inversión y un dispositivo portátil de tracción denominado "Dynamic Brace System" ("Sistema de corsé ortopédico dinámico"). Todos son buenos para introducir fuerza en la columna, sea para ayudar a estimular la formación de hueso nuevo o descargar los discos intervertebrales. Mientras que la mesa de inversión no llega ni cerca a la eficacia del Sistema de corsé ortopédico dinámico que utilizo en mi práctica, los beneficios están en el hecho de que se encuentra fácilmente disponible en tiendas deportivas y se puede utilizar en casa. A continuación una explicación breve de estos equipos.

Mesa de Inversión

Si usted tiene una desviación de menos de 20 grados, una mesa de inversión es un equipo asequible en el cual puede invertir. Así ésta no brinde corrección a curvas de más de 20 grados, puede ayudar a prevenir que empeore la escoliosis debido a la fuerza de la gravedad y al desgaste diario; algunos de los beneficios son:

- **Mantiene su estatura** - El invertirse regularmente le ayudará a evitar la pérdida de estatura que ocurre naturalmente como resultado de la fuerza de la gravedad a través de toda una vida.

- **Mejora la circulación** - Cuando usted está invertido, su circulación sanguínea es asistida por la fuerza de la gravedad en vez de tener que trabajar contra ella, además, con la inversión, la gravedad ayuda al sistema linfático a evacuar más rápido, aliviando los malestares y dolores de los músculos entumecidos.

- **Alivia el estrés** - Una mesa de inversión brinda la misma sensación de relajación que una clase de yoga, con mucho menos esfuerzo.

- **Eleva el estado de alerta mental** - Cualquier actividad en posición de patas arriba aumenta el suministro de oxígeno al cerebro, lo cual muchos expertos creen, ayuda a mantener la agudeza mental.

- **Aumenta la flexibilidad y el rango de movimiento** - Con la inversión, sus coyunturas se mantienen saludables y flexibles, lo cual significa que usted se puede mantener tan activo como lo era en su juventud.

- **Mejora la postura** - El estiramiento que causa el invertir la fuerza de la gravedad sobre su cuerpo le ayuda a sentarse, estar de pie y moverse con más facilidad y gracia.

- **Realinea la columna después de hacer ejercicio** - Durante la inversión, desajustes menores a menudo se corrigen naturalmente, lo cual no es posible con el correr u otros ejercicios aeróbicos.

Aquí están cinco formas innovadoras de utilizar su mesa de inversión:

1. **Cuclillas invertidas** - Cuando está en la posición totalmente invertida, usted puede utilizar sus músculos glúteos (nalgas) y músculos hamstring para subirse, el movimiento sería simplemente tratar de doblar sus piernas con las rodillas.

2. **Abdominales invertidas** - En la posición totalmente invertida, coloque sus manos sobre el pecho y utilice sus músculos abdominales para levantar su tronco cerca de un tercio de altura.

3. **Sentadillas invertidas** - En la posición totalmente invertida, extienda sus brazos como si estuviera tratando de alcanzar sus pies y tocarlos; algunos expertos dicen que una sentadilla invertida equivale a 10 sentadillas normales.

4. **Aumente la descompresión** - En la posición totalmente invertida, sujete las patas de la mesa y jale hacia abajo, de esta manera usted puede aumentar y controlar la cantidad de descompresión si usted quiere o necesita más descompresión, esto es particularmente bueno para la gente con escoliosis.

5. **Rotación invertida** - en la posición totalmente invertida, alcance las patas de la mesa con la mano opuesta y jálese en forma de rotación, luego puede cambiar de mano y hacer lo mismo con el lado opuesto.

La máquina de vibración

En alguna parte leí que los primeros estudios sobre el equipo de vibración se realizaron con personal militar y atletas olímpicos Rusos; ellos utilizaron una placa mecánica especial de vibración ajustada a la frecuencia adecuada de manera que cuando las personas se paraban sobre esta, los músculos de postura se contraían entre 30 y 50 veces por segundo.

A medida que el cuerpo se mueve muy levemente de un lado a otro, los músculos se deben contraer y relajar con cada movimiento, de manera que, parándose sobre la placa durante solo 10 minutos, tres veces por semana, sus músculos adquieren mayor fuerza, estabilidad, y tono.

Usted puede utilizarla de dos maneras, puede hacerlo ya sea por separado o, como hago yo, pararse sobre el vibrador y permitirle obrar sobre usted mientras usted se ocupa con otros ejercicios de levantar peso tales como arremetidas, levantar las piernas y flexiones; estos ejercicios jalarán suavemente los tendones que conectan sus músculos con sus huesos mientras estimulan sus osteoblastos, los cuales son "constructores de hueso".

Existen investigaciones que proponen que cuando usted hace ejercicio sobre una superficie que vibra, esto ayuda a aumentar la fuerza muscular entre un 20% y 30% más que el entrenamiento convencional de fortalecimiento. He recibido muchos comentarios positivos de mis pacientes quienes utilizan esta máquina con mi tratamiento, y yo la utilizo conjuntamente con el Sistema de corsé ortopédico dinámico para corregir desviaciones mayores a 20 grados.

El cinturón de tracción ScolioEase

Nos complace presentar la última tecnología para el tratamiento del dolor lumbar causado por enfermedades o lesiones de la columna. El cinturón de tracción ScolioEase cuenta con un exclusivo 'Sistema de expansión de bolsas de aire' que reduce en gran medida la presión sobre las vértebras y es extremadamente eficaz para aliviar el dolor y el tratamiento. El cinturón de tracción ScolioEase es un nuevo diseño que es extremadamente beneficioso en los casos previos y posteriores a la cirugía y proporciona una mayor flexibilidad.

Yo les recomiendo ampliamente este dispositivo a pacientes que sufren de escoliosis progresiva, tal como a un adolescente que no ha llegado a la madurez de su esqueleto o a cualquier persona con una desviación mayor a 20 grados. La gran noticia es que el ScolioEase es eficaz para corregir la escoliosis al igual que para evitar que aumente la desviación de la columna porque tiene una fuerza de presión horizontal la cual se puede mover y ajustar a través de la almohadilla de presión horizontal de acuerdo a la condición del paciente.

El ScolioEase es tan fácil de utilizar que los pacientes que necesitan tratamiento a largo plazo pueden ser fácilmente capacitados por parte de un profesional de la salud calificado en cómo administrarse los tratamientos ellos mismos en su casa. Los tratamientos entonces se vuelven más convenientes y los pacientes sienten que tienen más control sobre sus vidas. Asegúrese de obtener una radiografía antes de comenzar a utilizar el ScolioEase y otra seis meses después de comenzar para anotar cualquier cambio que haya ocurrido en su columna.

Yo les recomiendo ampliamente este dispositivo a pacientes que sufren de escoliosis progresiva, tal como a un adolescente que no ha llegado a la madurez esqueleto o a cualquier persona con una desviación mayor a 20 grados. La gran noticia es que el ScolioEase es eficaz para corregir la escoliosis al igual que para evitar que aumente la desviación de la columna porque tiene una fuerza de presión horizontal la cual se puede mover y ajustar a través de la almohadilla de presión horizontal, de acuerdo a la condición del paciente.

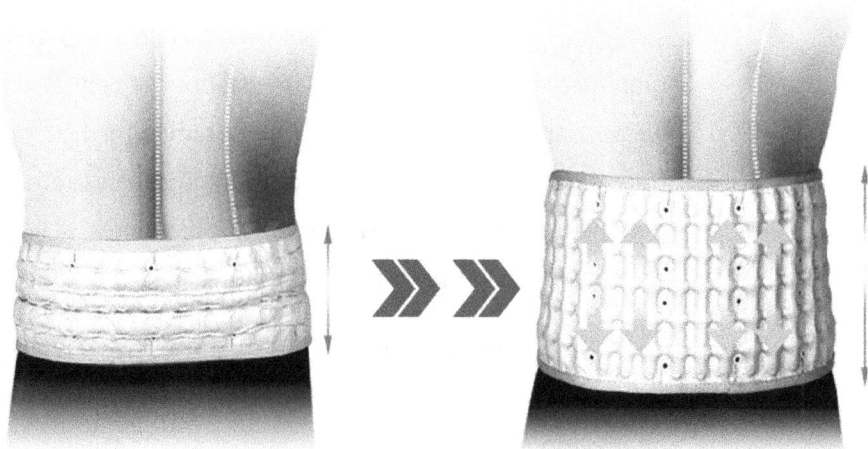

Figura 61: El cinturón de tracción ScolioEase

El ScolioEase es tan fácil de utilizar que los pacientes que necesitan tratamiento a largo plazo pueden ser fácilmente capacitados por parte de un profesional de la salud calificado en cómo administrarse los tratamientos ellos mismos en su casa. Los tratamientos entonces se vuelven más convenientes y los pacientes sienten que tienen más control sobre sus vidas. Asegúrese de obtener una radiografía antes de comenzar a utilizar el ScolioEase y otra seis meses después de comenzar para anotar cualquier cambio que haya ocurrido en su columna.

Estudios clínicos han demostrado que el ScolioEase puede mejorar su rango de movimiento, disminuir su dolor de espalda, y corregir la desviación de la columna; yo he visto personalmente excelentes resultados en mis pacientes y utilizo el ScolioEase a menudo en conjunto con cambios alimenticios y ejercicio.

Uso recomendado:

En pacientes con una desviación mayor a 20 grados, cuando la escoliosis es progresiva, se recomienda que se realicen tratamientos diarios de 30 minutos con el ScolioEase hasta que se llegue a la madurez de la columna; el poder de tracción aplicado debe ser de entre 10 y 20 kilogramos en cada lado, esto, por supuesto, puede variar según la edad y constitución de cada paciente.

Para pacientes que no sienten dolor o tienen otras dolencias pero tienen tendencia a la progresión tal como los adolescentes, se recomienda que se trate la escoliosis con el ScolioEase durante

30 minutos, 1 o 2 veces al día hasta que se llegue a la madurez del esqueleto y la desviación de la persona se mantenga estable durante entre 2 y 3 años.

En pacientes con desviaciones mayores a 30 grados o quienes sufren de dolor, el tratamiento con ScolioEase se comienza de inmediato por 30 minutos, tres veces al día, una vez se logre la madurez del esqueleto, se debe continuar con uno o dos tratamientos al día de 30 minutos durante un periodo de seis meses y se deben tomar radiografías cada seis meses con un profesional de la salud para documentar los cambios en la desviación. Si usted descubre una progresión de la escoliosis mayor a 5 grados, es necesario entonces reanudar los tratamientos de 30 minutos, 3 veces al día, hasta que la progresión se detenga y la escoliosis esté estable, lo cual se confirma con una radiografía de la columna.

Recuerde, sin embargo, que mientras el Sistema de Corsé Ortopédico Dinámico ha comprobado ser beneficioso, lo mejor es comenzar lentamente, igual que con cualquier otro ejercicio explicado en este libro, mientras que paulatinamente toma impulso para después llegar a otros ejercicios más vigorosos. Lanzarse precipitadamente en cualquier ejercicio de alto impacto hará que su cuerpo se sienta más adolorido que relajado, entonces por favor resista la tentación de proceder a toda velocidad con cualquier rutina de ejercicio que finalmente elija para usted mismo.

Testimonio: el ScolioEase para la corrección de la escoliosis

"He estado utilizando el Sistema de Corsé Ortopédico Dinámico durante un año con resultados sorprendentes . Casos de escoliosis de desde 44 grados hasta las más severas hernias de disco intervertebral, todos resultaron en cambios sintomáticos y fisiológicos importantes ; ¿Cómo lo logré? Combine el Vertetrac con ejercicios específicos aislados, estiramientos específicos, masajes, ultrasonidos en puntos de gatillo y manipulación forzada, cuando se combinan todos en una visita, los resultados son impresionantes, usualmente dentro de seis meses o menos, de manera que si a usted le interesa tratar los casos más severos y obtener resultados fenomenales, entonces investigue y compre un corsé Vertetrac hoy mismo."

— *Dr Louis Salvagio, Quiropráctico, Especialista Certificado en Rehabilitación Quiropráctica, Fisioterapeuta Profesor Asociado, Universidad de St. Augustine*

Recuerde tener paciencia y ser constante, tenga cautela, no espere cambios del día a la mañana y su cuerpo comenzará a responder con el tiempo.

Sin embargo, para que eso suceda, usted debe antes aprender a ser responsable por su salud, no le deje todo al profesional de la salud que lo está tratando, desde luego, busque ayuda profesional, pero más que los profesionales, usted necesita entender las exigencias de su organismo y cómo este funciona, Solo entonces podrá usted ayudar a su escoliosis.

Créame, nuestros organismos son máquinas increíbles, si usted les realiza mantenimiento y los lubrica adecuadamente, duraran más, funcionaran más eficientemente, y no sufrirán el desgaste del envejecimiento.

Consejos Prácticos de cómo incorporar el ejericio en su estilo de vida

Es por cierto muy simple, para empezar, elija un plan de ejercicio que:

1. **Usted disfrute**
2. **Sea divertido realizar**
3. **Sea asequible**
4. **Sea apto para su estilo de vida**

Por ejemplo, si el tiempo es una limitación, elija algo como una caminata rápida de media hora todos los días, montar en bicicleta desde casa o ir a nadar cuando va de regreso del estudio o trabajo, si puede, hágalo en familia para poder divertirse más.

Cuando algo se convierte en parte de su estilo de vida, la costumbre lo motiva sin importar como se sienta ese día, igual que cepillar sus dientes o bañarse, hacer ejercicio tiene el mismo principio. Aquí están más formas de añadir el ejercicio a su rutina diaria:

- Suba por la escalera en vez de tomar el scensor.

- Si usted trabaja en una oficina grande, vaya caminando a hablar con sus colegas, en vez de utilizar el teléfono.
- Si se transporta en bus, bájese una o dos paradas antes de su parada usual y camine.
- No se preocupe si no puede estacionarse al lado del supermercado o tienda a donde se dirige. ¡Un poco más lejos estará menos atestado!
- Para compras menores u otros mandados utilice una bicicleta en vez del auto, esto le ahorrará dinero y la molestia de hallar un lugar donde estacionar.
- Si tiene un teléfono inalámbrico, camine y hable al mismo tiempo.
- Para toda actividad al aire libre, encuentre una bajo techo para cuando haya mal clima.

Aguarde el momento oportuno

Decida qué tan a menudo va a hacer ejercicio durante la semana, elija los días y horas del día más convenientes y reserve esos días y horas sagradamente.

Sea constante

Usted necesita por lo menos 30 minutos diarios de ejercicio para beneficiarse con una pérdida de peso, estudios importantes han mostrado que 60 minutos al día son en realidad lo mejor; idealmente, el ejercicio debe ser continuo, pero puede dividirse en dos sesiones de 30 minutos.

Aumente su impulso paulatinamente

No intente hacer demasiado en muy poco tiempo, de lo contrario puede sentirse mal y perder la motivación de continuar, la clave para hacer ejercicio exitosamente es el comenzar lentamente, especialmente si usted ha llevado un estilo de vida sedentario. Usted terminará de hacer ejercicio con una sensación de triunfo, se sentirá mejor y se brindará a sí mismo la motivación para continuar. También comenzar lentamente es esencial para evitar las lesiones.

Mantenga un diario

Mantener un diario de su ejercicio (por ejemplo, cuánto tiempo, qué tan a menudo y qué tan difícil) puede mantenerlo motivado a medida que usted ve su progreso, un diario también puede ser útil para decidir cuándo se aumentará el ejercicio en cuanto a la frecuencia, tiempo e intensidad.

Invierta en buen equipo

Si usted elije caminar, es muy importante invertir en un buen par de zapatos para caminar, los cuales ofrecen apoyo para su columna, caderas, rodillas, tobillos y pies. Si usted progresa a trotar, es aún más esencial que usted invierta en un buen par de zapatos para correr.

Fije metas claras

Fíjese metas a corto plazo y sea realista, por ejemplo, usted puede tener como objetivo el aumentar el tiempo que camina de 10 a 15 minutos, usted fija su límite y después trabaja para aumentarlo paulatinamente.

Haga ejercicio en compañía

Ayuda el hacer ejercicio con un amigo o compañero cuya compañía usted disfrute, esto los mantendrá a ambos motivados y supervisándose el progreso el uno al otro.

Póngase ropa adecuada

Póngase ropa cómoda, esta le ayuda a su piel a respirar a través de los poros.

Ensaye la terapia musical

Lleve un reproductor de música y sintonice su música favorita o libro en audio mientras hace ejercicio.

Sobre todo, escuche su cuerpo

Si el ejercicio empeora los síntomas, modifique su programa, o de ser necesario, suspéndalo, a medida que su energía y salud mejoran, usted será capaz de tolerar mayores cantidades de ejercicio aeróbico, lo cual resultará en pérdida de peso.

Un buen quiropráctico o fisioterapeuta que tenga experiencia tratando la escoliosis puede asesorarlo acerca de los detalles concretos de un buen programa de ejercicio. Si utiliza un entrenador personal, por favor tenga en cuenta que muchos de ellos no entienden los principios nutricionales, entonces sería sabio verificar las recomendaciones de él o ella con su quiropráctico.

Por último, pero no por ello Menos importante: ¡persevere con el plan!

Nadie lo puede motivar a usted si usted no está dispuesto, en vez de tener una actitud de todo o nada en relación al ejercicio, piense acerca de éste como un proceso en desarrollo, en donde pueden haber días cuando usted inevitablemente pierde su sesión de ejercicio tal como cuando está enfermo, esto no importa, simplemente continúe cuando pueda.

Recuerde: Sobre todo, no haga ejercicio hasta dos o tres horas después de comer, es importante beber agua antes, durante y después de hacer ejercicio para mantener su cuerpo hidratado, y no haga ejercicio enérgicamente cuando el clima está muy caliente o húmedo.

Durante el ejercicio, si usted siente dolor, descanse si siente la necesidad de hacerlo, si el dolor persiste, consulte con su profesional de la salud.

Historia personal: el crecer con escoliosis

"En el sexto grado, el gobierno envió enfermeras a cada escuela para realizarle una revisión de salud a todos los alumnos, pero yo fui la única persona a la que llamaron a una pieza pequeña, todas las enfermeras me miraban preocupadas, nunca se me olvidará ese día; me pidieron que me agachara y confirmaron que tenía escoliosis, me enviaron al Hospital General y el médico me dijo que utilizara un corsé para estabilizar la condición.

El tener puesto el corsé al principio fue muy doloroso, el borde de plástico duro siempre me cortaba, especialmente en ambos lados de la cadera, dolía mucho con solo mover el cuerpo y mucho más al caminar; con el tiempo, la carne cedió, y la piel se volvió suelta y desfigurada por la fricción del corsé. Debido a tener que llevar puesto el corsé durante casi 23 horas al día todos los días, la piel atrapada bajo el corsé se volvió diferente y se arrancaba fácilmente, el sudor atrapado bajo el corsé empeoraba todo, el olor era horrible, todavía lo recuerdo. Siempre sentía mucho calor y picazón cuando empezaba a sudar, pero en una ocasión en la que me rasqué, me arrepentí mucho; la piel bajo el corsé se había deteriorado, estaba tan frágil y débil que se desprendía fácilmente al ser rascada y a la herida hasta podía salirle pus amarillenta y a veces hasta sangre, el olor era horrible, Me sentía como un cadáver ambulante, el médico no podía hacer nada Y yo, detestaba mi propio cuerpo; pero no podía seguir sin el corsé, todavía tengo que obligarme a ponérmelo, esa era la única esperanza que tenía en ese entonces de escaparme de la cirugía.

En la escuela secundaria, mi personalidad había cambiado, me volví alguien callado, siempre escondiéndome entre las sombras. Todas las personas, incluso los profesores, me miraban, era la mirada extraña de lástima que me daban la que me hacía sentir como una persona anormal; estando aislada, pronto me volví en blanco fácil de los pendencieros de la escuela, para los ojos de ellos yo solo era una persona anormal, pasé por todo eso a los trece años de edad, sola y en silencio. Lo más doloroso de utilizar el corsé no era mi cuerpo, era mi corazón.

Cuando tenía 19 años el médico me dio de alta, me dijo que mi condición se había estabilizado y que podía dejar el corsé, fue el día más feliz de mi vida, después de eso mi piel se recuperó totalmente y ahora es suave como el terciopelo; sin embargo, el dolor de espalda que sufrí mientras utilizaba el corsé aun continúa atormentándome, ensayé masajes, termoterapia y yesos, pero esos sólo brindaban alivio temporal. Cuando tenía 24 años, regresé a donde mi médico quien había establecido su propia clínica en el hospital Mount Elizabeth pero este me dijo que tenía escoliosis y que nada se podía hacer al respecto, que sólo podía sobrellevar el dolor de espalda severo.

En el 2009, Dios me pidió que me levantara de la cama una noche y revisara mi correo electrónico, no entendía, puesto que yo rara vez reviso mi correo electrónico, de todas maneras obedecí y vi el sitio Web del Doctor Kevin Lau, este sitio me abrió los ojos y pensé que esto era demasiado bueno y maravilloso como para ser cierto, comenzaron entonces las dudas y el miedo. Durante todos estos años yo estaba acostumbrada a vivir en desesperanza y de repente, la esperanza apareció de la nada; todas las personas a mi alrededor dudaban, después de varios meses, finalmente, tuve el valor de llamar la clínica del Doctor Lau.

Durante la primera visita, vi que el Doctor Lau es amable, modesto y solidario, pero fue su confianza en poder corregir mi escoliosis la que me hizo creer en un milagro. Para mí, él es una inspiración. Sin más preámbulos comencé un programa para la corrección, estaba totalmente comprometida, él me enseño que el ejercicio y la nutrición juegan un papel importante también me prestó libros para educarme acerca de mi auto curación; Él siempre está muy dispuesto a enseñarme lo que yo le pida, coloca diligentemente artículos en su sitio Web y blog de salud para educar a sus pacientes sobre su salud; él ha sido entrevistado para la radio, televisión y prensa , su libro contiene todo el conocimiento que necesitamos nosotros quienes sufrimos de escoliosis, también contiene verdades de la su evolución que mejorarán mucho nuestra salud.

Durante el tratamiento mi postura mejoró mucho y ya no me encorvo, seguí la dieta que me recomendó y experimenté un gran cambio. Mi vista mejoró de 500 a 450 grados en un periodo de 6 meses, mi resistencia física mejoró mucho, y ya no me canso y ni me siento inquieta tan fácilmente, no me enfermo, lo cual era usual, mi cutis mejoró tanto que ya no necesito maquillaje, las personas me ven más alta también, mi dolor de espalda también mejoró con el tiempo y lo más importante fue que recupere la confianza en mí misma.

Después de seis meses de tratamientos la curva superior de mi desviación en forma de "S" mejoró de 36 a 30 grados, la curva inferior mejoró de 35 a 26 grados,. el total de 15 grados es un milagro para mí, Es un sueño hecho realidad, se cumplió mi esperanza, estoy muy, pero muy agradecida con el Doctor Lau.

Él no sólo corrigió mi escoliosis, también me transmitió su fuerte e implacable positivismo, el cual cambió toda mi perspectiva de la vida, todo es posible si usted se atreve a creer."

— *Colleen M. (29 años de edad)*

Resumiendo todo - cómo utilizar este libro

El secreto de avanzar es comenzar.

— Mark Twain

Llegando al final de mi labor, sé que hay mucho que asimilar.

También sé que usted está ansioso por comenzar a corregir su escoliosis de inmediato, sin embargo, por favor absténgase de lanzarse directamente a la sección de ejercicios de este libro, sin antes asimilar y entender el aspecto nutricional.

El entendimiento que se obtiene de la sección de nutrición de este libro tratará el desequilibrio bioquímico que está contribuyendo a su escoliosis, mientras que los ejercicios y estiramientos ayudarán con los desequilibrios estructurales que están ya presentes en su columna. Ambos juntos, la alimentación y el ejercicio, son un "dúo dinámico" que tienen mucha más fuerza al obrar juntos que por separado.

Además, no sienta que debe realizar todos los cambios que sugiero en este libro de la noche a la mañana, su escoliosis no sucedió de la noche a la mañana, entonces el proceso de curación no se llevará a cabo de la noche a la mañana. Roma fue construida ladrillo por ladrillo, y su columna también será reconstruida, célula por célula.

Inicialmente, espere que lentamente lleguen los cambios , no realice este programa con prisa, persevere con su dieta y plan de ejercicios a largo plazo en lugar de entrar de prisa y con fuerza.

Créame cuando digo que, en el momento en que comience, paulatinamente, a consumir alimentos más saludables, su paladar madurará y comenzará apreciar y a disfrutar los alimentos sanos, en vez de las comidas dulces y fritas del pasado. Durante mis años de experiencia con diversos pacientes, he observado que muchos resultan ser muy quisquillosos con la comida, pero después de seguir mi programa han llegado a preferir alimentos sanos en vez de comidas chatarra o de antojo, sin embargo, esto requiere de tiempo.

El encontrar un médico de medicina natural o nutricionista con experiencia en la clasificación de Tipo Metabólico® le ayudará a realizar la transición sin complicaciones; las buenas noticias son que entre más cambios positivos usted realice en sus costumbres alimenticias y de ejercicio, mejor se sentirá y más energía tendrá disponible para felizmente atravesar el resto de su viaje desde la escoliosis hasta la salud.

Después de realizar el procedimiento anteriormente descrito para ubicar y trazar su desviación y las áreas relacionadas con dolor y rigidez muscular, le aconsejo que lleve este libro donde un quiropráctico, osteópata o terapeuta especialista de la espalda, quien tenga experiencia con la escoliosis, y discuta en detalle un programa de ejercicio adecuado para su tipo de escoliosis.

Desde luego, pídale orientación a su especialista de la espalda antes de comenzar a hacer ejercicio; si tiene osteoporosis severa o dolor de nervios o articulaciones, asegúrese de consultar con su terapeuta antes de comenzar éste o cualquier otro programa.

A lo largo de las siguientes páginas he desglosado el libro en un plan de acción más manejable para principiantes y lectores de nivel avanzado.

Los principiantes pueden comenzar a edificar los cimientos adecuados para una alimentación y régimen de ejercicio de inmediato. Ensaye seguir las sugerencias aquí resumidas a lo largo de uno a tres meses (o tal vez más) a su propio ritmo, antes de seguir a la sección avanzada. Manténgase alerta a los mensajes que su cuerpo le envía, este puede estar tratando de decirle algo, manténgase alerta a todos los cambios que usted note en su cuerpo y ajuste o modifique su plan de acuerdo a ellos.

Una vez que esté familiarizado con las sugerencias en el plan de acción para principiantes, es ahora el momento de ajustar su régimen para cumplir con las exigencias de salud óptima de su organismo, con el plan de acción avanzado. En esta etapa, usted debe tener ya una rutina habitual de ejercicio y una idea general de cuáles alimentos son beneficiosos y cuáles son nocivos para usted, esta sección del programa requerirá que usted llegue a conocer cómo funciona su organismo, usted puede hasta sorprenderse con su asombrosa habilidad para adaptarse y sanarse a medida que continúa haciendo un esfuerzo por la salud óptima.

Plan nutricional para principiantes

☐ Primero que todo, realice paso por paso las instrucciones en el examen de exploración para la escoliosis en casa presentado en la página 41, para descubrir si usted tiene escoliosis conteste las preguntas y después trace lo que descubre en la Figura 4 (página 43).

☐ Comience a eliminar paulatinamente todos los alimentos procesados y antimetabolitos enumerados en la Tabla 4 en la página 379, aún antes de conocer su Tipo Metabólico®.

☐ Evite a toda costa todos los alimentos procesados, el azúcar, la harina refinada y todos los sabores, colores y endulzantes artificiales, en lugar de esos, busque alimentos integrales, alimentos cultivados a nivel local, que estén en temporada.

☐ Comience a reducir todo consumo de azúcar y cereales refinados, con la meta de eliminarlos por completo.

☐ Determine su Tipo Metabólico® utilizando el cuestionario resumido en el libro **"The Metabolic Typing Diet: Customize**

Your Diet to Your Own Unique Body Chemistry" ("La Dieta de Clasificación de Tipo Metabólico: Adapte su Dieta a La Química Propia y Única de su Organismo") por Bill Wolcott, y aliméntese de acuerdo a su tipo. Esto le dirá cuáles alimentos y en qué proporciones debe comer de acuerdo a su bioquímica única, yo recomiendo encontrar un consejero nutricional con experiencia en clasificación de Tipo Metabólico®, quien podrá suministrar un examen computarizado más exacto.

☐ Asegúrese de consumir suficientes grasas saludables, incluso las de fuentes animales, aumentando su consumo de grasas Omega-3 y disminuyendo su consumo de grasas Omega-6 de aceites vegetales y de semillas.

☐ Aprenda a preparar algún tipo de comida tradicional fermentada y comience a consumirla con regularidad, esto le ayudará a restaurar su salud digestiva y la habilidad de absorber los alimentos que come.

☐ Comience a disfrutar los alimentos fermentados como el kéfir y los vegetales fermentados; el kéfir y el chucrut son los más fáciles de preparar, mientras que el kimchi y el natto requieren un poco más de tiempo y esfuerzo.

☐ Asegúrese de tomar sol durante entre 10 y 15 minutos a diario. ¡El objetivo es el desarrollar un bronceado saludable sin quemarse!

Plan de ejercicio para principiantes

☐ Trace la rigidez muscular basada en su escoliosis según la página 215 (Figura 13), ahora trace sus síntomas utilizando la clave suministrada en la página 217 (Figura 15).

☐ Encuentre los puntos de gatillo a través de los grupos musculares de su cuerpo y comience a obrar sobre ellos basado en los procedimientos de la página 336, utilice el diagrama del cuerpo (Figura 59 página 338) para anotar los puntos de gatillo que usted descubre.

☐   Una vez haya trazado su escoliosis en la página 215 (Figura 13), usted ya habrá desarrollado una buena idea de cuales de sus músculos de la columna se sienten rígidos, comience entonces realizando cada uno de los ejercicios de estiramiento y fortalecimiento que apareen en el libro modificándolos a su grado de escoliosis.

☐   Si usted no está seguro de cuales ejercicios realizar, le aconsejo ensayar cada uno de los ejercicios tal como se describen sobre ambos lados del cuerpo para descubrir cuáles áreas están rígidas, cuáles necesitan más estiramiento o cuáles músculos están débiles y necesitan ser fortalecidos.

☐   Comience una rutina regular de ejercicio de por lo menos 30 minutos al día, comenzando con estiramiento y después avanzando a los exámenes de estabilidad de centro y a los ejercicios para equilibrar el cuerpo.

☐   Comience por estirar los músculos rígidos y fortalecer los músculos débiles como aparece en los capítulos 14, 15 y 16, mientras monitorea su progreso con cada sesión de ejercicios. Un diario de ejercicios puede ser útil en esa situación, con el tiempo, trate de lograr el mismo nivel de flexibilidad y fuerza en ambos lados del cuerpo.

☐   Inicialmente, si los ejercicios son muy abrumadores, entonces ensaye nadar de manera regular, este es uno de los mejores ejercicios para la escoliosis y una excelente forma de obtener su dosis diaria de vitamina D por medio del sol.

Plan Nutricional Avanzado

☐ Familiarícese con los alimentos que son adecuados para su Tipo Metabólico®, haga una fotocopia de la lista del mercado en la página 371 y tache cualquier alimento que pueda no gustarle o al que usted sea alérgico, haga cuatro copias de la lista y coloque una en el refrigerador, mantenga una en la oficina y una en su auto; para cuando va de compras, cargue una en su billetera o cartera, lea la lista a menudo y pronto la memorizará. auto. Para cuando va de compras, cargue una en su billetera o cartera. Lea la lista a menudo y pronto la memorizará.

☐ Rellene la hoja de registro alimenticio en la página 348 de dos a tres horas después de la comida; básicamente, su cuerpo se comunica con usted en tres formas distintas: 1) a través de su apetito y de antojos, 2) a través de sus niveles de energía, y 3) a través de su bienestar mental y emocional, un par de horas después de comer los alimentos correctos para su Tipo Metabólico® usted se deberá sentir mejor que antes de comer.

☐ Ajuste su dieta si usted constantemente experimenta reacciones negativas a alguna comida, paulatinamente aumente la cantidad de proteína y grasa en dicha comida cada día, si usted nota que se empeoran los síntomas o no hay mejoría, disminuya la cantidad de proteína y grasa hasta donde comenzó y más bien trate de aumentar los carbohidratos que consume.

☐ Ya su piel debe estar más acostumbrada a estar bajo el sol con regularidad, ahora aumente el periodo que pasa bajo el sol a 30 minutos; la luz del sol de la mañana o tarde es la mejor para esto ya que así evita los intensos rayos de sol del mediodía.

Plan de ejercicio avanzado

☐ La estabilidad del centro es muy importante para su columna; ya hemos dividido esa sección en dos niveles de programa de ejercicio, uno para principiantes y otro avanzado. Comience evaluando primero su estabilidad de centro a nivel de principiante, si su estabilidad de centro es muy débil, continúe realizando la evaluación hasta que pueda hacerla con facilidad antes de pasar a los ejercicios avanzados de estabilidad de centro. Recuerde, la meta no es obtener un abdomen plano, ya que los músculos abdominales son solamente uno de los muchos grupos musculares que constituyen el centro. Para que el centro este fuerte, todos sus músculos deben estar equilibrados para brindarle así, el apoyo adecuado a su columna.

☐ Idealmente, usted debe realizar todos los ejercicios de alineamiento del cuerpo frente a un espejo o en la presencia de otra persona quien pueda observarlo y tomar nota del progreso que usted logra.

☐ Aumente el nivel de dificultad de los ejercicios añadiendo más peso o una superficie inestable, tal como una tabla de balanceo.

☐ Cuando llegue a una cima en el ejercicio, no entre en pánico, esto no significa necesariamente que usted tiene que hacer más esfuerzo o dedicarle más tiempo al ejercicio, ensaye el combinar variando su rutina de ejercicios, ensaye nuevas actividades cardiovasculares o utilice pesas libres si usted siempre utiliza máquinas para entrenamiento de fuerza. Los cambios en su rutina sorprenderán a su cuerpo y lo obligarán a adaptarse, llevándolo a usted a nuevos niveles de buen estado físico.

☐ Es importante utilizar el equipo de ejercicio que se recomienda en el capítulo 20 para obtener los mejores resultados posibles. Para desviaciones menores a 20 grados yo recomiendo una mesa de inversión, para desviaciones mayores a 20 grados yo recomiendo un Sistema de corsé ortopédico dinámico y una máquina de vibración, éstos se pueden comprar a través de un profesional de la salud o por medio los fabricantes que se encuentran en la sección de recursos de información para el lector.

☐ Dese a usted mismo por lo menos 6 meses de hacer ejercicio y de alimentarse con su dieta metabólica correcta antes de evaluar su progreso, ya sea tomando fotos de antes y después o con radiografías si las recomienda su médico. Es más que probable que la corrección sea lenta, pero con perseverancia y autodeterminación usted lo logrará.

CAPITULO 21

Recursos de información para el lector

Los siguientes libros, sitios Web, organizaciones y equipo pueden ser de interés para personas con escoliosis, también lo invito a que mire la última parte de este libro, la cual enumera todas las fuentes de referencia que utilicé para escribirlo ; Allí encontrará los títulos de muchos otros artículos y libros que conciernen a la salud de la columna.

Centro de Corrección de la Columna

Doctor Kevin Lau

302 Orchard Road #10-02A
Singapore 238862
Telephone: (+65) 6884 9820

Correo electrónico: **drkevinlau@ScolioLife.com**
Sitio Web: **www.ScolioLife.com**

Sitio Web: **www.ScolioTrack.com**
Blog: **http://drkevinlau.blogspot.com**

Llame o envié un correo electrónico preguntando acerca de nuestro programa ambulatorio de corrección de escoliosis o acerca de la evaluación de clasificación de Tipo Metabólico® profesional con el Doctor Kevin Lau.

Información para personas que no viven en Singapur

Muchos pacientes viajan desde todo el sudeste asiático al centro de corrección de la columna aquí en Singapur para asistir al programa de corrección de escoliosis, la consulta inicial debe ser en persona con el fin de realizar una examinación física exhaustiva, la cual es necesaria para todos los pacientes nuevos. Habrán seis citas adicionales, las cuales son sesiones prácticas que necesitan ser realizadas en el consultorio; después de que se hayan cumplido estas seis visitas en nuestro consultorio, usted puede realizar toda consulta futura con el doctor Kevin Lau por teléfono mientras lleva a cabo la corrección de su escoliosis en casa con el equipo necesario; existen algunos casos, sin embargo, en los cuales puede que se recomiende que un paciente regrese al consultorio.

La evaluación de clasificación de Tipo Metabólico® puede realizarse por correo electrónico o teléfono. En la primera de varias sesiones, usted estudiará los resultados de su cuestionario de clasificación de Tipo Metabólico® con el doctor Lau. durante este proceso de descubrimiento, usted recibirá observaciones acerca de cómo los alimentos pueden hacer un impacto directo sobre su salud y cómo realizar cambios simples que formarán los cimientos sobre los cuales usted edificará su nuevo estilo de vida saludable por muchos años más, también serán discutidos los factores nutricionales que pueden influir en la escoliosis .

Si usted desea saber más acerca de otros productos de Salud en sus Manos, tal como el DVD de ejercicios, libro en audio y el programa "ScolioTrack" para el iPhone, visite:

www.Escoliosis.com.es

Libros

Su diario para el tratamiento natural de la escoliosis

El compañero esencial para sus 12 semanas hacia una columna más recta y más fuerte!

Dr. Kevin Lau

En este recurso de acompañamiento al éxito de ventas de Amazon.com 'Su Plan para la Prevención y el Tratamiento Natural de la Escoliosis', el Dr. Kevin Lau le ofrece todo los conocimientos que necesita para triunfar en su experiencia de 12 semanas hacia la salud. Basado en una búsqueda y en un desarrollo exhaustivos de manos del Dr. Kevin Lau, este libro le proporciona un plan de tratamiento probado contra la escoliosis que es seguro, no-invasivo y fácil de seguir.

Libro de recetas para tratar la escoliosis

¡Mejora tu columna vertebral comiendo!

Dr. Kevin Lau

Así que, ¿crees que ya has probado todo en tu lucha contra la escoliosis? Por ahora, es posible que hayas utilizado todo un arsenal de corsés, hecho ejercicio e incluso pasado por quirófano. Por desgracia, tu curvatura aún podría volverse en tu contra…¡y causar más molestias que nunca! Aunque no lo creas la corrección de la escoliosis consiste en restaurar la curva de la columna vertebral; ¡ahora es el momento de revisar la deformidad otra vez! El tratamiento de la escoliosis requiere un enfoque amplio, uno que restaurará la alineación natural de tu cuerpo, junto con la prevención de la degeneración espinal inevitable que viene con la edad.

Una guia esencial para la escoliosis y un embarazo saludable

Mes a mes, todo lo que necesita saber sobre elcuidado de su espina dorsal y su bebe.

Dr. Kevin Lau

"Una Guía Esencial para la Escoliosis y un Embarazo Saludable" es una guía mes a mes que cubre todo lo que necesita saber sobre el cuidado de su espina dorsal y su bebé. El libro apoya sus sentimientos y le acompaña a través del maravilloso viaje de dar a luz un bebé saludable.

Guía completa para pacientes sobre la cirugía para el tratamiento de la escoliosis

Un análisis detenido y objetivo acerca de qué se puede esperar antes y durante la cirugía de escoliosis.

Dr. Kevin Lau

La cirugía para la escoliosis no tiene por qué resultar ser un proceso abrumador, problemático o repleto de ansiedad. De hecho, con la información, consejos y conocimientos adecuados, podrá tomar decisiones confiadas e informadas acerca de las mejores y más apropiadas opciones de tratamiento disponibles. El último libro del Dr. Kevin Lau le ayudará a descubrir información crucial y actualizada que le guiará a la hora de tomar una decisión informada respecto a la salud de su columna vertebral.

The Metabolic Typing Diet: Customize Your Diet to Your Own Unique Body Chemistry

("La dieta de clasificación de tipo metabólico: adapte su dieta a la química propia y única de su organismo")

William L. Wolcott, con Trish Fahey

El libro "The Metabolic Typing Diet", Wolcott y la elogiada escritora de ciencia Trish Fahey brindan autoevaluaciones simples que usted puede utilizar para descubrir cuál es su Tipo Metabólico® y determinar qué tipo de dieta es mejor para usted; puede ser una dieta baja en grasa, alta en carbohidratos, llena de pastas y cereales, o una dieta alta en grasa, alta en proteína llena de carnes y mariscos o también una dieta con cualquier combinación de los dos. Al mostrarle exactamente qué alimentos y combinaciones de alimentos son adecuadas para usted, este libro finalmente revela el secreto de cómo bajar kilos no deseados y lograr una vitalidad óptima con resultados duraderos.

Nutrition and Physical Degeneration
("La nutrición y la degeneración física")

Dr. Weston A. Price

Durante cerca de diez años, el doctor Weston A. Price y su esposa viajaron alrededor del mundo en búsqueda del secreto de la salud. En lugar de observar a personas afectadas con síntomas de enfermedad, este muy respetado dentista e investigador de odontología eligió enfocarse en individuos sanos y se retó a sí mismo a entender cómo ellos lograban tan asombrosa salud. El doctor Price viajó a cientos de ciudades, en un total de 14 países distintos, en su búsqueda de personas saludables, el investigó algunos de los lugares más remotos del mundo, observó arcos dentales perfectos, caries mínimas, alta inmunidad a la tuberculosis y una excelente salud en general en esos grupos de gente que comían alimentos autóctonos; descubrió que cuando estas personas eran introducidas a alimentos modernos, tales como la harina blanca, el azúcar blanco, aceites vegetales refinados y alimentos enlatados, las señas de la degeneración rápidamente se hacían evidentes.

Organización

Fundación Weston A. Price

PMB Box 106-380
4200 Wisconsin Avenue, NW
Washington, DC 20016

Correo electrónico: **info@westonaprice.org**
Sitio Web: **www.westonaprice.org**

La fundación Weston A. Price es una organización de educación en nutrición sin fines de lucro, dedicada a continuar el trabajo del doctor Price y a restituir alimentos ricos en nutrientes en nuestra dieta. Su sitio Web está lleno de artículos científicamente validos acerca de los beneficios de los alimentos tradicionales, esto basado en investigaciones no contaminadas por el dinero de la industria agricultora y farmacéutica.

Fundación de Nutrición Price-Pottenger

7890 Broadway
Lemon Grove, CA 91945
U.S.A.

Correo Electrónico: **info@ppnf.org**
Sitio Web: **www.ppnf.org**

Fundación dedicada al principio de que las dietas de los pueblos primitivos y saludables, al igual que las de los pueblos no industrializados, deben ser nuestra guía para vivir sanamente en el siglo XXI, la obligación más importante de la fundación es preservar y difundir la investigación de Price y de Pottenger, protegerla contra el mal uso o las malas interpretaciones, y recopilar, coordinar y difundir información histórica, antropológica y científica sobre la nutrición, alimentación y salud, desde antes de la concepción hasta la vejez.

Sitios Web

www.ScolioLife.com

Para más información acerca del programa personalizado para la corrección de la escoliosis con el doctor Kevin Lau y acceso a artículos gratis y noticias acerca de la escoliosis.

www.MetabolicTyping.com

Este es un portal Web clave acerca de la nutrición personalizada para los pacientes y también para los médicos, aquí encontrará abundante información acerca de la clasificación de Tipo Metabólico®, incluso noticias, artículos, historias de éxito y consejos prácticos importantes para ayudarle a usted a manejar su alimentación y lograr un nuevo nivel de salud y bienestar.

Lista de compras para el mercado		
	Tipo Carbohidrato	**Tipo Proteico**
Carnes/ Aves	**Carnes claras:** pechuga de pollo, pechuga de pavo, carne de cerdo clara, jamón, carne roja de vez en cuando, o restrinja por completo.	**Alta Purina:** vísceras, paté, hígado de res, hígado de pollo, hígado de cerdo **Purina Mediana:** carne de res, tocino, muslo de pollo, pato, ganso, riñón, cordero, chuleta de cerdo, costilla de cerdo con poca carne, pavo, ternero animales de caza.
Mariscos	**Pescado Claro:** bagre, bacalao, platija, abadejo, halibut, perca, scrod, lenguado, trucha, atún, rodaballo	**Alta Purina:** anchoa, caviar, arenque, mejillón, sardina **Purina Mediana:** abulón, almeja, cangrejo, cangrejo de rio, langosta, jurel, pulpo, ostra, salmón, ostión, camarón, calamar
Huevos	Huevos de gallina, huevos de codorniz	Huevos de gallina, huevos de codorniz, hueva de pescado, caviar
Productos Lácteos	**Sin Grasa/Bajo en Grasa:** queso, requesón, leche de cabra o vaca, kéfir, yogur casero	**Grasa Completa:** leche de cabra o vaca, kéfir, yogur casero, queso blando, crema, requesón
Grasas	Use con moderación **Para cocinar:** Ghi (mantequilla clarificada), aceite de coco extra virgen, leche de coco (enlatada), mantequilla de leche de cabra o vaca **Para Ensaladas (no para cocinar):** aceite de oliva extra virgen, aceite de lino, aceite de cáñamo, aceite de nueces, aceite de semillas	Todos Aceptables **Para cocinar:** Ghi (mantequilla clarificada), aceite de coco extra virgen, leche de coco (enlatada), mantequilla de leche de cabra o vaca **Para Ensaladas (no para cocinar):** aceite de oliva extra virgen, aceite de lino, aceite de cáñamo, aceite de nueces, aceite de semillas

Tabla 3: Lista de compra de mercado según cada Tipo Metabólico®.

	Tipo Carbohidrato	Tipo Proteico
Vegetales	**Alto Índice Glicémico:** papas, calabaza, colinabo, camote, ñame **Índice Glicémico Moderado:** remolacha azucarera, maíz, berenjena, quingombó, chirivía, rábano, calabacín, zapallito italiano **Índice Glicémico Bajo:** remolacha azucarera, brócoli, repollito de Bruselas, repollo, acelga, berza, pepino, ajo, col rizada, Kai-Lang y otras verduras asiáticas, verduras hojosas, cebolla, perejil, pimentón, cebolleta, germinados, tomate, berro	**Sin Almidón:** espárrago, frijoles verdes, coliflor, apio, champiñón, espinaca **Índice Glicémico Moderado:** alcachofa, zanahoria, alverja, papas (solo fritas en mantequilla), calabacín
Cereales	**Alto Índice Glicémico:** pan integral de masa fermentada, arroz integral, quínoa (arroz andino), amarantos, escanda, trigo negro, mijo, avena, cebada	**Alto Índice Glicémico:** pan integral de masa fermentada, arroz integral, quínoa (arroz andino), amarantos, escanda, trigo negro, mijo, avena, cebada
Frutas	**Alto Índice Glicémico:** banano, mango, papaya, durian, lichi, y otras frutas tropicales **Índice Glicémico Moderado:** manzana, albaricoque, uva, melón, durazno, pera, naranja, ciruela, pina, kiwi, pitahaya, maracuyá, granada, guayaba **Índice Glicémico Bajo:** arándano, mora, fresa, frambuesa, toronja, limón, limón lima, cereza, manzana verde, cocos todavía verdes (solo la carne)	**Alto Índice Glicémico:** Banano medio verde **Índice Glicémico Bajo:** aguacate, oliva, manzanas o peras medio verdes

Tabla 3: Lista de compra de mercado según cada Tipo Metabólico®.

10 Formas fáciles de comprar alimentos sanos en su supermercado local

A todos nos ha sucedido anteriormente, Llegamos tarde, hemos pasado un día largo en el trabajo y no hay comida en casa, entonces vamos corriendo al el supermercado como si fuéramos participantes en un concurso y colocamos en el carrito lo que nos parezca que necesitamos y salimos.

Bueno, es en estas carreras imprudentes de excesos en la selección de alimentos que podemos hacerle daño a nuestro organismo, colocando en el carrito sin la debida atención cualquier cosa que esté a mano. Usualmente agarramos alimentos que son fáciles de preparar y que saben bien, desafortunadamente, ¡estos tienden a ser alimentos altamente procesados repletos de azúcar y sodio!

Ahora, si usted es como la mayoría de las personas, usted probablemente piensa que no tiene el dinero o el tiempo para gastar en comprar y preparar comidas saludables, o que si desea alimentarse saludablemente necesita ir de compras a una tienda naturista especial. Bueno, lance todas esas excusas por la ventana, su supermercado local ofrece 40.000 artículos en promedio y muchos de ellos son alternativas saludables a lo que está en su carrito.

Entonces prepárese mientras le mostramos 10 formas para comprar alimentos saludables sin sobrepasar su presupuesto o perder tiempo buscando una tienda naturista.

1. **¡Realice sus compras con una lista!**
    No deambule sin rumbo fijo por el supermercado, sepa lo que necesita y téngalo anotado ordenadamente en una lista que pueda leer fácilmente mientras hace sus compras; dedicarle sólo un poco de tiempo cada día a llenar esta lista le ahorrará tiempo después cuando esté en el supermercado, también es de ayuda si usted conoce su supermercado y categoriza sus artículos en la lista por el departamento en el cual se encuentran, de esta manera usted puede evitar ir y volver por toda la tienda cuando se de cuenta que olvidó alguna cosa de la sección de productos lácteos; mantener

una lista también evita que usted sucumba a la sección de comidas chatarra, salvándolo de alimentos malos para la salud llenos de calorías vacías y azúcar.

2. ¡No realice sus compras con el estómago vacío!

Se sabe que eso no es buena idea. Cuando está en el supermercado y su estómago comienza a gruñir, ¡es probable que usted agarre cualquier cosa que vea! al asegurarse de comprar alimentos cuando tiene el estómago lleno, usted evitará comprar alimentos que son malos para su salud al igual que alimentos que sencillamente no necesita, esto salva a su organismo y a su billetera; Si no puede ir de compras después de comer, asegúrese de por lo menos tomar un vaso de agua antes de ir para así calmar algo el hambre.

3. ¡Compre alimentos frescos!

De verdad no puede ser más simple que esto cuando se trata de comer sanamente; al añadir alimentos frescos tales como frutas y vegetales a su lista, usted puede fácilmente agregar las vitaminas y minerales que necesita para mantener una dieta saludable. Observe lo que está comprando actualmente, Si más del 50% de su mercado proviene de una caja o una lata, usted necesita revaluar lo que elije y cambiar hacia los alimentos frescos.

4. Compre por el perímetro del mercado

Cuando está buscando los alimentos más frescos, ayuda mantenerse fuera de las secciones centrales a menos que sea absolutamente necesario. En su supermercado local, el perímetro es donde se mantienen todos los alimentos frescos incluso las frutas y vegetales, los productos lácteos y los mariscos.

5. No pase de largo por los productos orgánicos

Cuando se trata de alimentos frescos, la calidad cuenta y, la sección de orgánicos debe ser una de sus primeras paradas en el supermercado, puede que los artículos sean un poco más caros que en la sección regular, pero el beneficio agregado de no contener químicos y pesticidas vale muchas veces el precio adicional. Si usted compara bien los precios en esta sección, puede ubicar los artículos que están en promoción o en liquidación y hasta comprar sus alimentos orgánicos por menos que sus productos no orgánicos.

6. Aléjese de comidas y bebidas con jarabe de maíz

El jarabe de maíz carece de valor nutricional, es solamente un endulzante vacío que es casi tan malo como el azúcar refinado; ¡no se deje engañar! asegúrese de leer cuidadosamente las etiquetas y si el jarabe de maíz es uno de los primeros cuatro ingredientes, deje el artículo allí y aléjese. Usted se sorprenderá al ver cuántos alimentos están llenos de jarabe de maíz, incluso los jugos de fruta, salsas de espagueti y hasta algunos panes.

7. Fresco es siempre mejor, pero congelado también es bueno

No es siempre factible que estén disponibles los alimentos frescos, entonces, cuando los alimentos frescos no estén disponibles, diríjase a la sección de alimentos congelados como segunda alternativa, los vegetales y frutas son a menudo congelados de manera rápida, lo cual preserva los nutrientes, es siempre también una buena idea mantener un par de bolsas de plástico llenas de frutas o vegetales congelados en su congelador, estas las puede colocar en el microondas para preparar rápidamente un plato de acompañamiento, preparar un batido de fruta o agregarle al yogur sin sabor para darle un sabor a fruta fresca.

8. Mantenga productos de tomate enlatado en su despensa

Los tomates frescos son excelentes, pero he aquí una excepción donde más fresco no es en realidad mejor. Estudios han demostrado que las salsas de tomate enlatadas, los tomates machacados enlatados y los tomates en compota enlatados, en realidad contienen una mayor cantidad del antioxidante denominado licopeno; Esto se debe a que están concentrados; mantener estas joyas de la cocina a mano le puede ayudar la próxima vez que usted se pregunte que preparará para la cena, sencillamente coloque pollo y salsa de tomate enlatada en una olla, o añádale tomates machacados a una sopa ¡y tendrá una comida sana en un abrir y cerrar de ojos!

9. Evite alimentos procesados

¿Recuerda todas esas cajas y bolsas que usted anteriormente colocaba en el carrito? lo más probable es que todas contuvieran alimentos procesados como papitas fritas, galletas y pizza congelada, -ahorre su dinero y salve su organismo-, olvide la comida chatarra y en vez de eso abastézcase de frutas, vegetales y carnes, de esta manera evitará los niveles altos de azúcar y se sentirá mejor a largo plazo.

10. Ensaye los cereales integrales

La disponibilidad de cereales integrales ha aumentado y no es poco común encontrar productos con cereales integrales junto a sus homólogos procesados, pastas de cereal integral, arroz integral y harina de trigo integral son excelentes alternativas que no sólo son saludables, también tienen un buen sabor. Una advertencia cuando se trata de productos de trigo integral; debido a que más y más personas están eligiendo cereales integrales hoy en día, las presentaciones de los envoltorios se han vuelto algo astutas.; por ejemplo, el pan integral es una buena alternativa al pan blanco, pero observe detenidamente la próxima vez que vaya a comprar pan integral, si el primer ingrediente es harina de trigo refinada, no lo compre, está hecho de lo mismo que el pan blanco y es posible que haya sido teñido de color marrón para hacerlo parecer más saludable, Como regla general, los panes integrales tienden a ser más pesados y densos que el pan blanco.

No tiene que ser un fanático de la salud para comprar alimentos saludables, con solo un poco de disciplina y practicar los pasos anteriores, usted verá lo fácil que es encontrar alimentos sanos en la comodidad de su supermercado local.

Ingredientes que debe evitar

Es importante comenzar a leer las etiquetas de los alimentos; aquí esta una lista de ingredientes que han sido vinculados a varias enfermedades basada en evidencia científica. Con eliminar todo alimento procesado y avanzar a una dieta natural de ingredientes integrales y orgánicos, básicamente, todos esos peligros alimenticios se pueden evitar.

Por experiencia personal, el azúcar y los cereales refinados parecen ser los alimentos más difíciles de eliminar de la dieta, de manera que, paulatinamente comience a reducir su consumo, o elimínelo completamente tal como en el caso de los algunos tipos proteína, todos los cereales, frijoles y legumbres. Los niños con escoliosis activa durante el estirón de crecimiento o quienes tienen un alto nivel de insulina en ayunas (determine esto con un examen de nivel alto de insulina en ayunas practicado por un médico) necesitan eliminar diligentemente el azúcar, los cereales refinados y carbohidratos con mucho almidón.

Ensaye caminar por el supermercado y encontrar un producto que no tenga por lo menos uno de estos ingredientes, aunque no es imposible, ciertamente sería difícil puesto que la mayoría de empresas de alimentos los añaden a sus productos para aumentar su duración o mejorar su sabor.

La solución más fácil es el procurar eliminar todos los alimentos procesados de su dieta y comenzar a preparar alimentos de la manera que su tatarabuela lo hacía con ingredientes frescos y alimentos integrales.

Renunciar a las comidas que le encantan a su paladar no es siempre fácil, de hecho, es uno de los cambios más difíciles de realizar; la medicina occidental cuenta con el hecho de que la mayoría de las personas son esencialmente perezosas, estas prefieren perder su salud antes que experimentar la incomodidad e inconveniencia necesaria para renunciar a los alimentos e ingredientes que están realmente matándolas.

Recuerde: su cuerpo quiere sanarse; todo lo que usted tiene que hacer es darle los alimentos y el ejercicio físico que necesita y dejar de envenenarse con alimentos peligrosos.

Ingrediente	Enfermedades Relacionadas
Azúcar	Obesidad, cardiopatía, trastornos mentales, afecciones hormonales, cánceres, diabetes
Cereales Refinados Arroz blanco, harina blanca, avena instantánea	Obesidad, cardiopatía, trastornos mentales, afecciones hormonales, cánceres, diabetes
Alimentos Altamente Procesados Panes, pastas, cereales para desayuno, panecillos, papas fritas a la francesa, golosinas, helados, papas fritas a la inglesa, galletas saladas, wafles, panqueques, alimentos horneados, donas	Obesidad, cardiopatía, trastornos mentales, afecciones hormonales, cánceres, diabetes
Glutamato Monosódico (También conocido como proteína hidrolizada o extracto de levadura)Sopas enlatadas, cubos de caldo o similares caldos procesados, condimentos como la salsa barbacoa, platos precocinados congelados, comidas de refrigerio comunes como las papas fritas a la inglesa sazonadas y panecillos, la mayoría de las comidas rápidas	Mal de Parkinson, enfermedad de Alzheimer, afecciones cardiacas, afecciones reproductivas, obesidad, desequilibrios de hormona somatotropa, hiperactividad, comportamiento violento, asma, convulsiones, dolores de cabeza
Aceites Hidrogenados (Margarina, comidas rápidas, alimentos procesados, alimentos horneados procesados, mantequilla de maní)	Enfermedades cardiovasculares, cáncer, diabetes
Nitrato de Sodio (Carnes procesadas tal como el tocino y las salchichas)	Canceres, especialmente del tracto digestivo
Aspartamo (Gaseosas dietéticas/refrescos light, chicles/gomas de mascar sin azúcar)	Mareo, pérdida de memoria, trastornos del sueño, ceguera, confusión mental, cáncer
Ingredientes altamente ácidos Vinagres, gaseosa	Osteoporosis, pérdida de masa ósea, problemas digestivos

Hoja de Registro Alimenticio

Fecha:_____

Reacciones después de una comida	Buenas	Malas
APETITO / SENSACION DE LLENO / SATISFACCION / ANTOJOS DE DULCES	Después de una comida... ☐ Se siente lleno, satisfecho ☐ NO siente antojos de dulces ☐ NO desea más comida ☐ NO le da hambre poco después ☐ NO necesita tomar un refrigerio antes de la próxima comida	Después de una comida... ☐ Se siente físicamente lleno, ☐ Se siente físicamente lleno, pero todavía tiene hambre o deseos de comer ☐ No se siente satisfecho, se siente como si algo le faltó a la comida ☐ Desea dulces ☐ Siente hambre poco después de la comida ☐ Necesita tomar refrigerios entre comidas
NIVELES DE ENERGIA	Respuesta normal a una comida en nivel de energía: ☐ Energía es restaurada después de comer ☐ Tiene una duradera y buena sensación normal de energía y bienestar	Mala reacción de energía a una comida: ☐ Mucha o muy poca energía ☐ Se siente hiperactivo, nervioso, tembloroso, ☐ Nervioso, o acelerado ☐ Se siente hiperactivo, pero agotado interiormente ☐ Caída de energía, fatiga, agotamiento, somnolencia, aletargamiento, desgana
BIENESTAR MENTAL Y EMOCIONAL	Cualidades normales: ☐ Aumento de bienestar ☐ Sensación de estar recargado y restaurado ☐ Subida de ánimo y sentimientos ☐ Aumento de claridad y agudeza mental ☐ Normalización de procesos mentales	Cualidades anormales: ☐ Mentalmente lento, indolente, despistado ☐ Incapacidad de pensar rápida o claramente ☐ Hiperactivo, pensamientos demasiado rápidos ☐ Incapacidad de enfocarse/retener la atención ☐ Características hipocondríacas: apatía, depresión, tristeza ☐ Características hiperactivas: ansioso, obsesivo, miedoso, enojado, malgeniado o irritable etc.

Tabla 5: Hoja de registro alimenticio
(Haga una fotocopia y manténgala en su diario alimenticio)

Ejercicios de estiramiento para balancear el cuerpo

Flexión de lado para el cuello

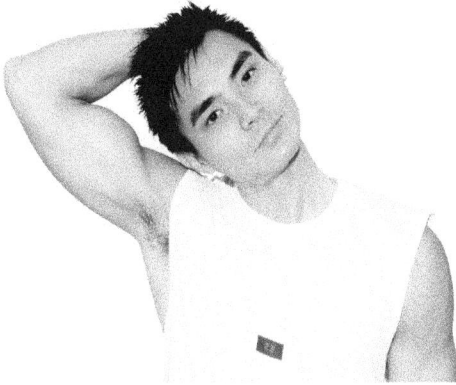

Rotaciones para el cuello

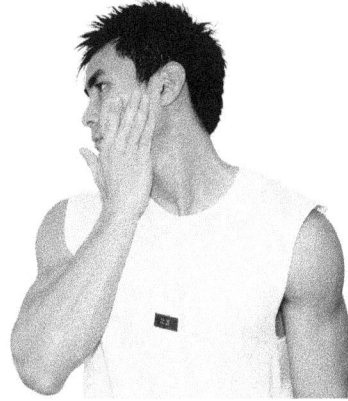

Extensiones para el cuello

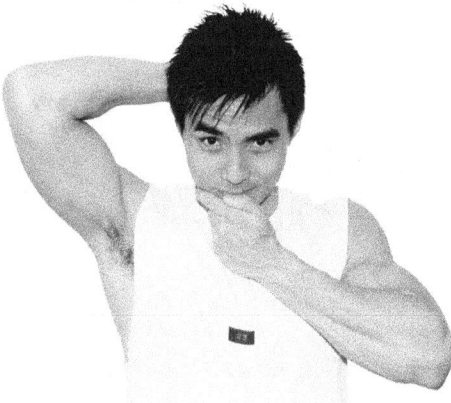

Estiramiento para el músculo elevador de la escápulas

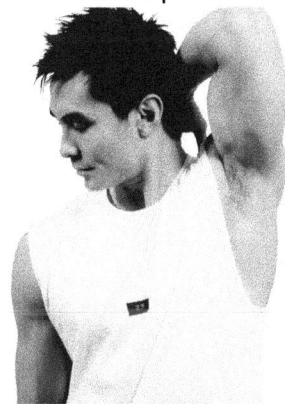

Estiramiento de arañar

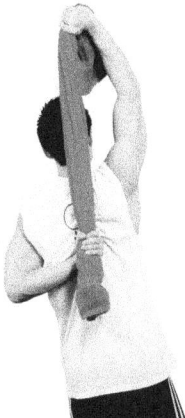

Estiramiento del músculo romboides

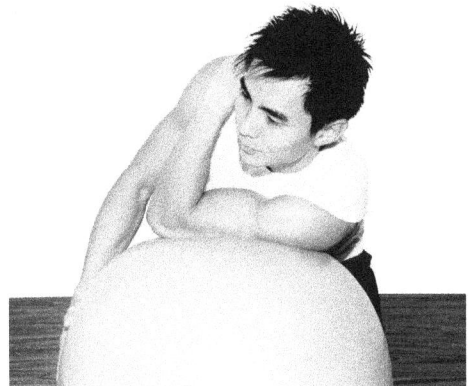

Ejercicios de estiramiento para balancear el cuerpo (continuado)

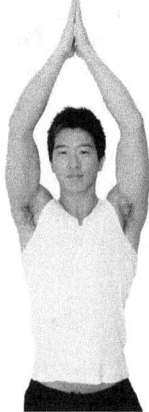

Estiramiento por encima de la cabeza (con las manos juntas)	Estiramiento por encima de la cabeza (Con las palmas de las manos hacia arriba)
Flexión troncal de costado (Sentado sobre los talones)	Flexión torácica de costado (Con un borde de mesa)
Flexión lumbar de costado (Con un borde de mesa)	Estiramiento para la escoliosis lumbar

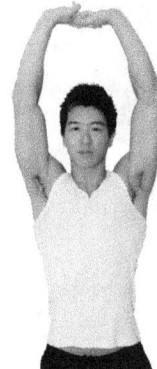

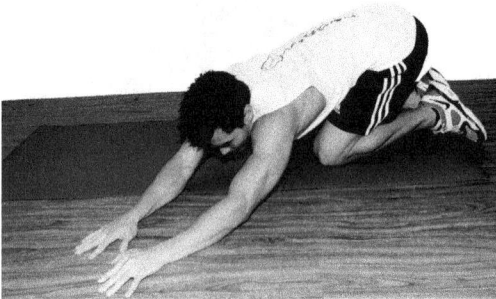

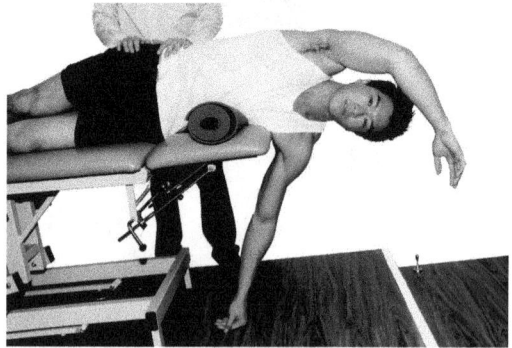

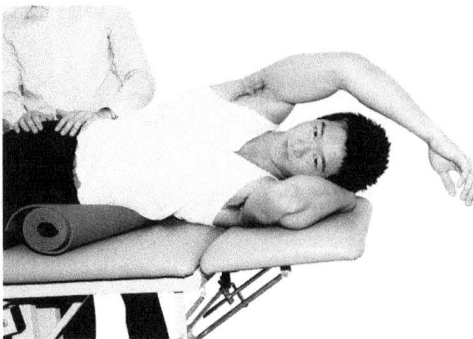

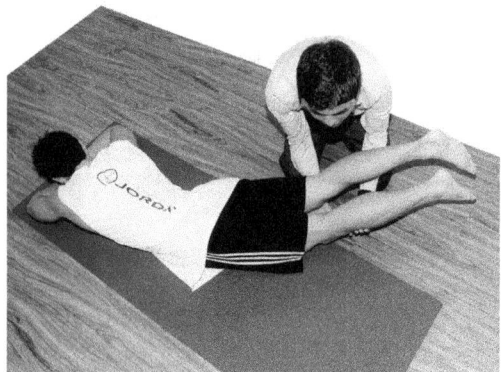

Ejercicios de estiramiento para balancear el cuerpo (continuado)

Rotación del tronco

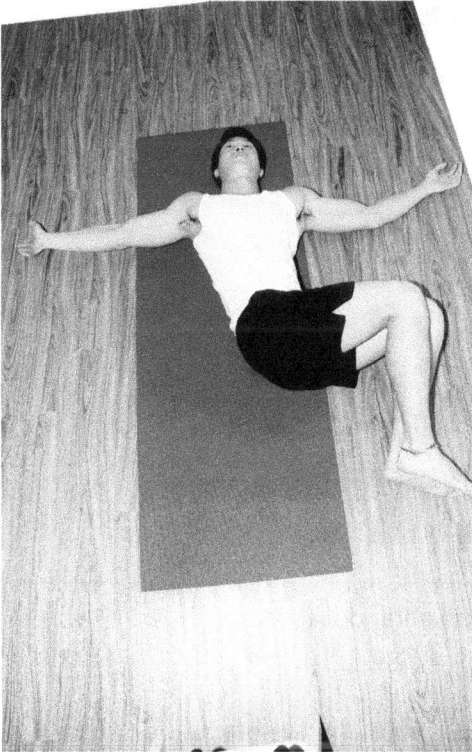

Ligamentos de la corva

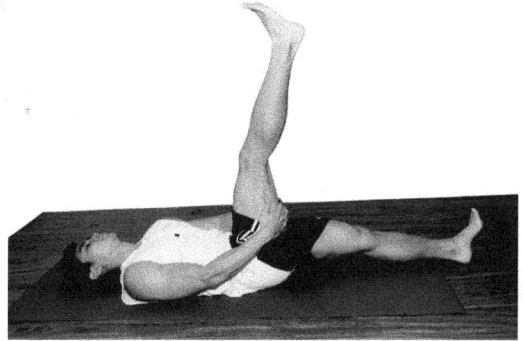

Tracto iliotibial

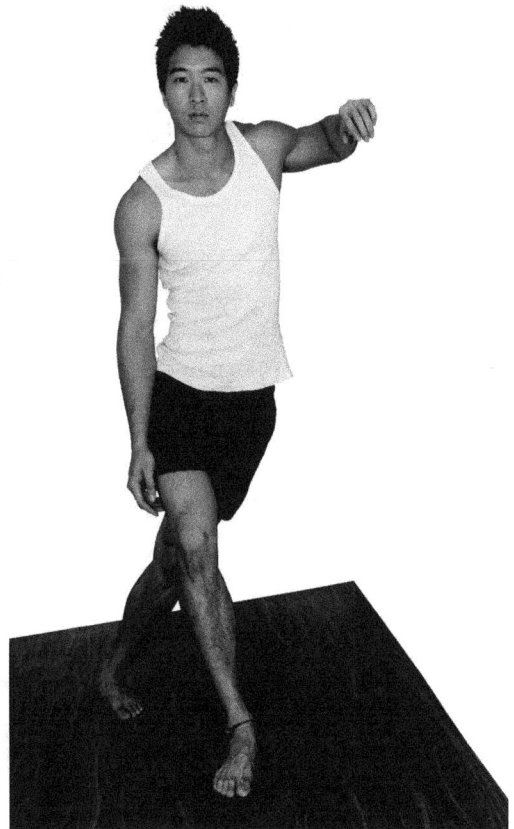

Centro de la espalda y abdominales

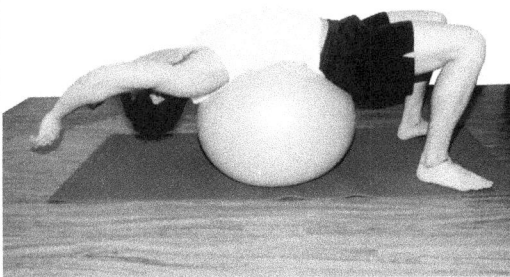

Examen de estabilidad para los músculos centrales

Nivel 1: Posición de tabla

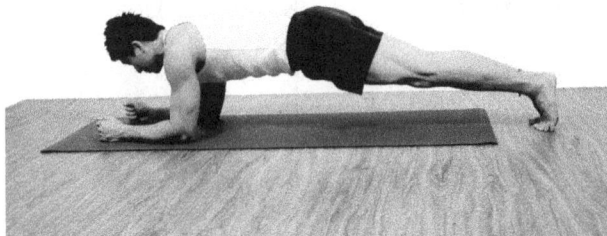

Nivel 2: Posición de tabla levantando el brazo

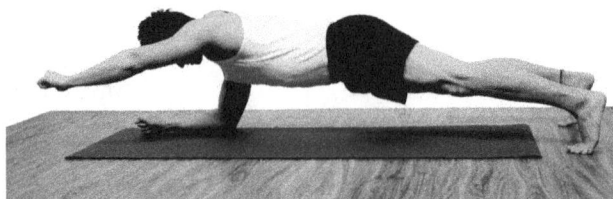

Nivel 3: Posición de tabla levantando la pierna

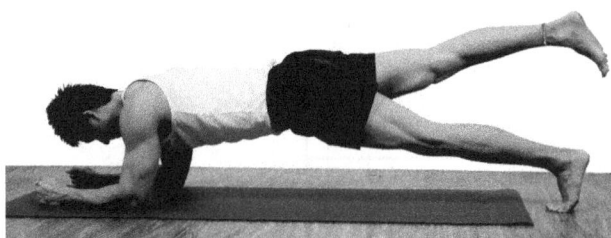

Nivel 4: Posición de tabla levantando el brazo y la pierna opuesta

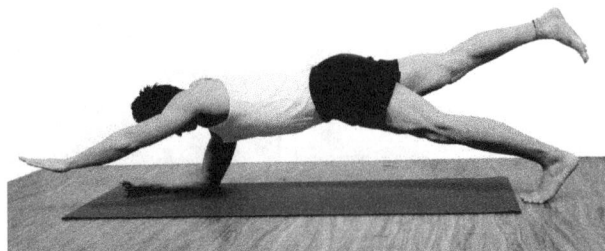

Ejercicios de principiante para la estabilidad central

Acondicionamiento para el abdomen inferior

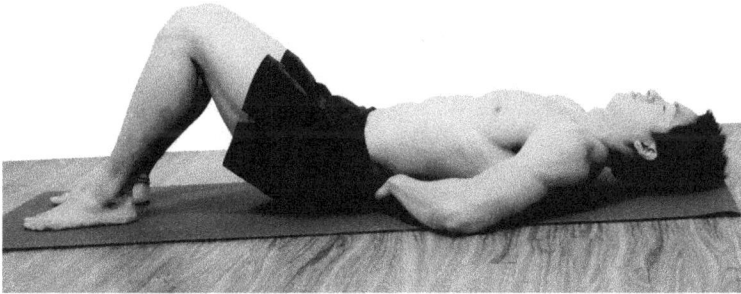

Acondicionamiento para el abdomen inferior levantando la pierna

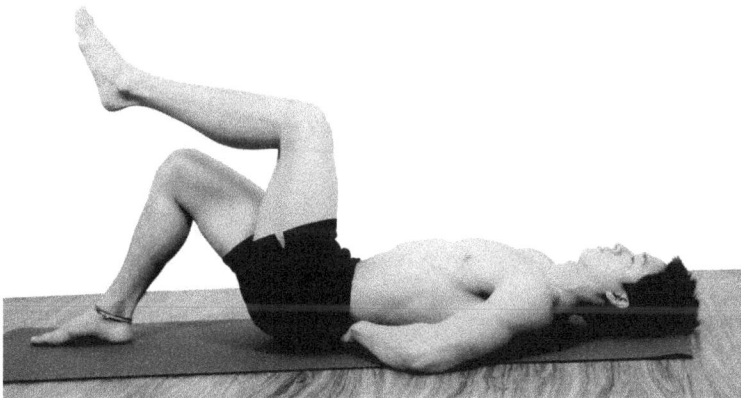

Vacío de estomago en cuatro

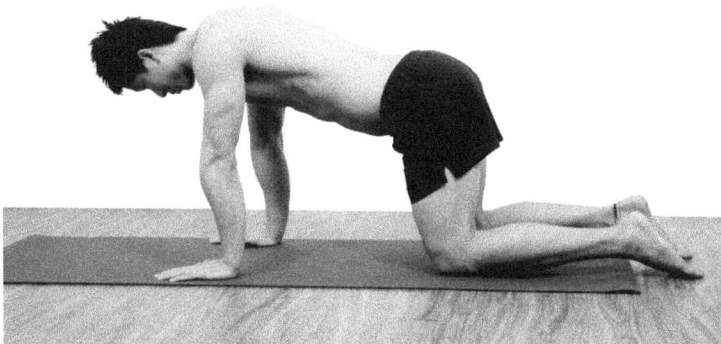

Advanced Core Stability Exercises

☐ Acondicionamiento para el abdomen inferior levantando ambas piernas

☐ Rodar hacia adelante con pelota

☐ Posición de navaja con pelota

☐ Abdominales con pelota

☐ Posición de caballo dinámica

Ejercicios para alinear el cuerpo

Flexión de cuello con pelota	Extensión de cuello con pelota

Flexión de lado para el cuello con pelota	Mecer pélvico - de adelante hacia atrás

Mecer pélvico - de lado a lado	Mecer pélvico - figuras de número ocho

Ejercicios para alinear el cuerpo (continuado)

Cuclillas de respiración

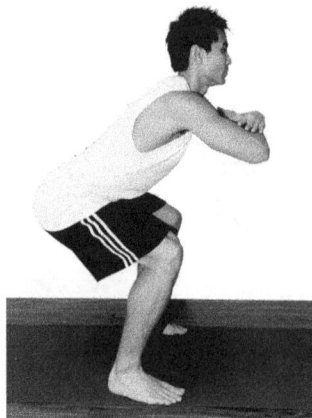

Cuclillas con un brazo por encima de la cabeza

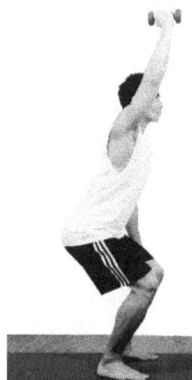

Cuclillas con pelota de ejercicio

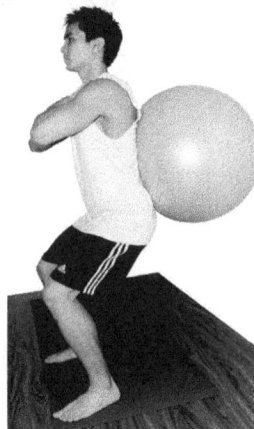

Estabilización del músculo cuadrado lumbar

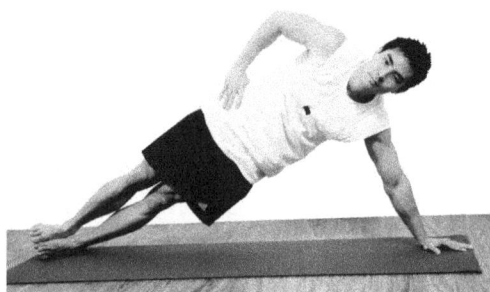

Flexión troncal de costado con pelota

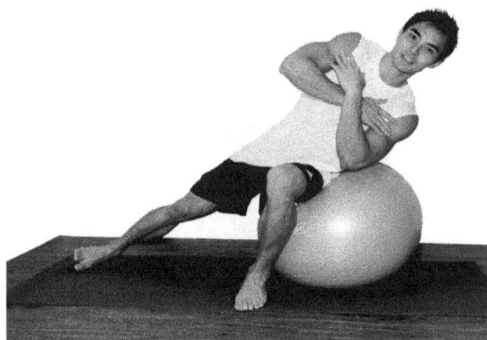

Flexión plancha contra la pared

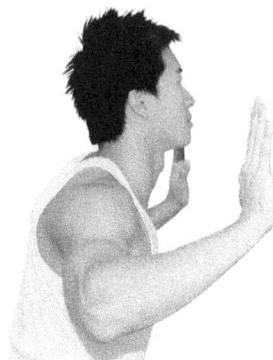

Ejercicios para alinear el cuerpo (continuado)

Flexión de jalar mientras está sentado

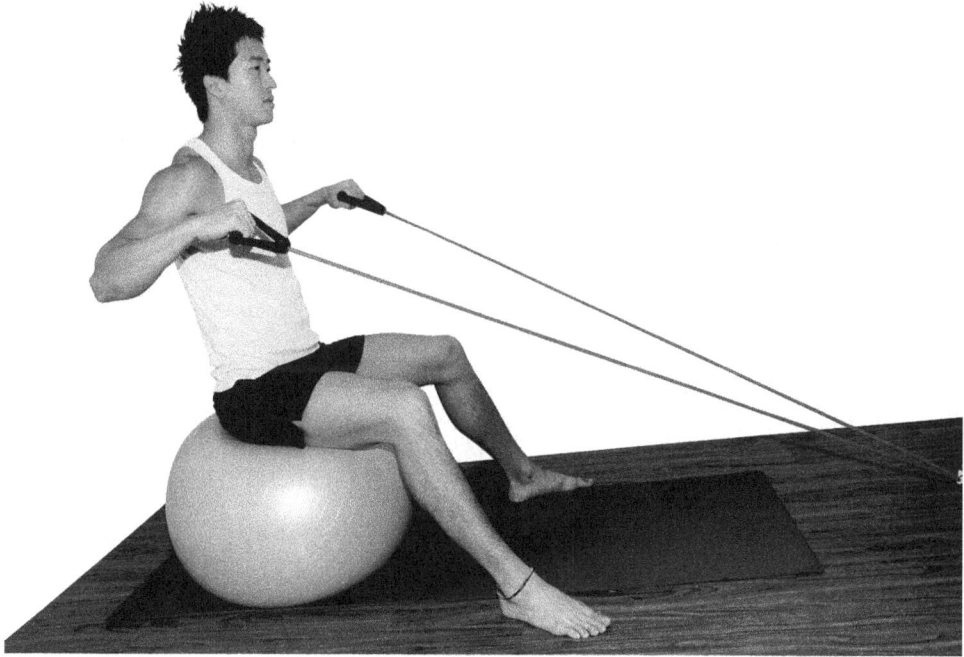

Yoga para la escoliosis

☐ Postura de la montaña (suelo)

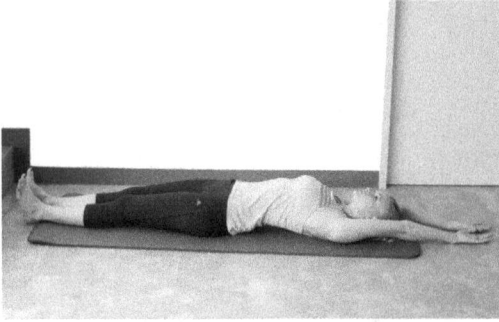

☐ Versión supina de la postura de las manos y los pies extendidos

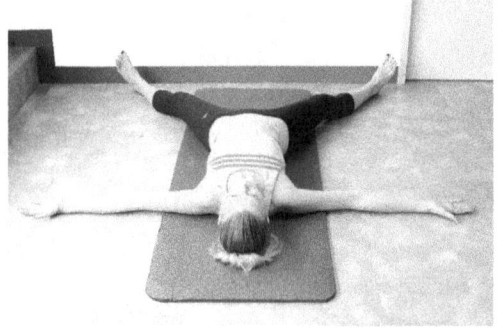

☐ Postura del árbol tumbado

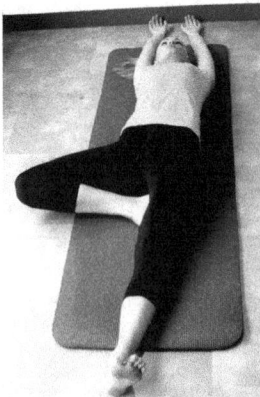

☐ Silla supina o postura fiera

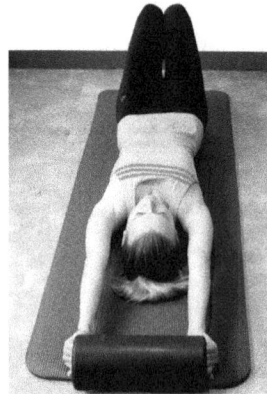

☐ Postura del héroe hacia abajo

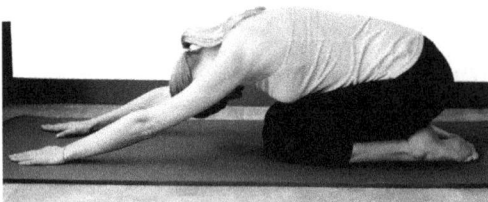

☐ Extension completa de brazos y piernas

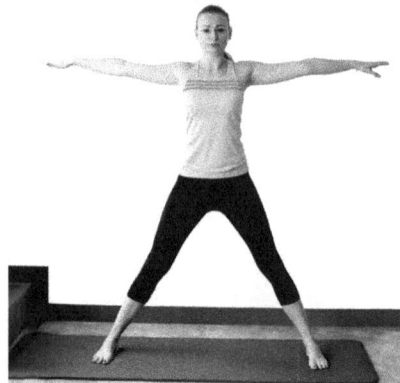

Yoga para la escoliosis

☐ Giro en triángulo

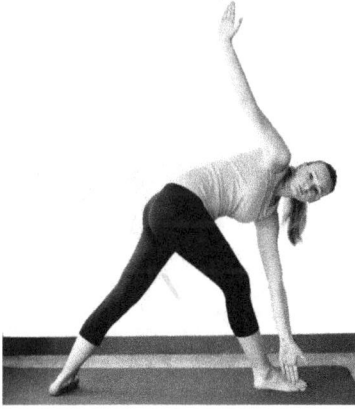

☐ Postura del perro con frente hacia abajo

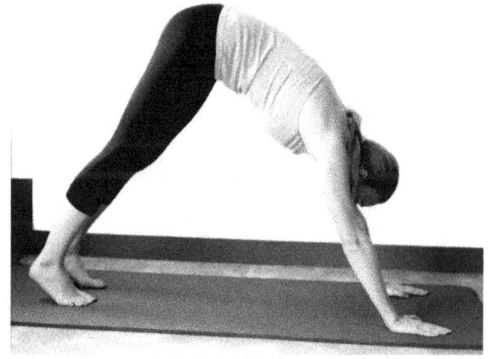

☐ Postura del bastón

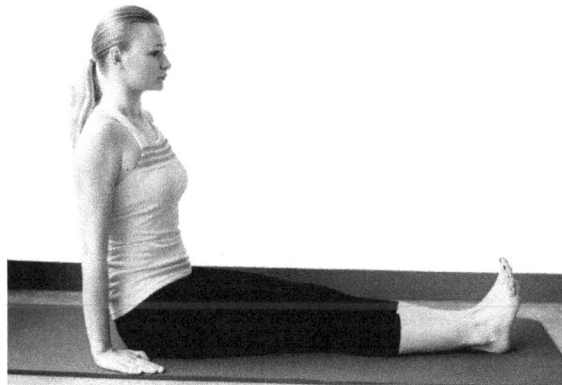

☐ Ángulo amplio sentado hacia adelante

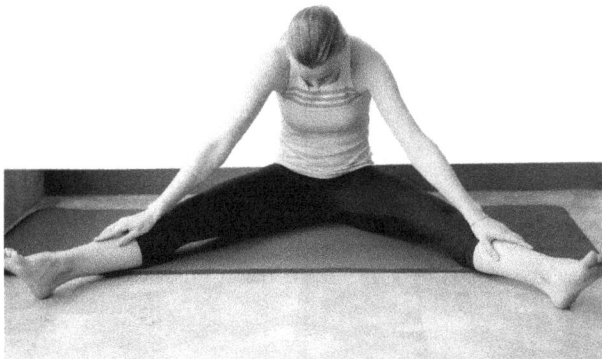

Pilates para la escoliosis

☐ Tonificación de la parte inferior de la espalda y las piernas

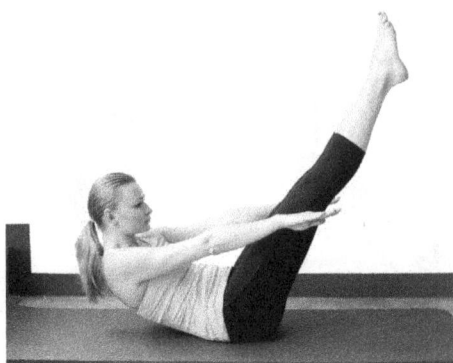

☐ Fortalecimiento del suelo pélvico

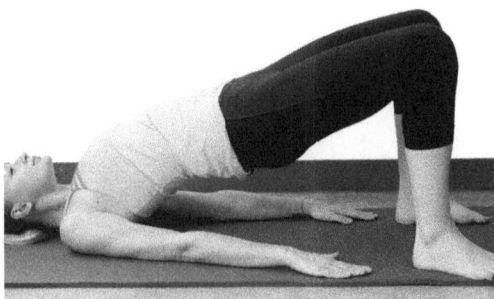

☐ Rotación básica en posición sentada

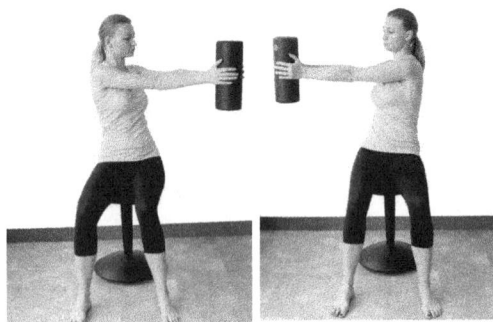

☐ Rotación de tronco con banda

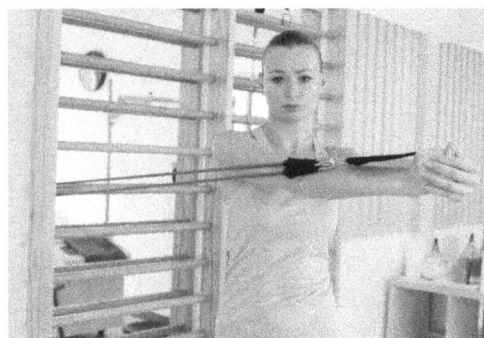

☐ Equilibrio con pelota

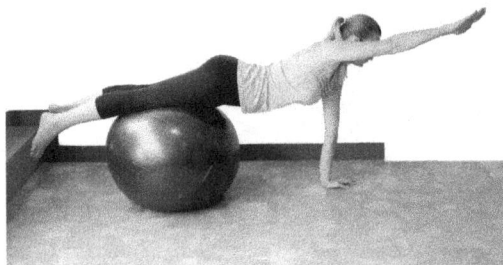

☐ Ejercicio fortalecedor de espalda con pelota

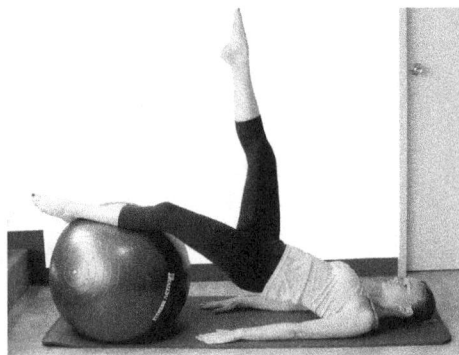

Pilates para la escoliosis

Ejercicio de rotación de inversa con cable

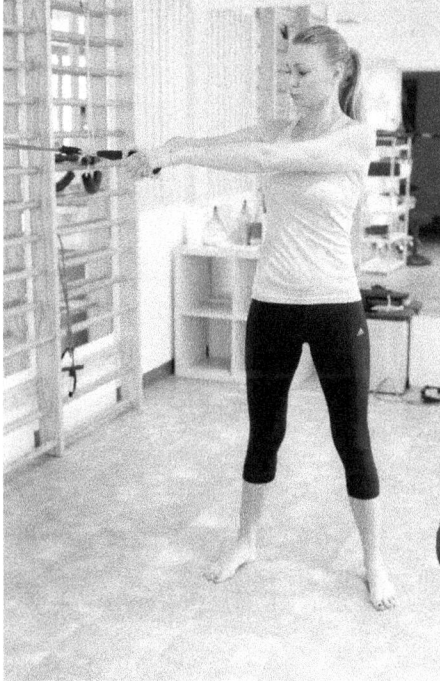

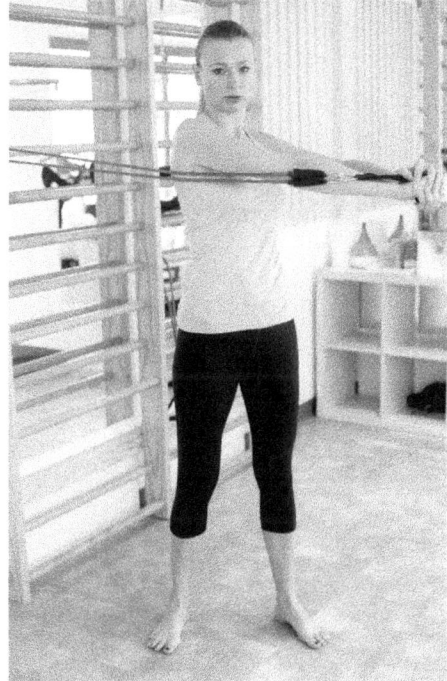

Palabras finales

La vida se trata de aquello que elegimos. Todos elegimos cada día, algunas elecciones son más importantes que otras. Tal vez las decisiones más importantes que tomamos son las que tomamos con respecto a nuestra salud.

Como muchos otros, usted puede haber supuesto erróneamente que no hay nada que usted pueda hacer para alterar sus posibilidades de contraer o desarrollar una enfermedad. Nada puede ser más lejano de la verdad: su organismo puede tener tendencias hacia ciertas enfermedades o condiciones, pero está en su poder el cambiar el rumbo de su salud física.

Simplemente alimentándose de manera adecuada y añadiendo alguna forma de ejercicio a su rutina diaria, usted puede causar un impacto significativo sobre la manera en como se expresan sus genes buenos o malos. En palabras más simples, que tenga una tendencia genética a la cardiopatía, diabetes o escoliosis, no significa que no existe nada que pueda hacer para evitar desarrollar cualquiera de esas condiciones. Alimentarse con una dieta rica en nutrientes y hacer ejercicio con regularidad, puede mejorar su salud y ayudarle a prevenir el desarrollo de la enfermedad.

Los médicos constantemente aconsejan a sus pacientes cambiar su alimentación y estilo de vida. Esto es porque saben que hacerlo puede reducir las posibilidades de que sus pacientes sucumban a condiciones relacionadas al estilo de vida, tal como la obesidad, diabetes, cardiopatía y hasta la escoliosis.

Tenemos dentro de nosotros mismos el poder para modificar la expresión de nuestros genes. Nuestros genes determinan quiénes somos, pero no cómo estamos. Podemos elegir

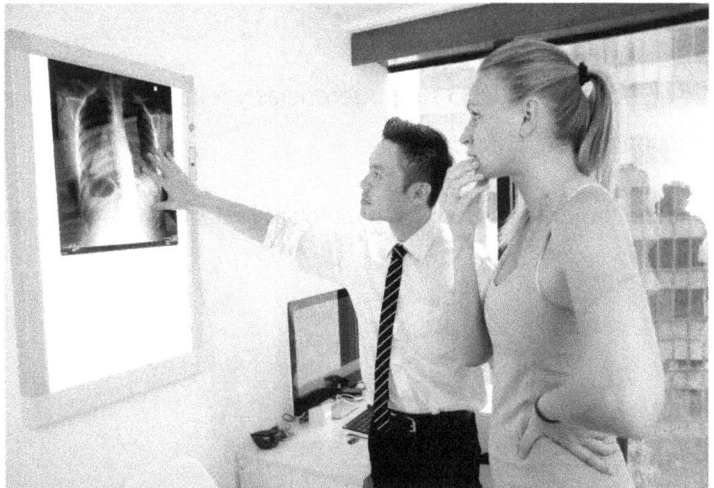

ser saludables y disminuir nuestros riesgos de ciertas enfermedades a las cuales podemos ser propensos genéticamente.

Comer es uno de los principios básicos de nuestra vida. Yo he suministrado aquí una explicación y un plan para mejorar sus genes y su salud. Lo animo a que utilice esta información para elegir correctamente, para que elija las opciones que edifican loscimientos de una vida larga y saludable.

Antes de terminar. . .

Espero que se haya beneficiado de este libro y que haya disfrutado leerlo, tanto como he disfrutado escribirlo para usted. Dentro de estas páginas, existe información que está lo más actualizada posible, algunos descubrimientos, como la importancia de la salud del sistema digestivo y la serotonina en la formación de los huesos, fueron realizados durante las etapas finales de la redacción de este libro.

Sin embargo, nuestro viaje a través del camino de la recuperación total de su escoliosis está lejos de finalizar. Nuevas técnicas y nuevos tratamientos se descubren y redescubren todos los días.

Si usted encuentra un nuevo tratamiento o si tiene cualquier recomendación o comentario para mejorar este libro, por favor no dude en enviarme sus comentarios a

support@ScolioLife.com

Si desea saber más acerca de otros productos de Salud en sus Manos, tal como el DVD de ejercicios, libro en audio y el programa "ScolioTrack" para el iPhone, visite

www.ScolioLife.com

Le agradecería mucho sus sugerencias y felizmente procuraría incorporarlas en la próxima edición de este libro.

El conocimiento es poder. Utilícelo sabiamente para fomentar la buena salud.

Dr Kevin Lau

Referencias

Parte 1
Fundamentos y teorías detrás del programa

(Capítulos 1 — 7)

1. Brignall, M. (Jun 13, 2002). Diet and Lifestyle Changes Slow Progression of Prostate Cancer, Stopgettingsick.com, http://www.stopgettingsick.com/Conditions/condition_template.cfm/5888/293/1.

2. Null, G. PhD, Dean, C. MD ND, Feldman, M. MD, Rasio, D. MD and Smith, D. PhD. (Oct, 2003). Death By Medicine, Nutrition Institute of America Report, http://www.nutritioninstituteofamerica.net/research/DeathByMedicine/DeathByMedicine1.htm.

3. Jaganathan, J. (Jun 18, 2008). 1 in 10 above age 40 has curved spine disorder, The Straits Times.

4. Nowak, A. and Czerwionka-Szaflarska. M. (1998) Clinical picture of mitral valve proplapse syndrome in children - a study of a self-selected material. Med Sci Monit, 4(2): 280-284

5. Warren M.P., Brooks-Gunn J., Hamilton L.H., Warren L.F.and Hamilton W.G. (1986). Scoliosis and fractures in young ballet dancers: relation to delayed menarche and secondary amenorrhea. N Engl J Med, 314:1348—1353.

6. Akella P., Warren M.P., Jonnavithula S. and Brooks-Gunn J. (Sept, 1991) Scoliosis in ballet dancers. Med Probl Performing Artists. 84—86.

7. Tanchev, P.I., Dzherov, A.D., Parushev, A.D., Dikov, D.M., and Todorov, M.B. (Jun, 2000). Scoliosis in rhythmic gymnasts. Spine, vol 25 (issue 11): 1367-72

8. Omey, M.L., Micheli, L. J. and Gerbino, P.G. (2000). Idiopathic scoliosis and spondylolysis in the female athlete: Tips for treatment. Clinical orthopaedics and related research, 372, 74-84

9. Riseborough E. and Wynne-Davies R. (1973) A genetic survey of idiopathic scoliosis in Boston. J Bone Joint Surg Am, 55:974-982.

10. Czeizel A., Bellyei A., Barta O., et al. (1978) Genetics of adolescent idiopathic scoliosis. J Med Genet, 15:424-427.

11. Farley, D. (Jul, 1994). Correcting the curved spine of scoliosis - includes related article on X-ray safety. FDA Consumer. 28(6):26-29.

12. Bunnell, W.P. (1988) The natural history of idiopathic scoliosis. Clin Orthop. 229:20-25.

13. Dale, E. Rowe, M.D., Saul, M. Bernstein, M.D., Max, F. Riddick, M.D., Adler, F. M.D., Emans. J.B. M.D. and Gardner-Bonneau, D. Ph.D. (May,

1997). A Meta-Analysis of the Efficacy of Non-Operative Treatments for Idiopathic Scoliosis, The Journal of Bone and Joint Surgery 79:664-74.

14. Miller, J.A., Nachemson, A.L. and Schultz, A.B. (Sept, 1984). Effectiveness of braces in mild idiopathic scoliosis. Spine, 9(6):632-5.

15. Nachemson, A.L. and Peterson, L.E. (1995). Effectiveness of treatment with a brace in girls who have adolescent idiopathic scoliosis. A prospective, controlled study based on data from the Brace Study of the Scoliosis Research Society. The Journal of Bone and Joint Surgery, 77(6), 815-822.

16. Weiss H.R. (Jan 1, 2001). Adolescent Idiopathic Scoliosis: The Effect of Brace Treatment on the Incidence of Surgery. Spine, 26(1), 42-47.

17. Weiss, H.R. and Weiss, G.M. (Jul-Sep, 2005). Brace treatment during pubertal growth spurt in girls with idiopathic scoliosis (IS): a prospective trial comparing two different concepts., Pediatr Rehabil. 8(3):199-206.

18. Dickson, R. A. and Weinstein, S. L. (Mar, 1999). Bracing (And Screening) — Yes Or No?, British Editorial Society of Bone and Joint Surgery, 81(2): 193-8.

19. Farley, D. (Jul, 1994). Correcting the curved spine of scoliosis - includes related article on X-ray safety. FDA Consumer. 28(6):26-29.

20. Yawn, B.P., Yawn, R.A., Roy A. (Sep 15, 2000). The estimated cost of school scoliosis screening. Spine, 25(18):2387-91.

21. Hawes, M. (2006). Impact of spine surgery on signs and symptoms of spinal deformity. Developmental Neurorehabilitation, 1751-8431, 9(4); 318 — 339.

22. Danielsson, A.J., Wiklund, I. , Pehrsson, K. and Nachemson, A.L. (Aug, 2001). Health-related quality of life in patients with adolescent idiopathic scoliosis: a matched follow-up at least 20 years after treatment with brace or surgery. European Spine Journal. 10(4), 278-288

23. Wilk B., MS; Karol L.A., MD; Johnston C.E., II MD; Colby S. and Haideri, N. PhD (Feb 22, 2006). The Effect of Scoliosis Fusion Surgery on Spinal Ranges of Motion: a Comparison of Fused & Nonfused Patients with Idiopathic Scoliosis. Spine, 31(3):309-314.

24. Akazawa1, T., Minami1, S., Takahashi1 K., Kotani1 T., Hanawa T. and Moriya1 H. (Mar, 2005) Corrosion of spinal implants retrieved from patients with scoliosis. J Orthop Sci, 10(2):200-5.

25. University of Utah (2007, December 11). Are Humans Evolving Faster? Findings Suggest We Are Becoming More Different, Not Alike. *ScienceDaily*. Retrieved Jan 2, 2007, from http://www.sciencedaily.com /releases/2007/12/071210212227.htm

26. Price, W. (1939) Nutrition and Physical Degeneration, sixth ed. Los Angeles: Price-Pottenger Foundation.

27. Opsahl, W., Abbott, U., Kenney, C., and Rucker, R. (July 27, 1984). Scoliosis in chickens: responsiveness of severity and incidence to dietary copper. Science, 225: 440-442.

28. Greve, C., Trachtenberg, E., Opsahl, W., Abbott U. and Rocker, R. (18 Aug, 1986). Diet as an External Factor in the Expression of Scoliosis in a Line of Susceptible Chickens. The Journal of Nutrition, 117: 189-193.

29. Johnston, W.L., MacDonald, E. and Hilton, J.W., (Nov, 1989). Relationships between dietary ascorbic acid status and deficiency, weight gain and brain neurotransmitter levels in juvenile rainbow trout. Fish Physiology and Biochemistry, 6(6): 353-365.

30. Lim, C. and Lovell, R.T. (1977), Pathology of the Vitamin C Deficiency Syndrome in Channel Catfish (Ictalurus punctatus). The Journal of Nutrition, 108: 1137-1146.

31. Machlin, L.J., Filipski, R., J. Nelson, Horn, L.R. and Brin, M. (1977), Effects of a Prolonged Vitamin E Deficiency in the Rat. The Journal of Nutrition, 107: 1200-1208.

32. Halver, J.E., Ashley, L.M., and Smith, R.R. (1969), Ascorbic Acid Requirements of Coho Salmon and Rainbow Trout. Transactions of the American Fisheries Society 98:762—771.

33. Choo, P.S., Smith, T.K., Cho, C. Y. and Ferguson H.W. (1991), Dietary Excesses of Leucine Influence Growth and Body Composition of Rainbow Trout, The Journal of Nutrition, 121: 1932-1939.

34. Lee W.T., Cheung C.S., Tse Y.K., Guo X., Qin L., Ho S.C., Lau J. and Cheng J.C. (2005). Generalized low bone mass of girls with adolescent idiopathic scoliosis is related to inadequate calcium intake and weight bearing physical activity in peripubertal period. Osteoporos Int. 16(9):1024-35.

35. Mantle D, Wilkins RM, Preedy V. A novel therapeutic strategy for Ehlers-Danlos syndrome based on nutritional supplements. Med Hypotheses. 2005;64(2):279-83

36. Worthington V. and Shambaugh P. (1993). Nutrition as an environmental factor in the etiology of idiopathic scoliosis. J Manipulative Physiol Ther., 16(3):169-73.

37. Kolata G., Bone Finding May Point to Hope for Osteoporosis, New York Times, Retrieved 11.12.08 from http://www.nytimes.com.

38. Donovan P. (Mar 21, 2008). Grow Your Own Probiotics, Part 1: Kefir, NaturalNews, Naturalnews.com, http://www.naturalnews.com/022822.html.

39. Neogi T., Booth S.L. and Zhang Y.Q. (2006) Low vitamin K status is associated with osteoarthritis in the hand and knee. Arthritis Rheum, 54:1255—61. PMID: 16572460.

Parte 2
Programa nutricional para la salud y la escoliosis

(Capítulos 8 - 10)

40. Brooks, D. (1 Apr, 2008). India, China lead explosion in diabetes epidemic: researcher, AFP.

41. Child & Family Research Institute (Nov. 21, 2007). Too Much Sugar Turns Off Gene That Controls Effects Of Sex Steroids. ScienceDaily, Retrieved January 9, 2007, from http://www.sciencedaily.com / releases/2007/11/071109171610.htm

42. French, P., Stanton, C., Lawless, F., O'Riordan, E.G., Monahan, F.J., Caffrey, P.J. and Moloney, A.P. (Nov, 2000). Fatty acid composition, including conjugated linoleic acid, of intramuscular fat from steers offered grazed grass, grass silage, or concentrate-based diets. Journal of Animal Science, 78(11); 2849-2855.

43. Resnick, Donald and Niwayama, Gen, *Diagnoses of Bone and Joint Disorders* (Philadelphia: WB Saunders, 1988), p. 758.

44. Jaksic, et al. Plasma proline kinetics and concentrations in young men in response to dietary proline deprivation, *American Journal of Clinical Nutrition*, 1990, 52, 307-312.

45. Gotthoffer, NR, *Gelatin in Nutrition and Medicine* (Graylake IL, Grayslake Gelatin Company, 1945), p. 131

46. Medline abstract of Koyama, et al. Ingestion of gelatin has differential effect on bone mineral density and bodyweight in protein undernutrition, *Journal of Nutrition and Science of Vitaminology*, 2000, 47, 1, 84-86.)

47. Oesser, S, et al. Oral administration of (14) C labeled gelatin hydrolysate leads to an accumulation of radioactivity in cartilage of mice (C57/BL), *Journal of Nutrition*, 1999, 10, 1891-1895.

48. Moskowitz, W, Role of collagen hydrolysate in bone and joint disease, *Seminars in Arthritis and Rheumatism*, 2000, 30, 2, 87-99.

49. Lubec, G, et al. Amino acid isomerisation and microwave exposure, *Lancet*, 1989, 2, 8676, 1392-1393.

50. Davis, Adele, *Let's Get Well* (Signet, 1972), p. 142.

51. Gotthoffer, NR, *Gelatin in Nutrition and Medicine* (Graylake IL, Grayslake Gelatin Company, 1945), pp. 65-68

52. Pottenger, FM, Hydrophilic colloid diet, *Health and Healing Wisdom*, Price Pottenger Nutrition Foundation Health Journal, Spring 1997, 21, 1, 17.

53. Ottenberg, R, Painless jaundice, *Journal of the American Medical Association*, 1935, 104, 9, 1681-1687

54. Reuter Information Service, "Can Gelatin Transmit 'Mad Cow' Disease," Nando *Times*, 1997, www.nando.net

55. Anthony W Norman. (Aug, 2008) A vitamin D nutritional cornucopia: new insights concerning the serum 25-hydroxyvitamin D status of the US population. American Journal of Clinical Nutrition, Vol. 88, No. 6, 1455-1456

56. Goswami, R., Gupta, N., Goswami, D., Marwaha, R.K. and Tandon, N. (Aug 2000). Prevalence and significance of low 25-hydroxyvitamin D concentrations in healthy subjects in Delhi. American Journal of Clinical Nutrition, 72(2), 472-475.

57. Holick M.F. (Sept, 2000). Calcium and Vitamin D. Diagnostics and Therapeutics. Clin Lab Med, 20(3):569-90

58. Tokita, H., Tsuchida, A., Miyazawa, K., Ohyashiki, K., Katayanaqi, S,. Sudo, H., Enomoto, M., Takaqi, Y. and Aoki, T. (2006). Vitamin K2-induced antitumor effects via cell-cycle arrest and apoptosis in gastric cancer cell lines. Int J Mol Med, 17(2):2355-43.

59. Neogi, T., Booth, S.L. and Zhang, Y.Q., et al. (2006). Low vitamin K status is associated with osteoarthritis in the hand and knee. Arthritis Rheum, 54:1255-61.

60. Geleijnse, J.M., Vermeer, C., Grobbee, D.E., Schurgers, L.J., Knapen, M.H.J., Van der Meer, I.M., Hofman, A. and Witteman, J.C.M. (2004). Dietary Intake of Menaquinone Is Associated with a Reduced Risk of Coronary Heart Disease: The Rotterdam Study. J Nutr. 134: 3100-3105.

61. National Health and Medical Research Council. (8 Mar, 2006). Joint Statement and Recommendations on Vitamin K Administration to Newborn Infants to Prevent Vitamin K Deficiency Bleeding in Infancy.

62. Purwosuna, Y., Muharram, Racjam I.A., et al. (Apr, 2006) Vitamin [K_2] treatment for postmenopausal osteoporosis in Indonesia. J Obstet Gynaecol Res, 32:230-4.

Parte 3
Ejercicios y estiramientos para balancear el cuerpo

(Capítulos 11 — 19)

63. Negrini, S., Fusco, C., Minozzi, S., Atanasio, S. Zaina, F. and M. Romano, (2008). Exercises reduce the progression rate of adolescent idiopathic scoliosis: Results of a comprehensive systematic review of the literature. Disability & Rehabilitation. 30(10) ; 772 — 785.

64. Smith, R.M. and Dickson, R.A., (Aug, 1987) Experimental structural scoliosis. The Journal of Bone and Surgery. 69(4):576-81.

65. Bogdanov, O.V., Nikolaeva, N.I. and Mikhaelenok, E.L. (1990). Correction of posture disorders and scoliosis in schoolchildren using functional biofeedback. Zh Nevropatol Psikhiatr Im S S Korsakova, 90(8); 47-9.

66. Woynarowska, B., and Bojanowska, J. (1979) Effect of increased motor activity on changes in posture during puberty. Probl Med Wieku Rozwoj. 8:27-35.

67. Wong, M.S., Mak, A.F., Luk, K.D., Evans, J.H. and Brown, B. (Apr, 2001). Effectiveness of audio-biofeedback in postural training for adolescent idiopathic scoliosis patients. Prosthetics and Orthotics International. 25(1):60-70.

68. Yekutiel, M., Robin G.C. and Yarom R. (1981) Proprioceptive function in children with adolescent idiopathic scoliosis. Spine. 6(6):560-6.

69. Klein, A.C. and Sobel D., (1985). Backache Relief. Times Books.

70. Petruska, G.K. DC, DACRB, A Functional Approach to Treatment of Scoliosis. Retrieved December 19, 2007 from www.doctorpetruska.com.

71. Pećina, M., Daković, M. and Bojanić, I. (1992). The natural history of mild idiopathic scoliosis. Acta Med Croatica. 46(2):75-8.

72. Timgren J & Soinila S. (2006). Reversible pelvic asymmetry: an overlooked syndrome manifesting as scoliosis, apparent leg-length difference, and neurologic symptoms. Journal Manipulative Physiological Therapeutics, ;29(7):561-5.

73. Hawes, M. C. (2002). Scoliosis and the Human Spine, West Press.

74. Mooney, V., Gulick, J. and Pozos, R. (Apr, 2000) A preliminary report on the effect of measured strength training in adolescent idiopathic scoliosis. Journal of Spinal Disorders, 13(2):102-7.

75. Weiss, H.R. (1992). Influence of an in-patient exercise program on scoliotic curve. Journal of Orthopaedic Trauma. 18(3):395-406.

76. Weiss, H.R. (Feb, 2003). Conservative treatment of idiopathic scoliosis with physical therapy and orthoses. Orthopade, 32(2):146-56.

77. Morningstar, M.W., Woggon D., and Lawrence, G. (14 Sept, 2004). Scoliosis treatment using a combination of manipulative and rehabilitative therapy: a retrospective case series. BMC Musculoskelet Disord. 5: 32

78. Athanasopoulos, S., Paxinos T., Tsafantakis, E., Zachariou, K. and Chatziconstantinou, S. (31 August, 1998). The effect of aerobic training in girls with idiopathic scoliosis. Scandinavian Journal of Medicine and Science in Sports, 9(1):36-40.

79. Timgren, J. and Soinila, S. (September, 2006). Reversible pelvic asymmetry: an overlooked syndrome manifesting as scoliosis, apparent leg-length difference, and neurologic symptoms. Journal Manipulative Physiological Therapeutics, ;29(7):561-5.

80. Hawes, M.C., (2002). Scoliosis and the Human Spine, West Press.

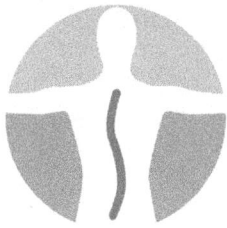

ScolioLife™

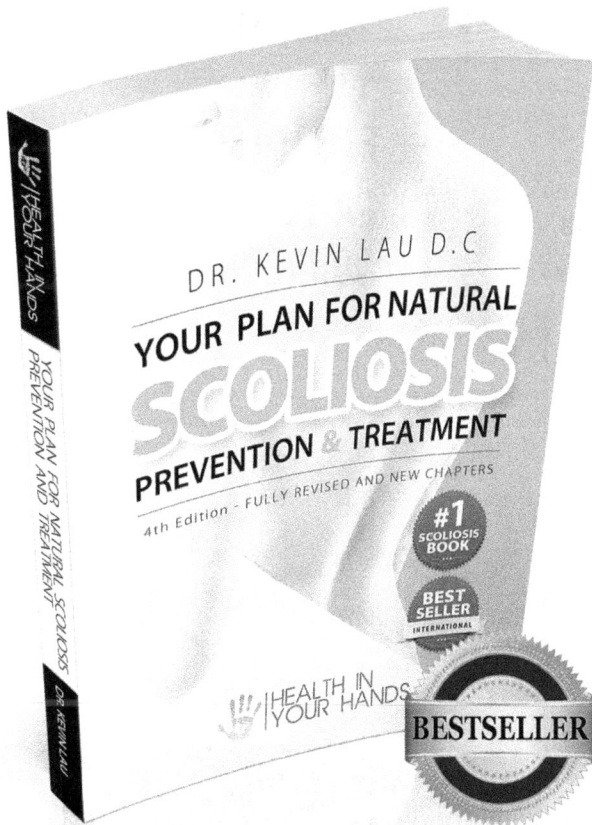

¡Un programa de dieta y ejercicio completamente natural, seguro, de probada calidad para tratar y prevenir la escoliosis!

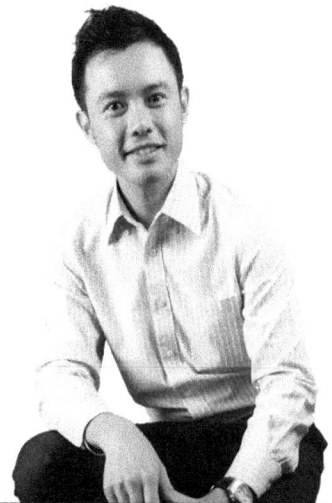

DR. KEVIN LAU D.C

YOUR PLAN FOR NATURAL SCOLIOSIS PREVENTION & TREATMENT

4th Edition - FULLY REVISED AND NEW CHAPTERS

#1 SCOLIOSIS BOOK

BEST SELLER INTERNATIONAL

HEALTH IN YOUR HANDS

BESTSELLER

Su plan para la prevención y tratamiento natural de la escoliosis:

- Descubrirá la investigación más reciente sobre las verdaderas causas de la escoliosis
- Descubrirá como los corsés y la cirugía trata meramente los síntomas y no la raíz de la escoliosis
- Sabrá cuáles de los tratamientos funcionan, cuáles no y por qué
- Conocerá cuáles son los síntomas más comunes que sufren los pacientes con escoliosis
- Aprenderá quela evaluación temprana de la escoliosis de un joven puede ayudar en su calidad de vida en los años siguientes
- El único libro en el mundo que trata la escoliosis controlando la manera en que los genes de la escoliosis son expresados
- Un entendimiento profundo de cómo los músculos y ligamentos funcionan en tipos comunes de escoliosis
- Personalice una rutina de ejercicio única para su escoliosis y lo que debe ser evitado a toda costa
- Consejos y trucos para modificar su postura y los mecanismos de su cuerpo para disminuir el dolor de espalda de la escoliosis
- Las mejores posiciones para dormir, estar de pie y sentado con escoliosis
- Aprenderá de otros pacientes con escoliosis a través de historias motivadoras y estudios de caso

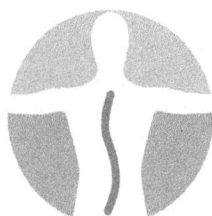

ScolioLife™

El DVD de Ejercicios para la prevención y la corrección de la escoliosis

es una cuidadosa selección de ejercicios que puede realizar para revertir la escoliosis en la comodidad de su propio hogar.

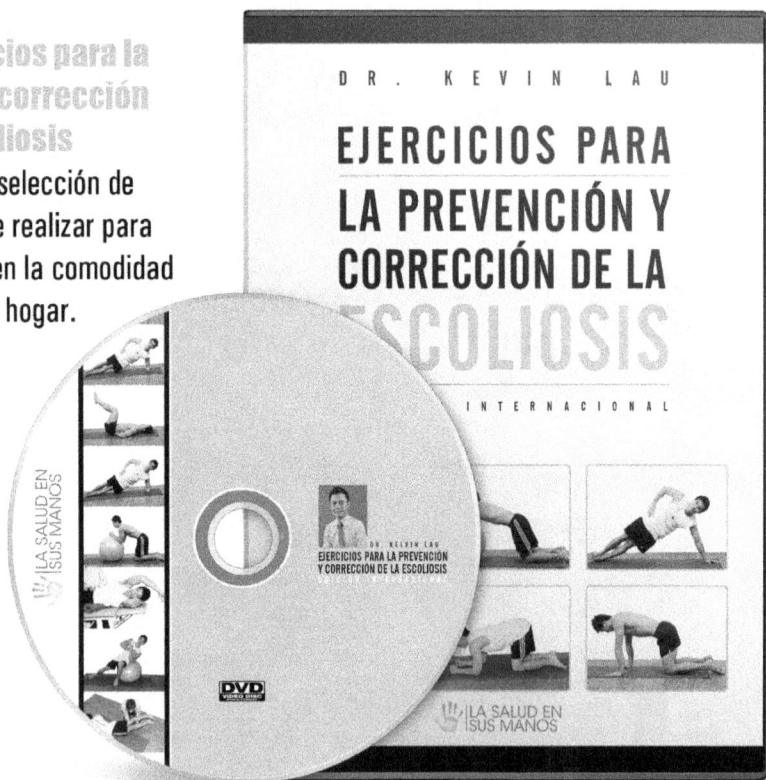

DR. KEVIN LAU

EJERCICIOS PARA
LA PREVENCIÓN Y
CORRECCIÓN DE LA
ESCOLIOSIS

INTERNACIONAL

LA SALUD EN SUS MANOS

Repartido en tres secciones fáciles de seguir, el DVD le llevará a través de los varios pasos para empezar a reconstruir y equilibrar su columna. Las secciones completas lo cubren todo, desde estiramientos para equilibrar el cuerpo hasta el fortalecimiento del centro y una serie de ejercicios distintos para alinear el cuerpo, que han sido cuidadosamente diseñados y seleccionados por el Dr. Kevin Lau.

Para todos aquellos que sufren escoliosis, las principales ventajas del DVD son:

- Proporciona una concisa expansión de 60 minutos del libro del Dr. Lau con el mismo nombre, Su plan para la prevención y el tratamiento natural de La escoliosis.
- La sección del DVD para Equilibrar el Cuerpo explica en detalle las técnicas de estiramiento correctas para que aquellos que padecen escoliosis liberen su tensión.
- La sección para Construir Su Centro se centra en reforzar los músculos que dan estabilidad a su columna. Los Ejercicios para Alinear el Cuerpo mejorarán la alineación general de su columna.
- Todos los ejercicios que aparecen en el DVD se encuentran disponibles para la rehabilitación pre y post-operativa para el tratamiento de la escoliosis.
- Es seguro incluso para aquellos individuos que experimentan dolor.
- Todos los ejercicios cubiertos en el DVD de Salud En Sus Manos pueden ser practicados en casa, sin requerir ningún material especial.

Libro de cocina

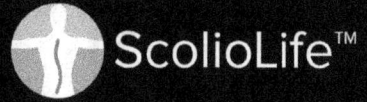

ScolioLife™

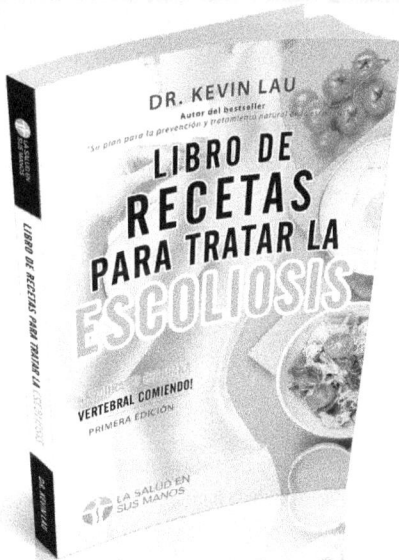

¡Mejora tu columna vertebral comiendo!

La lucha contra la escoliosis requiere un gran esfuerzo, una vez recuperes la alineación básica y natural de tu cuerpo, prevendrás la inevitable degeneración que trae consigo el paso de los años.

El "Libro de recetas para tratar la escoliosis" es lo nunca visto en libros de cocina. ¡Gracias a él cambiarás tu dieta con más de 100 deliciosas recetas que te ayudarán a fortalecer tu columna y a tratar tu escoliosis! En este libro encontrarás los mayores y más antiguos secretos de la mejor alimentación nutricional para la salud de tu columna vertebral en una sencilla guía. Solo tienes que seguir las instrucciones paso a paso para comer de forma adecuada atendiendo a tu metabolismo y a tu genética. Cuando lo hagas, todo lo que necesitarás será preparar las recetas que mejor se adapten a ti y escoger los ingredientes según tu tipología metabólica.

Gracias a las deliciosas recetas de este libro, además de comer bien conseguirás:

- Reducir el dolor provocado por la escoliosis
- Mejorar el desarrollo de tu columna
- Fortalecer tus músculos
- Relajar la musculatura
- Fortalecer tu sistema inmunitario para poder dormir mejor
- Equilibrar las hormonas
- Aumentar tu nivel de energía
- Prevenir la deformación de la columna
- Conseguir tu peso ideal

ScolioLife™

Diario

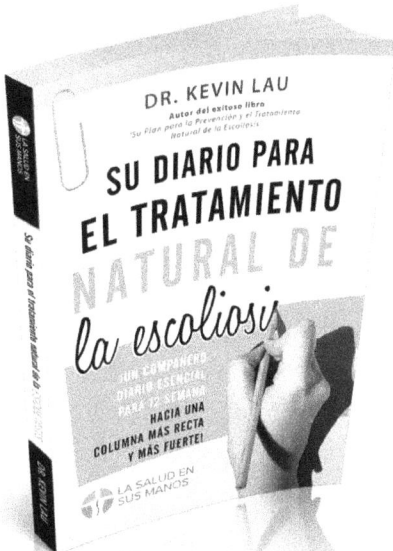

El compañero esencial para sus 12 semanas hacia una columna más recta y más fuerte!

En este recurso de acompañamiento al éxito de ventas de Amazon.com 'Su plan para la prevención y el tratamiento natural de la escoliosis', el Dr. Kevin Lau le ofrece todo los conocimientos que necesita para triunfar en su experiencia de 12 semanas hacia la salud.

Paso Uno : Identifique su propia condición espinal.

Paso Dos : Identifique sus necesidades dietéticas únicas y su tipo metabólico.

Paso Tres : Manténgase motivado con el programa de ejercicios probado del Dr. Lau, que incluye completos ejercicios y recursos de condicionamiento físico.

Paso Cuatro : Siéntase centrado e inspirado a medida que registra sus progresos día a día.

Paso Cinco : Observe y espere a medida que mejora su escoliosis, su dolor disminuye y su espalda se vuelve más fuerte.

Cirugía

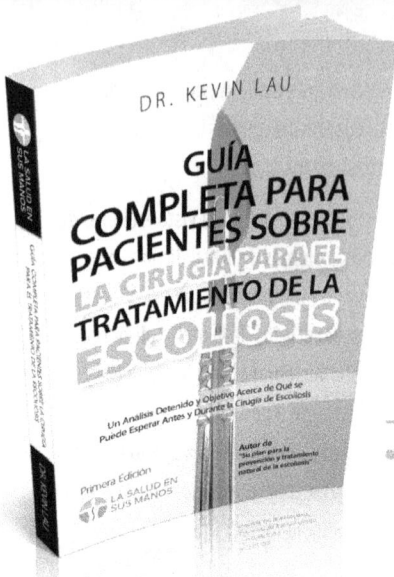

Un análisis detenido y objetivo acerca de qué se puede esperar antes y durante la cirugía de escoliosis

DR. KEVIN LAU

GUÍA COMPLETA PARA PACIENTES SOBRE LA CIRUGÍA PARA EL TRATAMIENTO DE LA ESCOLIOSIS

La cirugía para la escoliosis no tiene por qué resultar ser un proceso abrumador, problemático o repleto de ansiedad. De hecho, con la información, consejos y conocimientos adecuados, podrá tomar decisiones confiadas e informadas acerca de las mejores y más apropiadas opciones de tratamiento disponibles.

El último libro del Dr. Kevin Lau le ayudará a descubrir información crucial y actualizada que le guiará a la hora de tomar una decisión informada respecto a la salud de su columna vertebral.

Con Esta Guía:

- **Aprenderá** más acerca de los detalles de la cirugía para la escoliosis – Incluyendo la comprensión de los componentes de la propia cirugía, tales como el por qué deben permanecer en su cuerpo las varillas que se insertan durante la cirugía (fusión).

- **Desenmascarará hechos aleccionadores** – Por ejemplo, aprenderá que tras la cirugía existe la posibilidad de que no retorne completamente a la normalidad, tanto en términos de apariencia como a nivel de actividad.

- **Descubrirá** los factores que determinan su pronóstico a largo plazo, incluyendo estudios detallados de casos.

- **Aprenderá** cómo evaluar adecuadamente los riesgos asociados a los muchos tipos de cirugía de escoliosis.

- **Recibirá** estupendos consejos acerca de cómo permitirse su cirugía y cómo elegir el mejor momento, lugar y cirujano para sus necesidades.

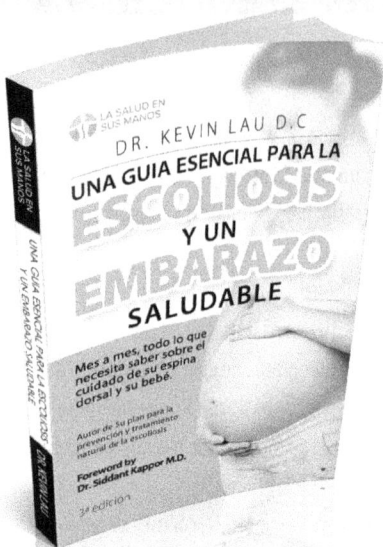

Embarazo

¡Una guía completa, fácil de seguir para el control de su escoliosis durante el embarazo!

DR. KEVIN LAU D.C

UNA GUIA ESENCIAL PARA LA ESCOLIOSIS Y UN EMBARAZO SALUDABLE

Foreword by Dr. Siddant Kappor M.D.

3ª edición

"Una Guía Esencial para la Escoliosis y un Embarazo Saludable" es una guía mes a mes que cubre todo lo que necesita saber sobre el cuidado de su espina dorsal y su bebé. El libro apoya sus sentimientos y le acompaña a través del maravilloso viaje de dar a luz un bebé saludable.

Este libro proporciona respuestas y consejo experto para mujeres embarazadas que padecen de escoliosis. Está lleno de información que le permite sobrellevar el estrés emocional y físico del embarazo durante la escoliosis. Desde el momento de la concepción hasta el nacimiento y más allá, está guía le acompañará hasta que se convierta en una madre feliz y orgullosa de un bebé saludable.

Scoliotrack

 ScolioLife™

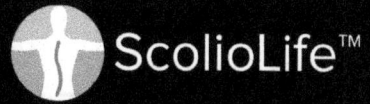

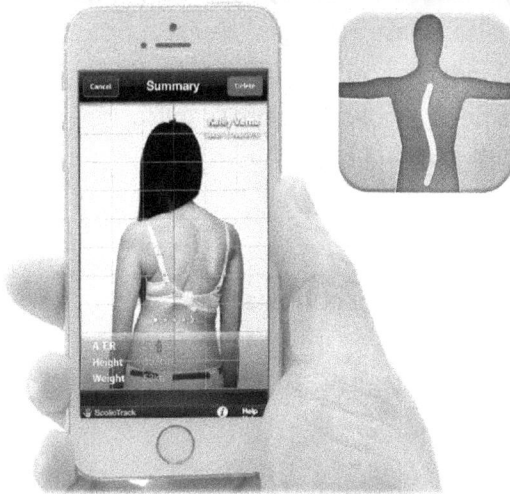

ScolioTrack es una forma segura e innovadora de mantener un control de la escoliosis de una persona mes a mes utilizando el acelerómetro del iPhone y Android tal y como un doctor haría con un escoliómetro. Un escoliómetro es un instrumento que se usa para estimar la curvatura de la columna de una persona. Puede ser empleado como una herramienta durante un cribado o durante el seguimiento de la escoliosis, una deformidad en la que la columna se curva de forma anormal.

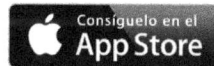

Consíguelo en el **App Store**

DISPONIBLE EN **Google play**

Características del programa:

- Puede ser usado por múltiples usuarios y guarda la información convenientemente en el iPhone, para consultas futuras
- Hace un seguimiento y guarda los datos del Ángulo de Rotación del Tronco (ATR) de una persona, una medida clave en la planificación del tratamiento de la escoliosis
- Hace un seguimiento de la altura y el peso de la persona – ideal para adolescentes con escoliosis o para adultos interesados por su salud.
- La progresión de la escoliosis se traza en curvas sobre un gráfico, haciendo que los cambios de mes a mesmensuales de la escoliosis de una persona sean fáciles de ver.

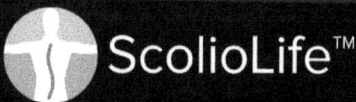

 ScolioLife™

Escoliómetro

Presentamos un eficaz dispositivo de detección de la escoliosis: El Escoliómetro App

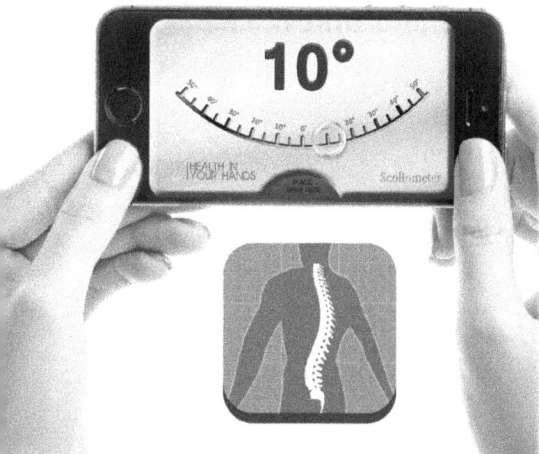

El escoliómetro es un muy efectivo y altamente innovador instrumento para profesionales de la medicina, doctores y aquellos que quieran realizar sus chequeos de escoliosis en casa. Podremos proveerle siempre de disponibles y sumamente precisos recambios por un más que asequible precio. Doctores y otros profesionales de la medicina en búsqueda de un método simple, rápido y elegante de medir la curvatura de la espina dorsal, podrán usar esta precisa aplicación.

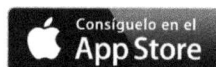

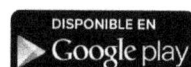

Consíguelo en el **App Store**

DISPONIBLE EN **Google play**

Síganos

Manténgase conectado con los últimos consejos de salud, noticias y actualizaciones del Dr. Lau a través de las siguientes redes sociales. Únase a la página de Facebook, La Salud en sus Manos, para tener la oportunidad de hacer preguntas al Dr. Kevin Lau sobre el libro, preguntas generales acerca de su escoliosis, sobre la aplicación para el iPhone llamada ScolioTrack o sobre el DVD de ejercicios:

facebook.   www.facebook.com/Escoliosis

You Tube   www.youtube.com/DrKevinLau

Blogger   www.DrKevinLau.blogspot.com

twitter   www.twitter.com/DrKevinLau

Linked in   http://sg.linkedin.com/in/DrKevinLau

Instagram   www.instagram.com/drkevinlau/

www.ingramcontent.com/pod-product-compliance
Lightning Source LLC
Chambersburg PA
CBHW080603270326
41928CB00016B/2914